Kliniktaschenbücher

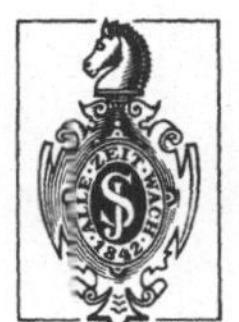

W. Dick   F. W. Ahnefeld
K.-H. Altemeyer (Hrsg.)

Kinderanästhesie

Dritte, neubearbeitete Auflage

Mit Beiträgen von
K.-H. Altemeyer K. D. Bachmann U. Bauer-Miettinen
P. Dangel H. Darius W. Dick T. Fösel
J. Hausdörfer J. Holzki G. Jorch U. Kleinheisterkamp
G. Kraus F. J. Kretz R. Ließem-Sachse K. Mantel
K. Schrör H. Stopfkuchen

Mit 14 Abbildungen und 39 Tabellen

Springer-Verlag
Berlin Heidelberg New York
London Paris Tokyo

Prof. Dr. med. Wolfgang Dick
Leiter der Klinik für Anästhesiologie
Klinikum der Johannes-Gutenberg-Universität
Langenbeckstraße 1, D-6500 Mainz

Prof. Dr. Friedrich Wilhelm Ahnefeld
Klinikum der Universität Ulm, Zentrum für Anästhesiologie
Steinhövelstraße 9, D-7900 Ulm

Priv.-Doz. Dr. Karl-Heinz Altemeyer
Klinik für Anästhesiologie und operative Intensivmedizin,
Städtische Krankenanstalten, D-6600 Saarbrücken

ISBN-13:978-3-540-17893-4   e-ISBN-13:978-3-642-72741-2
DOI: 10.1007/978-3-642-72741-2

CIP-Kurztitelaufnahme der Deutschen Bibliothek. Kinderanästhesie/W. Dick ...
(Hrsg.). Mit Beitr. von K.H. Altemeyer ... - 3., neubearb. Aufl. - Berlin;
Heidelberg; New York; London; Paris; Tokyo: Springer, 1987.
(Kliniktaschenbücher)
ISBN-13:978-3-540-17893-4

NE: Dick, Wolfgang (Hrsg.); Altemeyer, Karl-Heinz (Mitverf.)

Gesamtherstellung: Appl, Wemding. 2119/3140-543210

Vorwort zur dritten Auflage

Seit der 1. Auflage dieses Taschenbuches sind 10 Jahre vergangen. Die 2. Auflage konnte nur geringfügige Korrekturen berücksichtigen.

Von einer 3. Neuauflage muß erwartet werden, daß sie Fortschritten und Neuerungen Rechnung trägt.

Die prinzipielle Gliederung des Taschenbuches wurde zwar beibehalten, innerhalb der Schwerpunktthemen jedoch wurde weiter untergliedert, um neue Entwicklungen besser berücksichtigen zu können.

Zwar mußte dadurch auch der Umfang des Büchleins erweitert werden. Wir hoffen jedoch, daß diese Erweiterung der Übersichtlichkeit und Kürze keinen Abbruch getan hat.

Ziel dieses Taschenbuches ist es weiterhin, in der oft verwirrenden Vielzahl von Spezialthemen und Einzelbefunden zur Physiologie, Pathophysiologie, Pharmakologie, Technik, zu Komplikationen, Notfällen etc. einen „roten Faden" aufzuzeigen, anhand dessen sich der an der Kinderanästhesie Interessierte einen Überblick verschaffen kann. Dieser Leitfaden soll ihn aber auch gleichzeitig über die Grundlagen der Anästhesie unter so differenten und differenzierten Bedingungen informieren.

Das Buch wendet sich damit an den in der Weiterbildung befindlichen Anästhesisten und die Anästhesieschwester, aber auch an den Studenten am Ende der Ausbildung. Nicht zuletzt soll dieses Buch dazu beitragen, bei Pädiatern, Kinderchirurgen und „Kinderanästhesisten" Verständnis für die Probleme des jeweils anderen Fachgebietes zu wecken bzw. zu intensivieren.

Bedauerlicherweise mußten einige Autoren der ersten beiden Ausgaben auf ihre Mitarbeit an der Auflage verzichten. Wir freuen uns außerordentlich, als neue Mitarbeiter kompetente und renommierte Vertreter ihrer Spezialität gewonnen zu haben.

Wir hoffen, daß auch dieses Büchlein das Interesse an der Kinderanästhesie fördert, insbesondere aber zur Sicherheit des Kindes in der perioperativen Phase beiträgt.

Mainz, September 1987   Für die Herausgeber: W. Dick

Inhaltsverzeichnis

Mitarbeiterverzeichnis

Ahnefeld, F. W., Prof. Dr.
Klinikum der Universität Ulm, Zentrum für Anästhesiologie,
Postfach 3880, Steinhövelstraße 9, D-7900 Ulm

Altemeyer, K.-H., Priv.-Doz. Dr.
Klinik für Anästhesiologie und operative Intensivmedizin,
Städtische Krankenanstalten, D-6600 Saarbrücken

Bachmann, K. D., Prof. Dr.
Kinderklinik der Westfälischen Wilhelms-Universität,
Albert-Schweitzer-Straße 33, D-4400 Münster

Bauer-Miettinen, U., Dr. med.
Kinderspital Basel, Römerstraße 8, CH-4005 Basel

Dangel, P., Dr.
Kinderspital Zürich, Steinwiesstraße 75, CH-8032 Zürich

Darius, H., Dr.
II. Medizinische Klinik und Poliklinik, Johannes-Gutenberg-
Universität, Langenbeckstraße 1, D-6500 Mainz

Dick, W., Prof. Dr.
Klinik für Anästhesiologie der Johannes-Gutenberg-Universität,
Langenbeckstraße 1, D-6500 Mainz

Fösel, T., Dr.
Klinikum der Universität Ulm, Zentrum für Anästhesiologie,
Steinhövelstraße 9, D-7900 Ulm

Hausdörfer, J., Prof. Dr.
Abteilung Anästhesiologie III, Zentrum für Anästhesiologie,
Klinikum Süd, Medizinische Hochschule Hannover,
Postfach 61 01 80, D-3000 Hannover

Holzki, J., Dr. med.
Städtisches Kinderkrankenhaus, Amsterdamer Straße 59,
D-5000 Köln 60 (Riehl)

Jorch, G., Priv.-Doz. Dr.
Kinderklinik der Westfälischen Wilhelms-Universität,
Albert-Schweitzer-Straße 33, D-4400 Münster

Kleinheisterkamp, U., Dr. med.
Klinik für Anästhesiologie der Johannes-Gutenberg-Universität,
Langenbeckstraße 1, D-6500 Mainz

Kraus, G., Dr. med.
Institut für Anästhesiologie der Universität Erlangen-Nürnberg,
Maximiliansplatz, D-8520 Erlangen

Kretz, F.J., Dr.
Klinik für Anästhesiologie und operative Intensivmedizin,
Universitätsklinikum Steglitz, Freie Universität Berlin,
Hindenburgdamm 30, D-1000 Berlin 45

Ließem-Sachse, R., Dr. med.
Klinik für Anästhesiologie der Johannes-Gutenberg-Universität,
Langenbeckstraße 1, D-6500 Mainz

Mantel, K., Prof. Dr.
Abteilung für Anästhesie und Kinderchirurgische Intensivmedizin,
Dr. von Haunersches Kinderspital, Lindwurmstraße 4,
D-8000 München 2

Schrör, K., Prof. Dr.
Pharmakologisches Institut der Universität Düsseldorf,
D-4000 Düsseldorf

Stopfkuchen, H., Prof. Dr. med.
Kinderklinik und Poliklinik der Johannes-Gutenberg-Universität,
Langenbeckstraße 1, D-6500 Mainz

Teil 1: Physiologische Grundlagen

G. JORCH, K. D. BACHMANN

Atmung und Gasaustausch

Postpartale Lungenentfaltung

Für das gesunde Neugeborene ist durch Röntgenuntersuchung erwiesen, daß es innerhalb von wenigen Minuten zu einer guten Entfaltung der atelektatischen Lunge kommt (Abb. 1.1). Gemessen an der „funktionellen Residualkapazität" steigt die Belüftung der Lunge während der ersten Atemzüge schnell an und erreicht innerhalb einer Stunde 80–90% des nach den ersten 24 h Spontanatmung gemessenen Wertes. Der von der Atemmuskulatur des Neugeborenen hierfür zu erzeugende intrapleurale Unterdruck beträgt beim ersten extrauterinen Atemzug bis zu 70 cm H_2O. Dieser vorübergehend entstehende intrapleurale Unterdruck ist rechnerisch bis zu 20mal größer als beim älteren Kind und Erwachsenen (Karlberg et al. 1962). Das Auftreten eines Spontanpneumothorax unmittelbar nach der Geburt ist deshalb kein allzu seltenes Ereignis.

Blutgase

Pulsoximetrisch gemessen erreicht die O_2-Sättigung schon 7 min nach Spontan- und Sectio-caesarea-Entbindung einen Wert von 82% (Harris et al. 1986). Arterielle O_2-Bestimmungen lassen 3 h nach der Geburt eine O_2-Sättigung des Hämoglobins von etwa 95% erkennen und liegen damit im Normbereich des Erwachsenen. Der arterielle O_2-Druck hingegen liegt während des ganzen 1. Lebens-

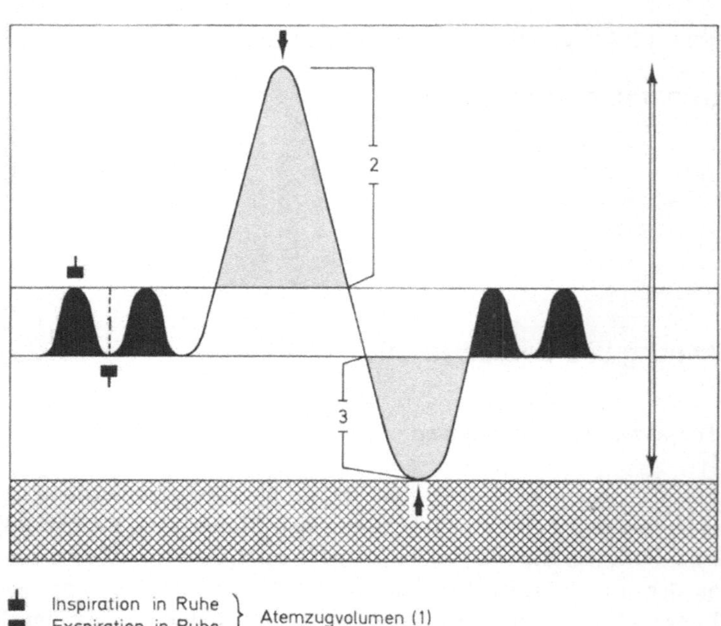
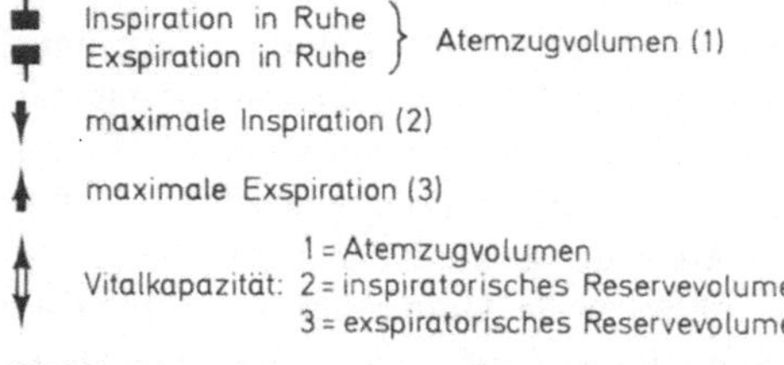

Abb. 1.1. Die verschiedenen Lungenvolumina. (Nach Thews und Vogel 1972)

jahres etwas niedriger als beim Erwachsenen. Diese Unterschiede zwischen O_2-Druck und O_2-Sättigung werden als Folge einer Änderung der O_2-Dissoziationskurve des Blutes innerhalb des 1. Lebensjahres interpretiert.

Durch den oft noch über Tage offenen Ductus arteriosus Botalli kann es zur Beimischung von venösem Blut mit Erniedrigung der vorgenannten O_2-Konzentration im arteriellen Blut kommen.

Der CO_2-Druck, der bei der Geburt relativ hoch ist, fällt im Laufe des 1. Lebenstages ab und ist im 1. Lebensjahr immer unter 40 mm Hg. Es besteht kein Mangel an Pufferkapazität – was ein Vergleich mit den Erwachsenenwerten vermuten lassen könnte –, da das Neugeborenenblut eine höhere Hb-Konzentration und damit eine steilere CO_2-Dissoziationskurve als das Erwachsenenblut hat.

Ventilation

Beim Neugeborenen ergibt sich pro kg Körpergewicht eine etwa 2mal und pro qm Körperoberfläche eine annähernd gleich große alveoläre Ventilation wie beim Erwachsenen (Bartels et al. 1972; s. Tabelle 1.1). Zum Vergleich zwischen verschiedenen Parametern des Neugeborenen und des Erwachsenen hat sich für den Stoffwechsel und die Ventilation als beste Bezugsgröße die Körperoberfläche ergeben, während die Lungenvolumina in verschiedenen Altersstufen mit der 3. Potenz der Körperlänge am besten korreliert sind. Dieses relativ große neonatale Atemvolumen in der Zeiteinheit ist insbesondere durch den lebhaften Stoffwechsel mit dem erhöhten O_2-Bedarf bedingt und wird durch eine Beschleunigung der Atmung, nicht aber durch eine Vertiefung (des einzelnen Atem-

Tabelle 1.1. Vergleich verschiedener physiologischer Parameter zwischen Neugeborenen und Erwachsenen. (Nach Bartels et al. 1972)

	Neugeborene	Erwachsene	Verhältnis von Neugeborenen- zu Erwachsenenwerten
Körperlänge	52 cm	175 cm	1:3
3. Potenz der Körperlänge	$\sim 1{,}5 - 10^5$ cm	$50 - 10^5$ cm	1:33
Körpergewicht	3,5 kg	70 kg	1:20
Körperoberfläche	0,2 m^2	1,73 m^2	1:9
O_2-Verbrauch	18 ml/min	250 ml/min	1:14
Alveoläre Ventilation	370 ml/min	4100 ml/min	1:11
Lungengewicht	50 g	800 g	1:16
Lungenvolumen	210 ml	6000 ml	1:25

Tabelle 1.2. Atemfrequenz und Atemzugvolumen in verschiedenen Altersstufen (nach Bartels et al. 1972, Doershuk et al. 1975). Das Verhältnis von Pulsfrequenz zu Atemfrequenz beträgt ab dem 3. Lebensjahr 4:1. Bei pulmonaler Dyspnoe ist das Verhältnis oft kleiner, bei kardialer Dyspnoe größer

Altersgruppe	Körpergewicht [kg]	Atemfrequenz [pro min]	Atemzugvolumen [ml]
Neugeborene	3	40	20
Säugling	6	30	40
Kleinkind	15	25	100
Schulkind	30	20	200
Jugendlicher	50	15	300

zuges und einer dadurch möglichen Verlangsamung) bewerkstelligt (Tabelle 1.2). Diese physiologische Therapie schränkt die Kompensation einer metabolischen Azidose durch zusätzliche Hyperventilation ein – zumindest langfristig und auch aus energetisch-dynamischen Gründen. Es ist verständlich, daß die physiologischen Anforderungen erfüllt werden können, daß aber unter pathologischen Bedingungen (hyaline Membranen, angeborene Herzfehler, lobäres Emphysem, Enterothorax u. a.) schnell die Grenze der Anpassung erreicht wird.

Atemmechanik

Wegen der schlechteren Dehnbarkeit der Thoraxwand atmet der Säugling überwiegend abdominal, so daß der freien Beweglichkeit des Zwerchfells besondere Bedeutung zukommt. Weiterhin ist die reine Nasenatmung kennzeichnend für das Säuglingsalter. Eine akute Obstruktion der Nasenatmung kann insbesondere bei Neugeborenen eine Apnoe hervorrufen. Mundatmung des Neugeborenen und jungen Säuglings ist dringend auf Choanalstenose bzw. -atresie verdächtig.

O_2-Transport

Unter physiologischen Bedingungen enthalten 100 ml Blut 15 g Hämoglobin, an die 20 ml Sauerstoff chemisch gebunden und transportiert werden können (1 g Hb bindet 1,34 ml O_2). Physikalisch sind in 100 ml arteriellen Blutes nur 0,3 ml Sauerstoff gelöst. Grundsätzlich diffundiert der chemisch gebundene Sauerstoff immer erst nach Übergang in die physikalische Lösungsform in das Gewebe ab.

Bei altersgerechter Hb-Konzentration und normaler arteriovenöser O_2-Differenz (bei Neugeborenen und Säugling 4,4–7,4 Vol.-%; beim Kleinkind 4,5–5,5 Vol.-%) beträgt im arteriellen Blut die O_2-Spannung 100 mm Hg mit einer O_2-Sättigung von 94–97%, bei einer CO_2-Spannung von 40 mm Hg (Tabelle 1.3).

Im Gewebe werden im Durchschnitt 6 ml Sauerstoff pro 100 ml Blut abgegeben, so daß im Venenblut etwa mit einer O_2-Spannung von 36 mm Hg entsprechend einer O_2-Sättigung von 65–70% zu rechnen ist.

Der zentralvenöse pO_2 (er sollte über 30 mm Hg liegen) eignet sich gut zur Beurteilung der O_2-Bilanz des gesamten Körpers, da alle wesentlichen physiologischen Größen (Lungenfunktion, Kreislauf, O_2-Transportkapazität, Energieumsatz) ihn beeinflussen (Bone 1980). Die Erkennung einer O_2-Überdosierung (bei Werten über 100 mm Hg Gefahr von Entwicklungsstörungen der Netzhaut von Frühgeborenen!) erfordert arterielle Blutgasanalysen. Kapilläre (arteriovenöses Mischblut) Analysen liefern nur mehr oder weniger genaue Schätzwerte des pO_2, während der pCO_2 wegen seiner niedrigeren arteriovenösen Differenz ausreichend zuverlässig im Kapillarblut bestimmt werden kann.

Zugleich muß auf eine altersgerechte Hämoglobinkonzentration (Anämie bedeutet Verlust an O_2-Bindungskapazität) und auf den Säure-Basen-Haushalt gezielt geachtet werden. Denn Azidose und Alkalose bedingen eine Änderung der O_2-Affinität des Hämoglobins. Die „Linksverschiebung" der O_2-Bindungskurve (bei Alkalose und/oder erniedrigter Körpertemperatur) beschwört stets die Gefahr einer Gewebshypoxie herauf. Unter anderem deshalb wurde die früher übliche chemische Azidosebekämpfung bei Neugeborenen mit Atemnotsyndrom zugunsten der Beatmung aufgege-

Tabelle 1.3. Blutgaswerte in verschiedenen Altersstufen

	Frühgeborene	Neugeborene	1–2 Jahre	16 Jahre
Arterielle O_2-Kapazität		20,38 (14,5–26,2) Vol.-%	13,89 (10,3–17,5) Vol.-%	20,9 (18,3–23,5) Vol.-%
Arterielle O_2-Sättigung	89 (81,2–96,8)%	95,2 (89,0–101)%	92,5 (86,0–99,0)%	93,9 (91,9–95,9)%
Arterielle O_2-Spannung		85,6 (70,7–101) mm Hg	78,0 (55,0–101) mm Hg	91,0 (74,4–108) mm Hg
Arterielle CO_2-Spannung		36,7 (28,5–44,9) mm Hg	32,1 (24,6–39,6) mm Hg	39,3 (31,9–46,7) mm Hg
CO_2-Bindungsvermögen = Alkalireserve = Standard-Bikarb.		21,1 (17,8–24,4) mval/l	21,0 (19,0–23,0) mval/l	25,2 (22,4–28,0) mval/l
CO_2-Kapazität = Gesamt-CO_2		16–25 mmol/l 36–56 Vol.-%	18–27 mmol/l 40–60 Vol.-%	24–28 mmol/l 54–63 Vol.-%
Basenüberschuß	2,6 mval/l	+4,25 bis −0,37 mval/l		+2,3 bis −2,3 mval/l
Arterieller pH-Wert		7,377 (7,315–7,439)	7,432 (7,366–7,498)	7,424 (7,386–7,462)

ben. Ganz allgemein beträgt der O_2-Verbrauch unter Basalstoffwechselbedingungen beim jungen Säugling etwa 8 ml/kg/min und fällt allmählich auf 5 ml/kg/min beim Erwachsenen ab.

Der normale O_2-Bedarf des Herzmuskels wird bei körperlicher Ruhe auf 8–10 ml pro 100 g Muskulatur/min veranschlagt und steigt bei Belastung mit zunehmender Frequenz bis zu einem vermuteten Maximum von 30 ml/100 g/min an.

Der O_2-Bedarf des Gehirns wird im Säuglingsalter unter der Annahme, daß 100 g Gehirngewebe – wie beim Erwachsenen – 3,4 ml O_2/min verbrauchen, auf folgende Werte geschätzt:

	[ml O_2/min]
beim Neugeborenen	13
beim 3 Monate alten Säugling	20
beim 6 Monate alten Säugling	27
beim 1jährigen Kind	31
beim 3jährigen Kind	40
beim Erwachsenen	48

Unter pathologischen Bedingungen (z. B. angeborener Herzfehler) kann die O_2-Sättigung auf Werte von 30–35 % zurückgehen. Ein Kind mit solcher Hypoxämie vermag nur noch mühsam wenige Schritte zu gehen. Mit 20–30 % O_2-Sättigung wird das Gehen unmöglich, unter 20 % treten Bewußtseinsstörungen und evtl. plötzlicher Tod ein.

Herz-Kreislauf-System

Herzgröße

Das Neugeborene hat (röntgenologisch) ein großes, oft kugelförmiges Herz. Im Laufe des 1. Lebensjahres verdreifacht sich die Muskelmasse des linken Ventrikels, während der rechte Ventrikel keinen nennenswerten muskulären Zuwachs zeigt. Durch diese Transformation verschwindet allmählich das physiologische Rechtsüberwiegen (im EKG) der ersten Lebensmonate. Eine orientierende Beurteilung der Herzgröße im Röntgenbild ermöglicht der Grödel-Quotient, der aus dem Verhältnis des größten Durchmessers des Brustkorbs zum größten Querdurchmesser des Herzens gebildet wird. Er beträgt beim Neugeborenen etwa 1,88, im 12. Lebensmonat etwa 1,91 und im Klein- sowie Schulkindalter etwa 2,0. Wesentlich genauere Größenanalysen sind mit der dreidimensionalen Herzvolumenbestimmung in Relation zur Körperoberfläche möglich.

Kreislaufgrößen

Während der Blutdruck mit dem Lebensalter ansteigt, sinkt die Pulsfrequenz parallel zum Alter ab (Tabelle 1.4). Beide Parameter können durch das Vegetativum (Angst vor Arzt und Operation) so stark alteriert werden, daß bei allen Normabweichungen eine Überprüfung am schlafenden Kind sehr zu empfehlen ist (Tabelle 1.5). Das totale Blutvolumen ist definiert als Summe aller zellulären und plasmatischen Blutbestandteile im Gefäßbett. Es beträgt beim Neugeborenen und im 1. Lebenshalbjahr etwa 10% des Körpergewichtes (80–110 ml/kg KG). Im 2. Lebensjahr sind rund 8,5% des Kör-

Tabelle 1.4. Herzfrequenz und arterieller Blutdruck in verschiedenen Altersstufen: Mitteldrücke z. T. rechnerisch ermittelt. (Nach Versmold et al. 1981; Nadas und Flyer 1972; Fuchshofen u. Metze 1976)

Altersgruppe	Herzfrequenz [pro min]	Blutdruck [mm Hg]		
		-systolisch	-Mittel	-diastolisch
Frühgeborene < 1500 g	100–170	35– 60	25– 45	15–40
Frühgeborene > 1500 g	100–170	40– 70	30– 50	20–45
Reife Neugeborene	100–170	50– 90	35– 65	30–55
Säuglinge	80–160	60–110	45– 80	35–65
Kleinkinder	80–130	80–110	55– 85	45–70
Schulkinder	70–110	90–130	65–100	55–80
Jugendliche	60–100	100–140	70–105	60–85

Tabelle 1.5. Für die Blutdruckmessung nach Riva Rocci müssen im Kindesalter verschieden breite Manschetten benutzt werden, da bei zu großen Manschetten und zu geringem Oberarmumfang die ermittelten Drücke zu niedrig und bei zu kleinen Manschetten fälschlich zu hohe Werte gemessen werden

Oberarmumfang [cm]	Breite der Manschette (ohne Textilbezug) [cm]
7,5–10	4
10,0–12,5	5
12,5–15,0	7
15,0–20,0	9
über 20,0	12

Tabelle 1.6. Der zentrale Venendruck und seine diagnostische sowie therapeutische Interpretation

Zentraler Venendruck [cm H_2O]	Effektives Blutvolumen	Therapeutische Konsequenz
0–4	Zu gering: Hypovolämie	Volumen-Vergrößerung
5–8	Vielleicht zu knappes Volumen	Behutsame Volumenvergrößerung
> 12	Herzinsuffizienz, Übertransfusion Überinfusion	i. v.-Zufuhr drosseln! Gefahr des Lungenödems

pergewichtes oder 75–90 ml/kg KG und beim Klein- sowie Schulkind etwa 7–8% des Körpergewichts oder 70–85 ml/kg KG als Blutvolumen zu veranschlagen.

In engem Zusammenhang mit dem Blutvolumen steht der zentrale Venendruck. Bei horizontaler Lage erfolgt der Rückstrom des Blutes zum Herzen weitgehend passiv durch das von den Kapillaren (20–30 mm Hg) zum rechten Vorhof (5 mm Hg) bestehende Druckgefälle (Tabelle 1.6). Die Bestimmung des zentralen Venendrucks spiegelt das Verhältnis zwischen dem vorhandenen bzw. zirkulierenden Blutvolumen (sog. „effektives Blutvolumen") und der Kapazität des Gefäßsystems wider. Je zentraler der Venendruck gemessen wird, um so mehr entspricht er dem normalen Druck im rechten Vorhof.

Beim Neugeborenen ist die Messung über die Nabelvene möglich, allerdings sollte die Katheterlage röntgenologisch überprüft werden, da der Katheter nur im Idealfall in der V. cava caudalis liegt; andernfalls (Lage in der V. portae) sind irreführende Ergebnisse zu erwarten.

Als wichtigste Fehlerquellen für die Messung des zentralen Venendrucks kommen in Betracht:

- das Kaliber des Katheters ist zu klein,
- die Lichtung der zur Untersuchung benutzten Vene ist zu eng,
- die Spitze des Untersuchungskatheters liegt nicht weit genug im venösen Zentralbereich.

Als Komplikationsmöglichkeiten ist mit der Thrombosierung der katheterisierten Vene, evtl. mit Luftembolie oder mit einer Bakterieninokulation und nachfolgender Sepsis zu rechnen.

Klinische Untersuchung

Die Palpation ergibt den Herzspitzenstoß beim Neugeborenen im 3. oder 4. Interkostalraum 0,5–1 cm außerhalb der Medioklavikularlinie, im Alter von 12 Monaten liegt er im 4., vom 5. Lebensjahr an im 5. Interkostalraum und innerhalb der Medioklavikularlinie. Bei der Palpation der Pulse sollten stets die A. radialis und die A. femoralis auf beiden Seiten unter Beachtung von Qualitätsunterschieden getastet werden. Die Auskultation des Neugeborenen und Säuglings im 1. Halbjahr zeigt, daß physiologischerweise beide Herztöne etwa gleich laut sind („Pendelrhythmus"). Später ist der 1. Ton an der Spitze lauter als der 2. Ton hörbar, während sie an der Basis beide von etwa gleicher Lautstärke bleiben. Beim Klein- und Schulkind kann der normale, aber laute 2. Pulmonalton (im Vergleich zum 2. Aortenton) eine (pathologisch bewertete) Akzentuation des 2. Pulmonaltons vortäuschen und zu der irrtümlichen Annahme einer Druckerhöhung im kleinen Kreislauf führen. Die Intensität der Herztöne unterliegt großen physiologischen Schwankungen. Bei mageren sowie bei vegetativ labilen Kindern finden

10

sich häufig besonders kräftige Töne und bei letzteren nicht selten
auch eine respiratorische Arrhythmie.
Die Herzgeräusche können hinsichtlich ihrer Intensität klassifiziert
werden.

Typ I: leises Geräusch, erst nach eingehender Auskultation hör-
          bar,
Typ II: leises, aber sofort hörbares Geräusch,
Typ III: Intermediärtyp,
Typ IV: Intermediärtyp,
Typ V: lautes Geräusch, das schon ohne direkten Stethoskopkcn-
          takt mit dem Thorax zu hören ist.

a) „Funktionelle" oder akzidentelle Herzgeräusche kommen bei
2–5% aller Neugeborenen und Säuglinge in den ersten Lebenswochen vor, sie treten fast immer systolisch auf und erreichen als
maximale Lautstärke den Typ III.
b) Passagere systolische Geräusche werden beobachtet:
- bei Anämie,
- bei Fieber (in beiden Fällen wohl als Folge der beschleunigten
  Zirkulation des Blutes),
- bei Myokarditis (Dilatation mit relativer Klappeninsuffizienz),
- bei Hyperthyreose.

Die in den Halsvenen manchmal zu hörenden Geräusche („Non-
nensausen") verschwinden meist in Rückenlage und erfordern
keine diagnostischen oder therapeutischen Konsequenzen.

Elektrokardiogramm

Mit Hilfe des EKG können erfaßt und aufgezeichnet werden
(Tabelle 1.7):

- Herzrhythmus,
- Position der elektrischen Achse (Links-, Rechts-, Steil- und Mit-
  telpositionstyp),
- Hypertrophie einzelner Herzwandabschnitte,
- Reizleitung und -ausbreitung bzw. Myokardschädigung.

Tabelle 1.7. EKG-Mittelwerte in Ableitung II (nach Lepeschkin). Zeitwerte in 10^{-2}s, Spannungswerte in 10^{-1}mV, Grenzwerte in Klammern

	Höhe der P-Zacke	PQ-Dauer	QRS-Dauer	Höhe der T-Zacke
Neugeborenes	(0) 2,0 (3)	(7) 10,7 (14)	(4) 4,2 (7)	(0) 1,2 (4)
1jähriges	(0,5) 1,4 (3)	(8) 11,1 (16)	(4) 4,4 (7)	(1) 3,7 (7)
5jähriges	(0,1) 1,8 (4)	(10) 12,4 (17)	(4) 6,2 (8)	(1) 3,4 (6)
12jähriges	(0,1) 1,7 (4)	(11) 13,5 (20)	(4) 6,6 (10)	(1) 3,6 (6)

a) Respiratorische (Sinus)arrhythmie: Durch rhythmische Stimulation des Sinusknotens bei der Atmung kommt es während der Inspiration zu einer kurzfristigen Beschleunigung und während der Exspiration zu einer Verlangsamung der Herzaktion, besonders bei vegetativ labilen Kindern (physiologisches, nicht behandlungsbedürftiges Phänomen).

b) Sinusbradykardie: Pulsfrequenz bei Säuglingen unter 100/min, bei Kleinkindern unter 80/min. Wichtige Ursachen:
- Kaliumintoxikation,
- intrakranielle Drucksteigerung („Druckpuls"),
- Hypothyreose,
- Typhus,
- Nierenkrankheiten.

c) Extrasystolien: Auslösung von jeweils singulären Aktionspotentialen in Herzmuskelfasern außerhalb des „klassischen" Reizleitungssystems mit einer Häufigkeit von etwa 3 auf 5000 gesunde Neugeborene und etwa 2 auf 100 Schulkinder. Es werden aurikuläre (P tritt vorzeitig positiv oder negativ auf), nodale (negatives P vor, während oder nach dem QRS-Komplex) und ventrikuläre (QRS deformiert, T negativ, P fehlend) Extrasystolen unterschieden. Das spontane Erlöschen von Extrasystolen unter Belastung spricht für eine gutartige („funktionelle") Entstehung. Auch beim Neugeborenen werden mitunter Extrasystolen beobachtet; sie normalisieren sich oft spontan innerhalb der ersten 10 Lebenstage.

Allgemeine Entwicklung

Zusammenfassend läßt sich feststellen, daß in den ersten Lebensmonaten von dem zunächst noch kleinen, muskelschwachen linken
Ventrikel der große Kreislauf durch ein kleines Schlagvolumen mittels einer hohen Herzfrequenz bei einem hohen Elastizitätsmodul
und -koeffizienten des Windkessels gegen einen hohen peripheren
Strömungswiderstand versorgt wird. Diese physiologische Zentralisation wird im Laufe des Kleinkindalters durch ständige Abnahme
des elastischen Widerstands und des peripheren Strömungswider-
stands bei fortlaufender Zunahme des Schlag- und des Herzminu-
tenvolumens in die für Schulkinder und Erwachsene charakteristische Hämodynamik überführt.

Besonderheiten beim Frühgeborenen

Bei Frühgeborenen ist die Umschaltung vom fetalen zum Kreislauf-
typ des Kindes besonders erschwert. Häufig besteht für viele Tage
ein „Übergangskreislauf" mit folgenden Charakteristika:

- Der physiologische postnatale Abfall des pulmonalen Gefäßwiderstands verzögert sich insbesondere unter dem Einfluß von
  Hypothermie, Hypoxämie, Hyperkapnie und Azidose, im
  Extremfall bis zum lebensgefährlichen Bild der „persistierenden
  fetalen Zirkulation" (Lyrene u. Philips 1984).
- Der physiologische postnatale Verschluß des Ductus arteriosus
  bleibt aus. Einhergehend mit dem Abfall des pulmonalen Gefäß-
  widerstands kommt es zu einem zunehmenden Links-rechts-
  Shunt mit pulmonaler Plethora und diastolischer Minderdurchblutung von Darm, Niere und Hirn trotz kompensatorischer
  Steigerung des Herzschlagvolumens (Cassels 1973).
- Die mit der Geburt einsetzende annähernde Verdopplung des
  Energiestoffwechsels gegenüber der Fetalperiode erfordert eine
  Steigerung des Herzzeitvolumens auf ca. 300 ml/kg/min, d.h.
  das Dreifache des Erwachsenenwertes. Damit hat das Frühgebo-
  renenherz seine Kontraktilitätsreserve nahezu ausgeschöpft, so
  daß die intravenöse Gabe von Katecholaminen nur eine geringe
  weitere Steigerung der Auswurfleistung bewirkt (Rudolph 1983).

Hämatologische Parameter

Beim Säugling ist die Periode der relativ hohen Herzfrequenz und des relativ hohen Minutenvolumens korreliert mit einem relativ geringen Blutvolumen und niedrigen Hb-Konzentrationen.

Der einzelne Erythrozyt besteht zu etwa 34% aus Hämoglobin; hiervon sind beim Neugeborenen zwischen 70 und 95% sog. fetales Hämoglobin (HbF), das sich vom Hämoglobin des Erwachsenen (HbA) durch seine größere Affinität zu Sauerstoff bei tieferer O_2-Spannung auszeichnet; dies ist ein für die intrauterine O_2-Versorgung wesentlicher Vorteil. Nach der Geburt kommt es zu einem schnellen Abfall des HbF und zum Ersatz durch HbA. Am Ende des 2. Monats hat das HbF noch einen Anteil zwischen 11 und 33% am Gesamthämoglobin, am Ende des 12. Lebensmonats macht seine Fraktion nurmehr 0,2–12%, am Ende des 2. Lebensjahres 0,2–8,5% und jenseits dieses Alters 0,1–1,4% aus. Das Minimum der Hb-Konzentration wird gegen Ende des 3. Lebensmonats mit 10–11 g% Hb und 3–3,5 Mio. Erythrozyten erreicht (Tabelle 1.8).

Die physiologische Trimenonanämie läßt sich weder medikamentös noch diätetisch verhindern oder behandeln, vermutlich stellt sie eine Assimilation an den zu dieser Zeit relativ geringen O_2-Verbrauch der Gewebe (niedriger Grundumsatz) dar. Erst in der Pubertät werden die für den Erwachsenen gültigen hämatologischen Normalwerte erreicht.

Hirnkreislauf

Die Hirndurchblutung beträgt schon beim reifen Neugeborenen wie beim Erwachsenen etwa 50 ml/100 g Hirngewebe/min. Im Kleinkindalter steigt sie sogar noch an. Bei Frühgeborenen – zumal solchen mit einem Geburtsgewicht unter 1500 g – wurden jedoch auch niedrigere Werte um 30 ml/100 g/min gemessen (Greisen et al. 1984). Bei noch niedrigeren Hirndurchblutungsraten besteht die Gefahr der zerebralen Ischämie, die als Schädigungsbild der periventrikulären Leukomalazie bei ehemaligen Frühgeborenen nicht selten auftritt und sich als spastische Lähmung, aber auch als mentale Teilleistungsstörung manifestieren kann. Die Konstanz der

Tabelle 1.8. Hämatologische Normalwerte in verschiedenen Altersstufen

	Neugeborenes	Älterer Säugling		Kleinkind	Schulkind	Erwachsener
Hb (g/100 ml)	22–19	10–14,5		12,8–13,6	12,8–15	13,6–16
Hkt (%)	57	4 Wo. 43	10 Wo. 36	37–38,5	39,5	♂ 45 ♀ 41
$Hb_E \gamma \gamma$	37	4 Wo. 32	10 Wo. 29	26–27	28,5–29,5	30
Erythrozyten (Mio./mm³)´	5,0–6,0	4,0–5,0		4,0–4,5	4,0–5,0	4,5–5,0
Retikulozyten	20–80	5–15		5–15	5–15	5–15
Leukozyten (pro mm³)	15–30000	8–12000		8–10000	6–8000	5–8000
Neutrophile (%)	50–70	20–40		40–50	50–60	60–70
Eosinophile	1,5–4	2–5		–5	–5	–5
Monozyten	3–12	5–15		4–8	4–8	4–8
Lymphozyten	25–35	50–70		40–50	30–40	20–30

Tabelle 1.9. Spitzensystolische, enddiastolische und mittlere Strömungsgeschwindigkeit (cm/s) in der A. carotis interna, A. basilaris und A. cerebri anterior bei Früh- und Neugeborenen mit einem Körpergewicht zwischen 1000 und 4000 g. (Nach Jorch 1987)

Gefäß	Strömungsgeschwindigkeit (cm/s)		
	-systolisch	-Mittel	-diastolisch
A. carotis interna	15-33	8-19	2-8
A. basilaris	10-25	6-16	2-7
A. cerebri anterior	8-22	5-13	2-6

Hirndurchblutung – unabhängig von Blutdruckschwankungen („Autoregulation") – ist beim Frühgeborenen nicht in dem Maße wie beim Erwachsenen gewährleistet. So können Blutdruckspitzen auf dem Boden einer ischämischen Vorschädigung leicht intrazerebrale Blutungen auslösen, die charakteristischerweise im alterstypisch stark durchbluteten Gebiet unterhalb der Seitenventrikel auftreten (Pape u. Wigglesworth 1979). Darüber hinaus sind es insbesondere krankheits- und beatmungsbedingte pCO_2-Schwankungen, die zu Fluktuationen der Hirndurchblutung führen.
Seit kurzem ist man erstmalig in der Lage, nichtinvasiv – mittels Doppler-Sonographie – über die offene Fontanelle Messungen der Strömungsgeschwindigkeit in Hirngefäßen vorzunehmen (Jorch 1987; Tabelle 1.9).

Nierenfunktion

Die Niere des Neugeborenen und jungen Säuglings ist zunächst durch folgende anatomische Besonderheiten charakterisiert:

- Die Durchmesser der Glomerula betragen beim Säugling etwa 100 µm, beim Kleinkind etwa 200 µm und sind damit deutlich kleiner als beim Erwachsenen (300 µm).
- Dies trifft auch für die Länge der proximalen Tubuli zu: 1,88 mm beim Säugling gegenüber 20 mm beim Erwachsenen.

16

Tabelle 1.10. Harnausscheidung (ml/24 h) in verschiedenen Altersstufen

1.- 2. Lebenstag	30- 60
4.- 5. Lebenstag	70- 250
6.-10. Lebenstag	200- 300
bis 2. Lebensmonat	250- 400
1.- 2. Lebensjahr	500- 600
3.- 5. Lebensjahr	600- 700
6.- 8. Lebensjahr	700-1000
8.-14. Lebensjahr	800-1400

- Diese anatomische Reifung findet funktionell darin ihren Ausdruck, daß die adulte Niere den Harn auf das 4fache der Konzentration des Plasmas einengen kann, während der junge Säugling einen „physiologischen" Diabetes insipidus mit einer dem Plasma weitgehend ähnlichen Harnkonzentration (Isosthenurie) aufweist (Tabelle 1.10).
- Bei dieser anatomisch-funktionellen Situation ist es unschwer verständlich, daß die glomeruläre Filtration in den ersten 4 Lebenswochen nur zwischen 20 und 40 ml/min/1,73 m^2 Körperoberfläche liegt, daß sie danach bis zum 6. Lebensmonat auf Werte zwischen 60 und 80 ml/min/1,73 m^2 ansteigt und schließlich am Ende des 1. Lebensjahres 120 ml/min/1,73 m^2 erreicht. Bezogen auf die Körperoberfläche wird die glomeruläre Filtration im Laufe des 1. Lebensjahres um das 5fache gesteigert (Brandis u. Krohn 1973).
- Analoge Befunde ergeben sich für die Nierendurchblutung anhand der PAH-Clearance. Bei Neugeborenen und Säuglingen des 1. Lebenshalbjahrs betragen die Clearancewerte nur 20–40% der Erwachsenenwerte, die erst zwischen dem 6. und 12. Lebensmonat erreicht werden.
- Weiterhin sind die im proximalen Tubulus an aktiven Transport gebundenen Leistungen bei Kindern des 1. Lebenshalbjahrs reduziert (z. B. physiologische, bis zum 6. Lebensmonat allmählich abnehmende Aminoazidurie).

Säure-Basen-Haushalt

Anforderungen

Die wichtige Rolle der Niere bei der Balancierung des Säure-Basen-Haushaltes ist im Säuglingsalter durch die erwähnten Faktoren und die verminderte Harnstoffclearance mit der daraus resultierenden Neigung zur Azotämie (Gefahr der metabolischen Azidose) sowie eine erst allmählich in Funktion tretende H^+-Ionensekretion (hauptsächlich als titrierbare Säure) als werdende und störungsanfällige Funktion zu betrachten, die allerdings unter physiologischen Bedingungen ausreichend leistungsfähig ist. Beim gesunden Säugling fallen täglich 2–3 mmol/kg nicht flüchtige Säuren (zur Ausscheidung durch die Niere) an, während beim Schulkind und Erwachsenen nur etwa 1 mmol/kg veranschlagt werden. Die Menge der täglich gebildeten Kohlensäure beträgt beim Neugeborenen etwa 1000 mmol und erreicht beim Erwachsenen etwa 20 000 mmol/Tag. Dieser Anfall an sauren Metaboliten stellt an die beiden regulierenden Organe – Lunge und Nieren – Anforderungen, die von ihnen unter physiologischen Bedingungen erfüllt werden.
Zur Kompensation von zusätzlichen Belastungen – z. B. durch Krankheit – besteht allerdings nur ein geringer Anpassungsspielraum.

Puffersysteme

Vor der definitiven renalen (Elimination der nicht flüchtigen Säuren und aller Basen) oder pulmonalen (Abatmung des CO_2) pH-Regulation erfolgt im Gewebe eine akute pH-Angleichung durch die verschiedenen Puffersysteme, die in engem funktionellem Verbund mit der Niere und Lunge die Abwehr der Azidose und die Kompensation der Alkalose bewirken.
a) Unter diesen Puffersystemen zeigt das Hämoglobin, mit dessen Hilfe etwa 90 % des metabolisch entstandenen CO_2 zur Elimination in der Lunge überführt werden, eine ausgesprochene Altersabhängigkeit. Da sich unter „Normalbedingungen" die Pufferkapazität

proportional zur Hb-Konzentration verhält, hat eine verminderte Hb-Menge eine Abflachung der CO_2-Bindungskurve bzw. eine Erniedrigung der Pufferkapazität zur Folge. Das Maximum dieser schon erwähnten Hb-Verminderung liegt zwischen dem 2. und 3. Lebensmonat, also genau zu der Zeit, da auch klinisch eine besondere Häufung azidotischer Zustände beobachtet wird.

b) Das Kohlensäure-Bikarbonat-Puffersystem stellt eine zweite wichtige Defensivmöglichkeit gegen Azidose und Alkalose dar und hat eine Schlüsselfunktion in der Regulation der H^+-Ionenkonzentration im Extrazellulärraum. Die Gefahr der Dekompensation dieses Systems ist dadurch gegeben, daß der Bikarbonatbestand des Extrazellulärraums – entsprechend der altersbedingten Volumendifferenz dieses Kompartimentes – beim Säugling mit etwa 8 mmol/kg nur um ca. 50% größer ist als beim Erwachsenen (5 mmol/kg), obgleich die schon erwähnte Anflutung saurer, nicht flüchtiger Metaboliten 2- bis 3mal so groß ist wie später. Approximativ berechnet, wird für die Erhaltung dieses Bikarbonatbestands von der noch ausreifenden Niere – bezogen auf kg KG und verglichen mit dem Erwachsenen – eine um etwa 30% höhere Rückresorption geleistet. Die darüber hinaus notwendige tägliche Regeneration von Bikarbonat ist beim Säugling – wiederum auf kg KG bezogen – etwa 3- bis 4mal so hoch wie beim Erwachsenen. Die bei Kindern häufig und schnell auftretende Dehydratation bedroht durch Verlängerung der Kreislaufzeit und Verschlechterung der O_2-Versorgung den labilen Gleichgewichtszustand dieses puffernden Systems in klinisch besonders leicht nachweisbarer Form.

c) Als dritter bedeutungsvoller Puffer ist das Phosphat zu nennen: sekundäres Phosphat (B_2HPO_4) wird durch Aufnahme von H^+-Ionen zu primärem Phosphat (BH_2PO_4). Im Gegensatz zum Bikarbonatpuffer, dessen Wirkungsschwerpunkt im Extrazellulärraum liegt, hat der Phosphatpuffer seinen entscheidenden Effekt bei der Elimination der Wasserstoffionen durch die Niere. Die Aufnahme von Wasserstoffionen durch diesen Phosphatpuffer, aber auch durch weitere – nicht zur Rückresorption kommende – Substanzen (Kreatinin, Zitronensäure) macht die schon erwähnte titrierbare Azidität des Harnes aus und schafft die Voraussetzung für die renale Wiedergewinnung von Bikarbonat. Bei Mangel an Phosphat (z.B. durch Ernährung mit phosphatarmer Muttermilch) werden die H^+-Ionen ganz überwiegend durch die Ammoniogenese (anstelle der titrierbaren Azidität) ausgeschieden. Dabei lagert die Niere H^+-Ionen an das in der Tubuluszelle gebildete Ammoniak an. Die Ausscheidung als Ammonium ist eine wichtige – nur den Nieren zur Verfügung stehende – Regulationsmöglichkeit. Im 1. Lebensjahr schwankt die Ammoniumausscheidung nur gering zwischen 0,5 und 1 mmol/kg KG in 24 h. Unter pathologischen Bedingungen (Dyspepsie mit Azidose) kann eine Steigerung auf 5–8 mmol/kg KG/24 h beobachtet werden.

Andere Kompensationsmöglichkeiten

Darüber hinaus wird die Abwehr von Azidose bzw. Alkalose auch durch einen Ionenaustausch zwischen Intrazellulär- und Extrazellulärraum unterstützt: Bei der Azidose entläßt die Zelle 3 Kaliumionen in den Extrazellulärraum und nimmt dafür 2 Natrium- und 1 H^+-Ion im Austausch auf. Allerdings wird dadurch die Azidose im Extrazellulärraum nur um den Preis einer stärkeren Säuerung des Intrazellulärraums gemildert. Weiterhin kommt es als Folge der Hyperkaliämie zu einer verstärkten Kaliumausscheidung im Harn. Derartige Kaliumverluste sind für den schnell wachsenden Säugling und das Kleinkind nicht ohne exogene Zufuhr zu kompensieren. Schließlich haben uns die im Säuglings- und Kleinkindalter auftretenden angeborenen tubulären Azidosen darüber belehrt, daß Gefügestörungen des Säure-Basen-Haushalts einen Rückgriff auf das Basendepot des Skeletts zur Folge haben. Während die subakut bis chronisch verlaufenden renalen Azidosen den Basenbestand im Knochen bis zum Extrem der renalen Osteodystrophie beanspruchen können, verlaufen die Basen „anleihen" so diskret, daß sie klinisch oft nur aus der überhöhten Kalziumausscheidung im Urin (normal: 1–6 mg/kg/24 h) zu erschließen sind.

Praktische Konsequenz

Zusammenfassend läßt sich sagen, daß die Labilität des Säure-Basen-Haushalts durch die starke Anflutung saurer Metaboliten aus dem lebhaften Wachstumsstoffwechsel einerseits und durch die reifende Funktion der regulierenden Organe (Lunge und Niere) sowie die nur begrenzte Auffangmöglichkeit der verschiedenen Puffersysteme verständlich wird, aber auch therapeutischen Hilfestellungen zugänglich ist.

Wasser-Elektrolyt-Haushalt

Relationen

Im Bereich des Wasser-Elektrolyt-Haushalts zeichnet sich der Organismus des Neugeborenen dadurch aus, daß er etwa zu 75% aus Wasser besteht, während der Körper des Erwachsenen normalerweise nur 60% Wasser enthält. Die gesamte Körpersubstanz verteilt sich beim Neugeborenen zu 40% auf den Extrazellulärraum, zu 35% auf den Intrazellulärraum und etwa 15% auf Fettgewebe, während beim Erwachsenen nur 20–25% auf den Extrazellulärraum, aber 45% auf den Intrazellulärraum und 30–35% auf Fettgewebe entfallen. Der Grund für das größere Volumen des Extrazellulärraums liegt nicht nur darin, daß Muskulatur, Haut und Zentralnervensystem als Hauptspeicher der extrazellulären Flüssigkeit beim Neugeborenen und Säugling einen relativ größeren Anteil an der Körpermasse haben, sondern auch darin, daß die Muskulatur des Säuglings einen absolut größeren Extrazellulärraum hat. Erst der Umbau infolge des Alters gleicht diese Unterschiede aus.

Bei sehr unreifen Frühgeborenen sind der Gesamtkörperwassergehalt und die Relation des Extrazellulärraums zum Intrazellulärraum noch größer als bei reifen Neugeborenen. Die Unterschiede zwischen einem Frühgeborenen der 24. SSW und einem reifen Neugeborenen sind etwa genau so groß wie die zwischen einem reifen Neugeborenen und einem Erwachsenen, was die Bedeutung der exakten Berücksichtigung des Reifegrades eines Frühgeborenen bei der Flüssigkeitstherapie unterstreicht.

Zum Extrazellulärraum gehören:

a) Plasma,
b) interstitielle Flüssigkeit,
c) transzelluläre Flüssigkeit (etwa 15 ml/kg, bestehend aus Liquor cerebrospinalis, Sekreten der Drüsen – insbesondere des Magen-Darm-Kanals).

Das Volumen des Intrazellulärraums korrespondiert altersentsprechend mit dem Extrazellulärraum sowie dem Fettgewebe und ist von ihm durch die entsprechende Zellmembran abgegrenzt.
Ein sog. „dritter Raum" bildet sich bei traumatischen Einwirkungen (Operation, Verbrennungskrankheit) infolge der Verschiebung von Wasser und Elektrolyten aus dem Extrazellulärraum in das Wundgebiet.

Wasserumsatz

Der Wasserumsatz beläuft sich beim 7 kg schweren Säugling auf mindestens 700 ml Wasser (Ein- und Ausfuhr) in 24 h. Diese Wasserbewegung entspricht etwa einem Zehntel seines Körpergewichts und etwa der Hälfte seines Wasserbestands im Extrazellulärraum. Vergleichsweise hat ein Erwachsener mit einem normalen Umsatz von je 2000 ml Wasser für Ein- und Ausfuhr nur $\frac{1}{35}$ seines Körpergewichtes oder $\frac{1}{7}$ seines extrazellulären Wasserdepots „bewegt". Bei einem 10mal größeren Körpergewicht ist der Wasserbedarf des Erwachsenen nur 3mal so groß wie beim Säugling, dessen große Wasserbedürftigkeit aus diesem Vergleich klar hervorgeht. Die Perspiratio insensibilis beträgt etwa 1–1,5 ml/kg KG/h bei Zimmertemperatur; sie kann durch die Pflege im Inkubator (Luftfeuchtigkeit 90–100%) etwa auf die Hälfte gesenkt werden.
Besonders schwer vorausschaubar ist das Ausmaß der Perspiration bei sehr unreifen Frühgeborenen. Sie kann hier in Abhängigkeit von den Pflegebedingungen (Luftfeuchtigkeit, Wärmestrahler, Phototherapie, Beatmung, Wärmeschutzfolie, Aktivität, Körpertemperatur) zwischen etwa 1 und 6 ml/kg KG/h schwanken.
Wenn für die Dosierung der Flüssigkeitstherapie von dem gängigen Erwachsenenstandard (1500 ml/m² Körperoberfläche) auch für den Säugling ausgegangen würde, käme es zu schwerwiegenden Unterdosierungen (Tabelle 1.11). Wenn der Flüssigkeitskalkulation

Tabelle 1.11. Differenz der ermittelten Flüssigkeitsmengen bei Berechnung auf die Körperoberfläche (KOF) und auf kg/KG

Alter	Gewicht [kg]	Größe [cm]	Oberfläche [m^2]	Normaler 24-h-Flüssigkeitsbedarf pro m^2 KOF			pro kg KG	Differenz in ml 1500/m^2 und kg
				1500/m^2	2000/m^2	2500/m^2		
2 Wochen	3,4	50	0,21	300	420	525	600– 680	300–380
3 Monate	5,7	60	0,29	435	580	725	750– 850	300–400
9 Monate	8,6	70	0,39	585	780	975	1100–1250	500–650
2 Jahre	12,5	87	0,53	795	1060	1325	1350–1500	550–700
4 Jahre	16,5	103	0,67	1005	1340	1675	1600–1800	600–800
6 Jahre	20,0	117	0,81	1215	1620	2025	1800–2000	600–800
10 Jahre	28,7	138	1,05	1625	2100	2625	2000–2500	400–900
14 Jahre	48,0	160	1,5	2250	3000	3750	2200–2700	0–500

die Körperoberfläche zugrunde gelegt werden soll, weil z. B. das Körpergewicht nicht bekannt oder feststellbar ist, dann muß in den ersten 3 Lebensjahren mit einem Basisbedarf von 2500 ml H_2O/m^2 Körperoberfläche gerechnet werden. Die orale Flüssigkeitszufuhr verdient als der physiologische Weg immer den Vorzug vor der parenteralen Versorgung. Es gibt keine Argumente für eine unterschiedliche Dosierung bei oraler oder parenteraler Zufuhr von Wasser und Elektrolyten.

Natrium

Der Hauptelektrolyt im Extrazellulärraum ist Natrium, das durch kein anderen Kation ersetzbar ist. Dagegen kann das Anion Chlor gegen andere Anionen (Bikarbonat, Phosphat) in gewissen Grenzen ausgetauscht werden. Das Neugeborene hat einen Gesamtbestand an Natrium von etwa 75 mmol/kg KG, während der Erwachsene nur über etwa 58 mmol/kg KG verfügt. Auch jenseits der Säuglingszeit sind noch erhebliche Natriummengen im Extrazellulärraum deponiert; denn es gelingt durch intravenöse Injektion von Natrium innerhalb von 24 h etwa 70% des Natriums auszutauschen, die fehlenden 30% liegen fast ausschließlich „trocken" im Kristallgitter des Knochens (Tabelle 1.12).

Kalium

Das Kalium als wichtigster intrazellulärer Elektrolyt zeigt eine geringere Altersabhängigkeit: 45 mmol/kg beim Neugeborenen gegenüber 55 mmol/kg beim Erwachsenen. Während die Niere bei

Tabelle 1.12. Normaler Erhaltungsbedarf für Elektrolyte

	mval/kg KG/24 h	mval/m² KO/24 h
Natrium	3–4	35–50
Kalium	2	30–40
Chlor	2	30–40
	Am 1.–3. Lebenstag: nur 50% dieser Dosierung (Nierenfunktion!)	

fehlender Natrium- und Chlorzufuhr die Ausscheidung dieser beiden Ionen bis auf Null zu drosseln vermag, kann einem permanenten Kaliumverlust auf renalem Wege nicht entgegengewirkt werden. Ein Kaliummangel in der Zelle („Hypokalie" mit paralytischem Ileus und/oder therapieresistenter Herzinsuffizienz) stellt sich daher relativ schnell ein, und seine Regulation ist eine wichtige therapeutische Aufgabe.

Magnesium

Zusätzlich hat das Magnesium (gute Nachweisbarkeit mit Hilfe der Atomabsorptionsspektrophotometrie) eine klinische Bedeutung. Seine Menge beim reifen Neugeborenen wird auf 0,22 g/ 1000 g KG veranschlagt, während der Erwachsene über etwa 0,38 g/1000 g KG verfügt. Rund 99% dieses Magnesiumbestandes liegen intrazellulär (50–60% im Skelett, 25% in der Muskulatur); nur eine kleine, aber sehr konstant regulierte Menge (ca. 1 mmol/l) findet sich zum Teil (25–30%) an Eiweiß gebunden, zum anderen Teil in ionisierter (55–60%) und komplex-gebundener (10–15%) Form im extrazellulären Flüssigkeitskompartiment (Bachmann et al. 1976).
Der Normalbedarf wird für das Säuglingsalter auf 2–3 mg/kg/Tag beziffert. Die Mg^{++}-Absorption beginnt wahrscheinlich schon im Magen, erfolgt hauptsächlich im Dünndarm, ist aber offenbar auch im Dickdarm möglich. Als seltene Ursache für die neonatale Hypomagnesiämie ist eine (familiäre) offenbar isoliert nur für Mg^{++} bestehende enterale Malabsorption beobachtet worden (Lombeck et al. 1975). Bei (länger dauernder) Azidose kommt es zu einer vermehrten renalen Elimination von Magnesium und Kalzium. Hypomagnesiämie führt beim Neugeborenen zu Zittern, Tremor, Karpopedalspasmen und fokalen oder generalisierten tonisch-klonischen Krampfanfällen, die therapierefraktär sein können gegenüber der „Blind"therapie mit 10% Glukose, 10% Calcium gluconicum und 100 mg Vitamin B_6. Sie richtet sich gegen die in der Neonatalperiode nicht ganz seltenen metabolisch bedingten Krampfanfälle (Hypoglykämie, Hypokalzämie, Vitamin-B_6-Mangel = pyridoxinabhängige Krämpfe). Die oft mit pathologisch erniedrigten Serumma-

gnesiumwerten (normal 1.-7. Lebenstag 0.785 ± 0,21 mmol/l, 7.-12. Lebenswoche 0,9 ± 0,15 mmol/l) synchron bestehende Hypokalzämie normalisiert sich erst nach therapeutisch wirksamen Mg^{++}-Dosen. Allein diese Mg^{++}-Medikation läßt auch die krampfstillende Wirkung bei Kalziummangelkrämpfen schon eintreten.

Eine Hypermagnesiämie z. B. durch Behandlung einer EPH-Gestose mit hohen $MgSO_4$-Gaben an die Mutter (40 g in 24 h) oder durch eine ausgeprägte Azidose (Erniedrigung des Standardbikarbonats um 5 mmol/l bewirkt einen Anstieg der Serummagnesiumkonzentration um 0,1-0,2 mmol/l) hat folgende klinische Wirkung: neuromuskulärer Block in der Peripherie mit extremer Muskelhypotonie und fehlender Spontanmotorik sowie einer zentral bedingten Apnoe. Das therapeutische Antidot ist Calcium gluconicum zusammen mit einer forcierten Diurese, in extremen Fällen ist sogar eine Austauschtransfusion indiziert.

Stoffwechsel

Da beim Säugling und Kleinkind die Körperoberfläche wesentlich langsamer zunimmt als das Körpergewicht, ergibt sich, daß beim jungen Säugling mehr als doppelt so viel Körperoberfläche auf 1 kg KG entfallen wie beim Erwachsenen.

Die hohe Stoffwechselintensität des jungen Kindes - die schon im Zusammenhang mit dem Anfall saurer Metaboliten erwähnt wurde - kommt auch in dem entsprechend hohen Energiebedarf zum Ausdruck. Über die große Körperoberfläche geht nicht nur mehr Wasser (Perspiratio insensibilis), sondern auch Wärme verloren. Der Energieverlust, der mit einer perspiratorischen Wasserabgabe von 1 ml einhergeht, erfordert rein rechnerisch die zusätzliche Zufuhr von 1 ml mindestens 12,5%iger Glukoselösung. Das Neugeborene und der junge Säugling können nur auf chemischem Wege (Mobilisation von braunem Fettgewebe bzw. Glykogen) Wärme erzeugen. Diese Altersgruppe muß deshalb durch sorgfältige Regulation der Umgebungstemperatur (Inkubator: 32-34 °C) vor unkontrollierten Wärmeverlusten geschützt werden. Bei intensivbehandelten Früh- und Neugeborenen ist es häufig technisch schwierig, die

Tabelle 1.13. Verhältnis Körperoberfläche (KOF): Körpergewicht (KG) und Kalorienbedarf pro kg KG in den verschiedenen Altersstufen

Lebensalter	Gewicht [kg]	Länge [cm]	Oberfläche [m^2]	cm^2 KOF pro kg KG	kcal pro kg KG
Neugeborene	3,5	52	0,21	600	100–120
9 Monate	8,6	70	0,39	454	90–110
2 Jahre	12,5	87	0,53	424	100
4 Jahre	16,5	103	0,67	406	90
6 Jahre	20,0	117	0,81	405	80
10 Jahre	28,7	138	1,05	366	70
14 Jahre	48,0	160	1,5	312	60
16 Jahre	56,0	170	1,63	293	50
18 Jahre	65,0	175	1,77	272	40

in Tabelle 1.13 genannten optimalen Energiemengen zu applizieren. Hier ist die Kenntnis des „Minimalbedarfs" von Bedeutung, der selbst bei sehr unreifen Frühgeborenen nur etwa 40–50 kcal/ kg KG/Tag beträgt (Micheli u. Schütz 1984).

Die Indifferenztemperatur, bei der keine meßbare Stoffwechselsteigerung zum Ausgleich des ständigen Wärmeverlustes nötig ist, liegt für den unbekleideten Erwachsenen bei 26–28 °C Umgebungstemperatur, während für das Neugeborene und den jungen Säugling eine Umgebungstemperatur von 32–35 °C zur Erzielung eines Stoffwechselminimums notwendig sind. Diese Fakten zeigen deutlich, wie wesentlich eine richtige Temperatur von Operationstisch und Operationsraum bzw. Inkubatoren sowie Pflegeplätzen für die optimale Versorgung von jungen Kindern ist.

Literatur

Bachmann KD, Feenders O, Dominick HC (1976) Die klinische Bedeutung des Magnesiums in der Neugeborenenperiode. Geburtsh Frauenheilkd 36: 308

Bartels H, Riegel K, Wenner J, Wulf H (1972) Perinatale Atmung. Springer, Berlin Heidelberg New York

Bone RC (1980) Treatment of severe hypoxemia due to the adult respiratory distress syndrome. Arch Int Med 140: 85

Brandis M, Krohn HP (1973) Entwicklung der Nierenfunktion bei Kindern. Nieren- und Hochdruckkrankh 1: 141

Cassels DE (1973) The ductus arteriosus. C. C. Thomas, Springfield, 143 ff.

Doershuk CF, Fisher BJ, Matthews LW (1975) Pulmonary physiology of the young child. In: Scarpelli EM (ed) Pulmonary physiology of the fetus, newborn and child. Lea & Febiger, Philadelphia

Fuchshofen M, Metze H (1976) Der Blutdruck von Frühgeborenen in den ersten drei Lebenswochen. Monatschr Kinderheilkd 124: 596

Gädeke R (1972) Diagnostische und therapeutische Technik in der Pädiatrie. Springer, Berlin Heidelberg New York

Greisen G, Johansen K, Ellison PH, Fredriksen PS, Mali J, Friis-Hansen B (1984) Cerebral blood flow in the newborn infant: Comparison of Doppler ultrasound and ^{133}Xenon clearance. J Pediatr 104: 411

Harris AP, Sendak MJ, Donham RT (1986) Changes in arterial oxygen saturation immediately after birth in the human neonate. J Pediatr 109: 117

Jorch G (1987) Transfontanellare Dopplersonographie. Thieme Copythek, Stuttgart New York

Karlberg P, Cherry FB, Escardo FE, Koch G (1982) Respiratory studies in newborn infants. Acta Paediatr Scand 51: 121

Lombeck J, Ritzi F, Schnippering G, Michael H, Bremer HJ, Feinendegen LE, Kosenow W (1975) Primary hypomagnesemia. Z Kinderheilkd 118: 249

Lyrene RK, Philips JB (1984) Control of pulmonary vascular resistance in the fetus and newborn. Clin Perinatol 11: 551

Micheli JL, Schütz Y: Mindestbedarf von Frühgeborenen unter 1500 g. In: Duc G (Hrsg) Workshop für Neonatologen. Vieweg & Sohn, Braunschweig Wiesbaden

Nadas AS, Flyer DC (1972) Pediatric cardiology, 3rd ed. Saunders, Philadelphia

Pape KE, Wigglesworth JS (1979) Haemorrhage, ischaemia, and the perinatal brain. Clin Develop Med 69/70. Spastics International Medical Publications, London Philadelphia

Thews G, Vogel HR (1972) Grundlagen der Atmungsphysiologie. In: Frey H, Hügin W, Mayrhofer O (Hrsg) Lehrbuch der Anaesthesiologie, Reanimation und Intensivpflege. Springer, Berlin Heidelberg New York

Rudolph AM (1983) Circulatory changes during the perinatal period. Ped Cardiol 4: 17

Versmold HT, Kitterman JA, Phibbs RH, Gregory GA, Tooley WH (1981) Aortic blood pressure during the first 12 hours of life in infants with birth weight 610–4220 grams. Pediatrics 67: 607

Teil 2: Pathophysiologische Reaktionen[1]

H. STOPFKUCHEN

Sauerstoffmangel

Definition. Der Begriff Hypoxie bezeichnet ganz allgemein einen Sauerstoffmangel in einem beliebigen Körpergewebe. Der Terminus Hypoxämie hingegen bezieht sich speziell auf einen Sauerstoffmangel im arteriellen Blut.

Ursachen. Das Mißverhältnis zwischen Sauerstoffangebot und Sauerstoffbedarf in einem Gewebe kann bedingt sein durch zu hohen Sauerstoffbedarf (selten) oder (meistens) durch zu niedrigen Sauerstoffantransport in bzw. zu diesem Gewebe. Das Sauerstoffangebot ($\dot{D}O_2$) ans Gewebe resultiert aus dem systemischen Fluß (C.O.) und dem arteriellen Sauerstoffgehalt (C_aO_2): $\dot{D}O_2 = C.O. \times C_aO_2$.
Der systemische Flow hängt vom kardiovaskulären, der arterielle Sauerstoffgehalt vom hämatopoetischen und pulmonalen System ab.

Danach lassen sich 4 verschiedene Hypoxieformen unterscheiden:

- hypoxämische Hypoxie (Hypoxämie),
- anämische Hypoxie,
- ischämische Hypoxie,
- histotoxische Hypoxie.

---

[1] *Symbole/Abkürzungen*
   C.   „capacity",
   C_aO_2 arterieller Sauerstoffgehalt,
   C.O.   „cardiac output", Herzminutenvolumen (HMV), systemischer Fluß,
   CO_2 Kohlendioxid,
   $\dot{D}O_2$ „delivery of oxygen", Sauerstoffangebot.

Ursachen

1. Hypoxämie (niedriger Sauerstoffpartialdruck [p_aO_2]; niedriger $C_{.a}O_2$)

a) Hypoventilation. Störung der zentralen Atemregulation:
erhöhter intrakranieller Druck; Ertrinkungsunfall; Hirntumoren; Meningoenzephalitis; intrazerebrale Blutung; zerebrale Ischämie oder Hypoxie; ausgeprägte CO_2-Retention; Hirnunreife bei Frühgeborenen; Undine-Syndrom; Medikamentenintoxikation (Barbiturate, Opiate, Relaxanzien); metabolische Intoxikation (Leigh-Syndrom).
Störung der neuromuskulären Funktion:
Guillain-Barré-Syndrom; Poliomyelitis, spinale Muskelatrophie; traumatische Querschnittslähmung; Zwerchfellparese; Diphtherie; Tetanus; Botulismus; progressive Muskeldystrophie; Intoxikation mit Anticholinesterasen; Myasthenia gravis.
Behinderung der Ausdehnungsfähigkeit der Lunge:
Kyphoskoliose, Rippenserienfraktur; Pleuraerguß; Pneumothorax; Oberbauchschmerzen nach Operationen.
Atemwegsobstruktionen:
Choanalatresie; Fremdkörperaspiration; Pierre-Robin-Syndrom; Epiglottitis; Krupp; subglottische Stenose; Laryngotracheomalazie; Spasmophilie; Glottisödem nach Verbrennung oder bei allergischer Reaktion; Gefäßring; Asthma bronchiale; Bronchiolitis.
Lungenerkrankungen:
Atelektase; Pneumonie; Mukoviszidose; hyaline Membrankrankheit; Mekoniumaspiration; Lungenhypoplasie; asphyxierende Thoraxdysplasie; Enterothorax.

b) Sauerstoffmangel in der Einatmungsluft. Große Höhen; falsche Gasmischung bei maschineller Beatmung.

c) Diffusionsstörung. Diffuse interstitielle Fibrose (bronchopulmonale Dysplasie); interstitielle Pneumonie; Lungenödem; Schocklunge; hyaline Membrankrankheit.

d) Perfusionsstörung (Shunt). Herzerkrankungen mit Rechts-links-Shunt (Fallot-Tetralogie; Transposition der großen Arterien); persistierende fetale Zirkulation; intrapulmonale arteriovenöse Fistel; Atelektasen.

e) Ventilations- Perfusionsstörung (sehr häufig). Chronisch obstruktive Lungenerkrankungen; interstitielle Lungenerkrankungen; hyaline Membrankrankheit; bronchopulmonale Dysplasie.

2. *Anämische Hypoxie* (normaler p_aO_2; erniedrigter $C._aO_2$)
   a) Anämie,
   b) fetales Hämoglobin,
   c) Kohlenmonoxidvergiftung.

3. *Ischämische Hypoxie* (normaler p_aO_2, normaler $C._aO_2$)
   a) allgemeine Perfusionsstörung (kardiogener Schock; hypovolämischer Schock),
   b) lokale Perfusionsstörung.

4. *Histotoxische Hypoxie* (normaler p_aO_2; normaler $C._aO_2$)
   a) Gewebsödem,
   b) Zyanidvergiftung,
   c) septischer Schock (?).

Folgen

Für die Sauerstoffversorgung der Zellen und damit letztlich auch für das Auftreten einer Hypoxie entscheidend ist die Menge des Sauerstoffangebots pro Zeiteinheit und weniger die Höhe des Sauerstoffpartialdruckgradienten zwischen kapillärem Blut und Zelle. Dementsprechend ist der mittlere kapilläre pO_2, der als „driving pressure" den Übertritt von Sauerstoff ins Gewebe bedingt, bei anämischer Hypoxie höher als bei hypoxämischer Hypoxie.
Beim Eintritt einer Gewebshypoxie (pO_2 in den Mitochondrien etwa 1 mm Hg[1]) tritt zur Energiegewinnung an die Stelle der oxydativen Phosphorylierung die (anaerobe) Glykolyse. Allerdings werden im anaeroben Metabolismus aus 1 mol Glukose nur 2 mol ATP

---

[1] 1 mm Hg $\cong$ 133,322 Pa.

gewonnen, während es auf aerobem Weg 38 mol ATP sind. Das im Rahmen der Glykolyse anfallende Stoffwechselendprodukt, das Laktat, stellt insbesondere bei Kleinkindern den derzeit praktisch wichtigsten Indikator zum Nachweis einer Gewebshypoxie dar (abgesehen von einer zerebralen Hypoxie). Als Maß für eine Hypoxämie dienen die Höhe des arteriellen Sauerstoffpartialdrucks (p_aO_2) oder die der arteriellen Sauerstoffsättigung (S_aO_2) bzw. des arteriellen Sauerstoffgehalts ($C_{\cdot a}O_2$), wobei p_aO_2-Werte von < 50 mm Hg als gefährlich betrachtet werden müssen.

Gewebe reagieren sehr unterschiedlich auf das Auftreten einer Hypoxie. Sehr empfindlich ist das Hirngewebe, aber auch das Myokard. Ein Durchblutungsstop der Großhirnrinde von 10–20 s Dauer führt zu Bewußtlosigkeit, nach 3–5 min treten irreversible Schäden ein. Besonders gefährdet sind Neugeborene zum Zeitpunkt des Geburtstermins. Peripartal auftretende ischämische wie auch hypoxämische Hypoxien können nämlich zu massiven pathologischen Veränderungen im Gehirn führen. Die entsprechenden neuropathologischen Veränderungen lassen sich in 4 Formen einteilen:

a) Selektive neuronale Nekrosen: Hierbei handelt es sich um charakteristische hypoxische Schädigungen in der Großhirn- und Kleinhirnrinde, aber auch im Hirnstamm.

b) Status marmoratus der Basalganglien und des Thalamus: Damit wird ein für reife Neugeborene typisches Schädigungsmuster beschrieben, das mit ausgeprägten Veränderungen in den Basalganglien und im Thalamus einhergeht. Dieses Läsionsmuster ist charakterisiert durch Hypermyelinisation (pathognomonisch), Neuronenverlust und Astrozytengliose und ist hypoxämischen bzw. ischämischen Ursprungs.

c) Parasagittale zerebrale Läsion: Damit werden bei reifen Neugeborenen vorhandene kortikale und subkortikale Nekrosen beschrieben, die auf eine generalisierte Reduktion des zerebralen Blutflusses zurückzuführen sind.

d) Periventrikuläre Leukomalazie: Diese periventrikulären Nekrosen sind typisch für das Frühgeborene und sind ebenfalls Ausdruck einer generalisierten Minderdurchblutung. Wie bei der parasagittalen zerebralen Läsion liegen dabei die Nekrosen im Grenzgebiet zwischen jeweils 2 arteriellen Versorgungsgebieten.

Weitere Schädigungsmöglichkeiten als Folge einer Hypoxie bestehen im Auftreten eines Hirnödems mit entsprechender Hirndrucksteigerung, die zu einer Störung des zerebralen Blutflusses führen kann. Insbesondere venöse Obstruktionen können dabei zu Rupturen von kleinen Blutgefäßen, speziell im Bereich der subependymalen germinalen Matrix und des Plexus chorioideus führen. Die daraus resultierenden intraparenchymatösen und intraventrikulären Blutungen können aber auch dadurch hervorgerufen werden, daß die Hypoxie zu entsprechend schlechten Kreislaufverhältnissen mit z.T. ausgeprägten Blutdruckschwankungen führt, da die zerebrovaskuläre Autoregulation in dieser Situation oft frühzeitig ausfällt. Neugeborene können Hypoxien generell etwas besser tolerieren als Erwachsene. Dies ist auf verschiedene Faktoren zurückzuführen. Von Wichtigkeit ist insbesondere die niedrige Stoffwechselrate verschiedener Gewebe, so auch die des relativ unreifen Gehirns. Eine weitere Reduktion des Sauerstoffbedarfs ist durch eine gezielte Hypothermie sowie durch eine Narkose möglich.

Peri- und postpartale Myokardhypoxien können sowohl durch eine hypoxämische Hypoxie als auch durch eine ischämische Hypoxie hervorgerufen sein. Die daraus resultierende Myokarddysfunktion mit unterschiedlichem Schweregrad der Herzinsuffizienz wird dabei häufig noch zusätzlich durch den gleichzeitig bestehenden hohen präkapillaren pulmonalen Gefäßwiderstand negativ beeinflußt. Die mangelhafte Auswurfleistung eines insuffizienten Herzens stellt eine der wichtigsten Ursachen für das Auftreten einer ischämischen Hypoxie dar. Die Hypoxietoleranz des Neugeborenenherzens ist größer als die des Erwachsenen, sowohl was die mechanische als auch was die elektrische Funktion betrifft.

Im Gegensatz zu allen anderen Gefäßsystemen verursacht im Pulmonalkreislauf eine Hypoxie eine Vasokonstriktion. Besonders ungünstige Auswirkungen kann deshalb eine Hypoxie zum Zeitpunkt der postpartal notwendigen Umstellung der kardiopulmonalen Kreislaufverhältnisse haben. Unmittelbar nach der Geburt bzw. während der ersten Lebensstunden und -tage erfordert die Anpassung an das extrauterine Leben eine drastische Senkung des intrauterin hohen pulmonalen Gefäßwiderstands und den zunächst funktionellen Verschluß des Ductus arteriosus Botalli. Bei beiden Geschehen handelt es sich um komplexe, wahrscheinlich multifaktoriell ausgelöste Prozesse, wobei nach heutigem Kenntnisstand dem Sauerstoff aber eine zentrale Bedeutung zukommt. Eine alveoläre Hypoxie kann deshalb beim Neugeborenen direkt oder über Mediatoren die intrauterin bestehende Vasokonstriktion weiter unterhalten und damit zum postpartalen Fortbestehen der intrauterinen Kreislaufverhältnisse mit Rechts-links-Shunt über den offenen Ductus arteriosus Botalli und das Foramen ovale führen. Dieses als persistierender pulmonaler Hochdruck des Neugeborenen bezeichnete Krankheitsbild hält meist mehrere Tage an und ist immer noch mit einer hohen Mortalität belastet.

Kompensationsmechanismen

Neben der Verschiebung der Sauerstoffdissoziationskurve nach rechts (Erhöhung des pO_2 im Gewebe) und dem Wirksamwerden von lokalen und durch das autonome Nervensystem gesteuerten Reflexen stellen die Hyperventilation und die Steigerung der Herzfrequenz und damit des Herzzeitvolumens die wichtigsten Kompensationsmechanismen beim Eintreten einer Hypoxie dar. Dies gilt zumindest für den Erwachsenen und für das ältere Kind. Beim Neugeborenen führt eine Hypoxämie während der ersten 12 Lebensstunden nicht zur Hyperventilation. Jenseits dieser Altersgrenze (bei Reifgeborenen während der 1. Lebenswoche, bei Frühgeborenen während der ersten 3–4 Lebenswochen) verursacht eine Hypoxie lediglich eine vorübergehende Steigerung des Atemminutenvolumens, die rasch (nach wenigen Minuten) von einer Abnahme sowohl des Atemzugvolumens als auch der Atemfrequenz gefolgt ist. Letzteres wird dann durch eine überschießende Sauerstoffzufuhr noch verstärkt. Möglicherweise spielt das Nukleosid Adenosin ein Rolle beim Zustandekommen dieser hypoxiebedingten ventilatorischen Depression beim Neugeborenen.

Hyperoxie

Definition. Unter einer Hyperoxie versteht man eine übernormale Sauerstoffverfügbarkeit. Der p_aO_2 liegt dabei beim älteren Kind über 80–100 mm Hg. Postpartal bedeuten möglicherweise bereits Werte von über 70 mm HG eine hyperoxische Dysoxie. Gelegentlich werden p_aO_2-Werte von 100–600 mm Hg als Hyperoxie 1. Grades und solche von 600–1300 mm Hg (hyperbare Oxygenation) als Hyperoxie 2. Grades bezeichnet.

Ursachen

Aus der vorangegangenen Definition kann bereits abgeleitet werden, daß eine Hyperoxie sowohl durch eine Erhöhung der Sauerstoffkonzentration als auch durch eine Erhöhung des Umgebungsdrucks hervorgerufen werden kann.
Die Zufuhr erhöhter Sauerstoffkonzentrationen kann verschiedene Indikationen haben:

a) Beim Vorliegen von Ventilationsstörungen, Diffusionsstörungen oder kleinen intrapulmonalen Shunts (weniger als 30%) soll die Zufuhr höherer Sauerstoffkonzentrationen das Auftreten einer arteriellen Hypoxämie verhindern.
b) Zusätzlicher Sauerstoff soll helfen, eine hypoxämische bzw. auch eine ischämische Hypoxie durch das Anheben des Sauerstoffgehalts zu mitigieren.
c) Über eine Reduktion der Gasspannung im venösen Blut durch Ersatz des Stickstoffs durch Sauerstoff wird versucht, Luftansammlungen im Körper (z. B. Luftembolus, Pneumothorax, Pneumoperitoneum) zu beseitigen.
d) Bei der Kohlenmonoxidvergiftung bewirkt eine Hyperoxie sowohl eine Erhöhung des Sauerstoffgehalts als auch eine Beschleunigung der Carboxihämoglobinclearancerate.

Sauerstoff ist zwar einerseits für die ATP-Synthese essentiell, andererseits aber für alle Lebewesen toxisch. Diese Toxizität ist dabei deutlich dosisabhängig. Um so erstaunlicher ist, daß der komplexe toxische Wirkungsmechanismus des Sauerstoffs noch recht wenig aufgeklärt ist. So ist noch unbekannt, ob das Sauerstoffmolekül selbst oder sich daraus ableitende freie Sauerstoffradikale das toxische Agens darstellen. Schutzmechanismen gegen die Noxe Sauerstoff sind die kurze Halbwertszeit der Sauerstoffradikale wie auch die Enzyme Superoxiddismutase und Katalase.

Die Lunge ist das Körperorgan mit den höchsten pO_2-Werten und deshalb am stärksten gefährdet.

Hohe Sauerstoffkonzentrationen in der Inspirationsluft waschen Stickstoff aus den Alveolen, insbesondere aus solchen mit niedrigem Ventilations-Perfusions-Verhältnis, heraus. Bei vorübergehender Atemwegsobstruktion wird der Sauerstoff rasch absorbiert, und es resultiert eine Atelektase mit Zunahme des intrapulmonalen Rechts-links-Shunts. Letzteres kann auch Folge einer gesteigerten Vasodilatation der Pulmonalgefäße in schlecht ventilierten Lungenbezirken sein (Bezirke mit niedrigem Ventilations-Perfusions-Verhältnis).

Bei der bronchopulmonalen Dysplasie handelt es sich um eine unspezifische Reaktion der Lunge auf eine langsam abheilende akute Lungenschädigung. Letztere kann allein durch hohe Sauerstoffkonzentrationen bedingt sein. Dabei treten zunächst Veränderungen im Bereich der Kapillarendothelien und erst danach im Bereich des alveolaren Epithels auf. Erste meßbare funktionelle Veränderungen (reduzierte Vitalkapazität) wurden bereits nach 10stündiger Einatmung von 100%igem Sauerstoff gefunden. In praxi kommen aber meist ein oder mehrere zusätzliche Schädigungsfaktoren hinzu wie das Barotrauma im Rahmen einer positiven Druckbeatmung oder das Auftreten der hyalinen Membrankrankheit. Dementsprechend sind insbesondere unreife Frühgeborene gefährdet. Pathologisch-anatomisch läuft das Geschehen in 2 Phasen ab: Einer initialen Exsudationsphase (Exsudation in den interstitiellen Raum) folgt nach etwa einer Woche ein bis zur 4. Woche anhaltendes Reparationsstadium mit mehr oder weniger ausgeprägten intrapulmonalen Umbauvorgängen. Diesen 2 pathologisch-anatomischen Stadien entsprechen in etwa die von Northway beschriebenen röntgenologischen Stadien I und II bzw. III und IV.

Die funktionellen pulmonalen Veränderungen bestehen in erhöhtem Atemwegswiderstand, reduzierter Compliance, hoher Atemarbeit sowie in einer Beeinträchtigung des Gasaustauschs.

Die unreifen Netzhautgefäße Frühgeborener, insbesondere unter 1500 g Geburtsgewicht, sind besonders hyperoxiegefährdet. Diese Gefährdung hängt vom Stadium der Entwicklung der Netzhautgefäße, von der Dauer der Sauerstoffexposition und von der Sauerstoffkonzentration im arteriellen Blut ab. Dabei sind Sauerstoffkonzentrationen, die sicher zu keiner Schädigung der Retinagefäße führen, bisher nicht bekannt. Man muß aber davon ausgehen, daß Retinazellen des Früh- und Termingeborenen bereits bei relativ niedrigen p_aO_2-Werten abnorm reagieren. Darüber hinaus ist bislang noch nicht endgültig geklärt, ob neben der Gefäßunreife und dem Sauerstoff nicht andere Faktoren, wie z. B. schlechte hämodynamische Verhältnisse, eine bedeutsame Rolle bei der Entstehung einer Retinopathia praematurorum spielen. Letzteres gilt auch für die Beobachtung, daß insbesondere kleine Frühgeborene, die wegen rezidivierender Apnoen häufig mit hohen Sauerstoffkonzentrationen wiederbelebt werden, gefährdet sind. Primärer Schädigungsort ist das Kapillarendothel auf der arteriellen Seite der unreifen Retinagefäße.

Erste erkennbare Veränderungen bestehen in einer Vasokonstriktion, die entweder reversibel ist oder über eine irreversible Vasoobliteration in eine Vasoproliferation mit Einsprossen von Kapillaren in den Glaskörper des Auges einhergehen.

Hyperkapnie

Definition. Von einer Hyperkapnie (respiratorische Azidose) spricht man bei einem arteriellen pCO_2-Anstieg auf über 45 mm Hg.

Ursachen

Ursächlich kommen für eine Hyperkapnie eine Hypoventilation sowie ein Mißverhältnis zwischen Ventilation und Perfusion in Frage. Die Hypoventilation kann zurückzuführen sein auf

1. Lähmung des Atemzentrums (Trauma, Infektion, Blutung, Hypoglykämie, Medikamente, Undinesyndrom);
2. Störungen der Nervenbahnen oder der neuromuskulären Reizübertragung zur Atemmuskulatur (Poliomyelitis, Guillain-Barré-Syndrom, Myasthenia gravis, Muskelrelaxanzien);
3. Krankheiten der Atemmuskulatur (Muskeldystrophie, spinale Muskelatrophie);
4. Behinderung der Thoraxbeweglichkeit (Kyphoskoliose);
5. Behinderung der Ausdehnungsfähigkeit der Lunge (Pleuraerguß, Pneumothorax);
6. Lungenkrankheiten (idiopathisches Atemnotsyndrom, Bronchiolitis, Asthma bronchiale, zystische Fibrose, Pneumonie).

Folgen

Eine akute Zunahme des pCO_2 kann bei älteren Kindern zu folgenden klinischen Zeichen führen:
Warme Haut→rasche, klopfende Pulse; enge Pupillen→Verwirrtheit (über 70 mm Hg CO_2); Muskelzuckungen→herabgesetzte Sehnenreflextätigkeit; Koma→Papillenödem.
Ein Überangebot von CO_2 führt mit Hilfe des Puffersystems zum Bikarbonatanstieg im Plasma. Da der interstitelle Raum wenig Puffersubstanz und damit auch wenig Bikarbonat besitzt, diffundiert letzteres rasch aus den Gefäßen. Die Größe des interstitiellen Raumes hat also Einfluß auf den Säure-Basen-Haushalt bei Hyperkapnie. So haben Patienten mit großem Extrazellularraum bei Hyperkapnie geringere Plasmabikarbonatanstiege als solche mit normalem Extrazellularraum. Da Kinder und insbesondere Neugeborene und Frühgeborene einen größeren Extrazellularraum besitzen, fällt der Anstieg des Bikarbonats als reaktive Pufferung bei akuter Hyperkapnie geringer aus als bei Erwachsenen. Folglich fällt auch der pH-Wert im Plasma stärker ab.

Auswirkungen auf Organsysteme

Respiratorisches System. Die Höhe des p_aCO_2 ist eine der Stimulationsgrößen der Atmung. Der maximale stimulierende Effekt auf Atemtiefe und Atemfrequenz wird dabei bei einem p_aCO_2 von 100–150 mm Hg ausgeübt. Zu ⅙ erfolgt dies über periphere und zu ⅚ über zentrale Chemorezeptoren. Bei Früh- und Neugeborenen „reift" die Sensitivität des entsprechenden neurochemischen Apparates in Abhängigkeit vom Gestationsalter und vom postportalen Lebensalter. Die pCO_2-Ventilations-Response-Kurve wird unter dem Einfluß zunehmender Narkosetiefe bei Verwendung von Inhalationsnarkotika nach rechts verschoben und abgeflacht.

Herz-Kreislauf-System. Solange die Aktivität des sympathischen Nervensystems erhalten ist, führt ein pCO_2-Anstieg zu einer Zunahme des Herzzeitvolumens. Obwohl dabei auch der systemarterielle Druck zunimmt, fällt der periphere Gefäßwiderstand ab. Die meisten Anästhetika reduzieren den Effekt des pCO_2 auf das Herzzeitvolumen. Der Pulmonalarteriendruck und der pulmonale Gefäßwiderstand nehmen mit Ansteigen der pCO_2-Werte zu. Diesem Reaktionsverhalten des pulmonalen Gefäßbetts kommt insbesondere bei Neugeborenen in der Postpartalphase im Zusammenhang mit dem persistierenden pulmonalen Hochdruck des Neugeborenen eine gewichtige Bedeutung zu.

Zentrales Nervensystem. Im gesunden Hirngewebe nimmt der zerebrale Blutfluß in einem pCO_2-Bereich von 20–100 mm Hg zu. Folge dieses erhöhten zerebralen Blutflusses ist ein Hirndruckanstieg.

Regionaler Blutfluß. Während eine Hyperkapnie den Blutfluß im Gehirn, Herz und Haut verstärkt, wird dieser im Skelettmuskel reduziert.

Endokrines System. pCO_2-Anstieg bedingt auch in noch relativ niedrigen Bereichen einen Anstieg der Katecholamine Adrenalin und Noradrenalin sowie des Hypophysenhormons ACTH.

Nieren. Chronische Hyperkapnie führt zu einer vermehrten Ausscheidung saurer Valenzen und zu erhöhter Rückresorption von

Bikarbonat in den Nieren. Diese renalen Kompensationsmechanismen gelten auch für das Kindesalter, sind aber wohl bei Neugeborenen weniger effektiv.

Exsikkose, Hypo- und Hypersaliämie

Definition. Unter einer Exsikkose bzw. einer Dehydratation versteht man den kombinierten Verlust von Wasser und Kochsalz.

Ursachen

Eine Dehydratation wird durch übermäßige Flüssigkeitsabgabe und/oder durch ungenügende Flüssigkeitsaufnahme hervorgerufen. Ursachen einer übermäßigen Flüssigkeitsabgabe sind häufig Gastroenteritis und Dyspepsie, seltener Diabetes mellitus, Diabetes insipidus, adrenogenitales Syndrom, intestinale Obstruktionen, Nierenerkrankungen, Verbrennungen und Hitzschlag. Ungenügende Flüssigkeitsaufnahme kann auf Nahrungsverweigerung, Flüssigkeitsentzug sowie qualitativ und quantitativ unzureichende Infusionstherapie zurückzuführen sein.

Schweregrad

Unter einer leichten Dehydratation versteht man beim Säugling einen Verlust von 2-5% des Körpergewichts (3% beim älteren Kind). Bei einem Gewichtsverlust von 5-10% beim Säugling bzw. von 3-6% beim Kleinkind spricht man von einer mittelschweren Dehydratation. Eine schwere Dehydratation ist schließlich definiert durch den Verlust von 10-15% des Körpergewichts beim Säugling bzw. 6-9% beim Kleinkind.
Ist kein Ausgangsgewicht eruierbar, kann das Ausmaß der Dehydratation an Hand der klinischen Symptomatik annäherungsweise abgeschätzt werden.

Leichte Dehydratation:
Trockene Schleimhäute,
Herzfrequenzanstieg,
Oligurie,
Unruhe.

Mittelschwere Dehydratation:
Zunahme der Symptome bei leichter Dehydratation,
zusätzlich: herabgesetzter Hautturgor,
eingesunkene Fontanelle,
eingefallene, halonierte Augen.

Schwere Dehydratation:
Zunahme der Symptome bei mittelschwerer Dehydratation,
zusätzlich: Blutdruckabfall,
marmorierte Haut,
Bewußtseinsstörung.

Lediglich bei der hypernatriämischen Dehydratation findet sich meist eine erhöhte Körpertemperatur und eine pastöse Haut.

Formen

Je nach Verhalten der Serumosmolalität, wofür die Höhe der Serumnatriumkonzentration als ein guter Indikator gilt, unterscheidet man eine hypertone ($Na^+ > 150$ mmol/l), eine isotone (Na^+:130–150 mmol/l) und eine hypotone ($Na^+ < 130$ mmol/l) Dehydratation.
Die Höhe des Serumnatriums wird dabei vom Ausmaß des Wasserverlusts im Verhältnis zum Salzverlust bestimmt. In allen Fällen liegen natürlich eine Abnahme des extrazellulären Wassers und eine Abnahme des Gesamtkörpernatriumgehalts vor.

Folgen

Da die Zellmembran für die wichtigsten osmotischen Substanzen relativ wenig durchlässig ist, wird bei einer Änderung der extrazellulären Natriumkonzentration der entstandene osmotische Gradient durch eine entsprechende Wasserverschiebung zwischen extra- und intrazellulärem Raum ausgeglichen. Besonders ungünstig können sich derartige Wasserverschiebungen im Gehirn auswirken. Bei hypertoner Dehydratation wird den Hirnzellen Wasser entzogen. Bei hypotoner Dehydratation strömt zuviel Wasser in den Intrazellularraum, es entwickelt sich ein intrazelluläres Hirnödem. Letzteres kann insbesondere dann auftreten, wenn beim Vorliegen einer hypertonen Dehydratation zu rasch zu viel freies Wasser angeboten wird (Wasserintoxikation).

So stehen insbesondere bei der hypernatriämischen Dehydratation weniger die sonst beim Vorliegen einer Dehydratation entscheidenden Kreislaufprobleme als vielmehr zerebrale Symptome im Vordergrund (Koma, Hypertonie, Krämpfe). Durch die rasche Wasserverschiebung aus dem intrazellulären in den extrazellulären Raum wird nämlich die Abnahme des Plasmavolumens protrahiert. Auf der anderen Seite führt der übermäßige intrazelluläre Wasserverlust im Gehirn zur Schrumpfung des Hirnparenchyms mit der Möglichkeit des Auftretens von Blutungen.

Dehydratationen gehen häufig mit einer metabolischen Azidose einher. Diese ist in Ergänzung zu den Bikarbonatverlusten bei Diarrhö auf eine unvollständige Fettoxidation, auf mangelhafte Gewebsperfusion sowie auf eine unzureichende Ausscheidung anorganischer Säuren durch die Nieren zurückzuführen.

Durchfällige Stühle sind reich an Kalium (etwa 45 mmol/1 Stuhl). Wegen des Überwiegens des intrazellulären Kaliums sind aber die Kaliumverluste des Gesamtkörpers schwer zu beurteilen. Die Serumspiegel sind zusätzlich stark pH-abhängig. Dabei kann in etwa davon ausgegangen werden, daß eine Änderung des Serumkaliums um 0,6 mmol/1 mit einer pH-Veränderung von 0,1 - ausgehend von einem pH von 7,4 - korreliert.

Hypothermie

Definition. Von einer Hypothermie spricht man dann, wenn die Körperkerntemperatur unter die untere Normgrenze, d.h. unter 36 °C abfällt. Eine klinische Stadieneinteilung bezeichnet eine Kerntemperatur von 34–36 °C als leichte Hypothermie, eine Temperatur von 28–33 °C als mäßiggradige Hypothermie und eine Temperatur unter 27,5 °C als schwere Hypothermie.

Ursachen

Im Gegensatz zur kontrollierten (therapeutischen) Hypothermie handelt es sich bei der akzidentellen Hypothermie um die spontane Abnahme der Körperkerntemperatur in kalter Umgebung ohne vorgegebenen Defekt im Temperaturregulationszentrum. Besonders gefährdet sind Neugeborene, und da insbesondere Frühgeborene in der unmittelbar postpartalen Versorgungsphase sowie während langdauernder Reanimation, Narkose, Röntgenuntersuchungen und Transportwege. Weitere Schädigungsmöglichkeiten ergeben sich im Rahmen von Unfällen im Freien, von Ertrinkungsunfällen und von Vernachlässigungen.

Wärmeverlust erfolgt prinzipiell über 4 verschiedene Mechanismen: Strahlung, Konduktion, Konvektion, Verdunstung.

Strahlung: Wärme strahlt von unbedeckter Körperoberfläche an umgebende Wände (z. B. kalte Inkubatorwand). Ausgeprägteste Wärmeabgabe bei Neugeborenen.

Konduktion: Wärmeabgabe durch direkten Kontakt der Haut mit festem Medium (z. B. kalte Unterlage).

Konvektion: Wärmeabgabe an zirkulierende Luft.

Verdunstung: (z. B. nicht abgetrocknete Neugeborene).

Folgen

Hypothermie beeinflußt alle Organsysteme. Das Ausmaß dieser Beeinflussung hängt von der Schwere und der Dauer des Kältestresses ab.

Herz-Kreislauf-System. Eine leichte Hypothermie führt über einen Katecholaminanstieg zum Anstieg von Herzfrequenz, Herzzeitvolumen und mittlerem arteriellem Druck. Wird die Hypothermie ausgeprägter, fallen zunächst nur Herzfrequenz und Herzzeitvolumen ab, während der mittlere arterielle Druck noch längere Zeit erhöht bleibt. Bei Temperaturen unter 30 °C ist mit dem Auftreten von Kammerflimmern zu rechnen.

Respiration. Auch hier führt eine leichte Hypothermie zunächst zu einer Stimulation der Atemfrequenz, gefolgt von einer Reflexbradypnoe.

Gehirn. Der zerebrale Blutfluß nimmt pro 1 °C Temperaturabfall um 6–7 % ab.

Hypothermie bei Neugeborenen

Neugeborene verfügen prinzipiell über alle Möglichkeiten, die Normothermie zu wahren. Allerdings sind ihnen dabei von seiten des Bereichs der Umgebungstemperatur engere Grenzen gesetzt als älteren Kindern oder Erwachsenen. So ist das Neugeborene durch eine relativ große Körperoberfläche sowie durch eine schlechte Wärmeisolierung benachteiligt. Die Wärmeproduktion ist als ein Ergebnis metabolischer Aktivitäten anzusehen. Um bei Kältereiz die Wärmeproduktion zu steigern, sind ein funktionstüchtiges afferentes System, ein Thermoregulationszentrum sowie ein efferentes System erforderlich. Das afferente System nimmt auch beim Neugeborenen seinen Ausgang (hauptsächlich) von Hautrezeptoren. Das Thermoregulationszentrum im vorderen Hypothalamus hat wahrscheinlich gleiche Stellgrößen wie der Erwachsene. Störungen dieses Kontrollzentrums können durch Blutungen, Traumata, Fehlbildungen sowie durch schwere Geburtsasphyxien, aber auch durch verschiedene Medikamente hervorgerufen werden. Das efferente System bedient sich auch beim Neugeborenen der Vasomotorenkontrolle der Hautdurchblutung. Entscheidend ist aber beim Neugeborenen und selbst beim Frühgeborenen die Steigerung der Wärmeproduktion. Diese erfolgt dabei im Gegensatz zum älteren Kind kaum bzw. überhaupt nicht durch Muskelzittern, eher schon durch Unruhe und andere Muskeltätigkeiten. Beherrschend ist dagegen die Thermogenese durch den Abbau von mitochondrienreichem braunem Fettgewebe durch den Einfluß von Katecholamin. Dieses braune Fettgewebe ist ab der 28. Fetalwoche nachweisbar und macht beim Neugeborenen 1–6% des Körpergewichts aus (bei älteren Kindern und bei Erwachsenen erfolgt die Wärmeproduktion über den Glykogenabbau in der Leber). Neugeborene sind also vorrangig auf die metabolische Wärmeproduktion angewiesen, was einen erhöhten Sauerstoff- und Substratverbrauch zur Folge hat. Reicht dieser Kompensationsmechanismus aber nicht aus, fällt die Körperkerntemperatur ab. Wenn schon gesunde Neugeborene für den Erwachsenen annehmbare Temperaturen schlecht tolerieren (neutrale Umgebungstemperatur bei einem 1000 g schweren Frühgeborenen am 30. Lebenstag in 50% Luftfeuchtigkeit: 34 °C), so gilt dies um so mehr für kranke Säuglinge, wie z. B. solche mit respiratorischer Insuffizienz. Wärmezufuhr allein ist in der Lage, bei Termin- und Frühgeborenen Mortalität und Morbidität zu senken.

Hyperthermie

Ursachen

Körperkerntemperaturen von über 40,5 °C können auf erhöhte Umgebungstemperaturen (Inkubator im Sonnenlicht, defekter Inkubator, Phototherapie, direkte Sonneneinwirkung), auf Infektionen, insbesondere im Bereich des Zentralnervensystems (Encephalitis, Meningitis), auf eine Dehydratation, auf eine Änderung des zentralen Wärmekontrollmechanismus nach Schädel-Hirn-Trauma oder durch Medikamente sowie auf die Unfähigkeit zu schwitzen zurückzuführen sein. Letzteres gilt für Kinder mit kongenitaler Ichthyosis, ektodermaler Dysplasie, großflächigem Sonnenbrand und Ekzem, ausgedehnten Hautverbänden und nach der Gabe von Medikamenten, die das Schwitzen reduzieren (z. B. Atropingruppe).

Besonders gefährdet sind Früh- und Termingeborene in zu warmer
Umgebung. Frühgeborene der 32. Schwangerschaftswoche können
überhaupt noch nicht schwitzen, solche der 37. Schwangerschaftswoche nur bedingt, v. a. im Bereich des Kopfes und des Gesichts.

Maligne Hyperthermie

Bei der malignen Hyperthermie handelt es sich um eine pharmako-
genetische Erkrankung auf der Grundlage einer erblichen Myopathie. Gestört ist wahrscheinlich der Kalziumtransport zwischen sar-
koplasmatischem Retikulum und Muskelzellwand mit konsekutiver
unkontrollierter intrazellulärer Kalziumfreisetzung. Die Häufig-
keitsangaben gefährdeter Menschen schwanken von 1:7000 bis
1:50000.
Am häufigsten tritt eine maligne Hyperthermie in Verbindung mit
einer Allgemeinnarkose auf, wobei den in der Anästhesiologie verwendeten Medikamenten wie Succinylcholin, Halothan, Isofluran
die Funktion einer Triggersubstanz zukommt.
Einfache, sichere Tests zum Nachweis einer gesteigerten Bereit-
schaft für eine maligne Hyperthermie gibt es nicht. Um so wichtiger
ist die Beachtung anamnestischer Daten wie das familiäre Auftreten von mit einer Narkose in Zusammenhang stehenden Komplikationen.
Die Symptome der malignen Hyperthermie bestehen in mangelhaf-
tem Relaxierungseffekt nach Succinylcholingabe, im Auftreten
von Tachykardie, Hyperpyrexie, Hyperventilation, Hyperkapnie,
Arrhythmie, Hypotension sowie im Anstieg der Kreatinkinase.

Literatur

Avery GB (ed) (1981) Neonatology, 2nd edn. Lippincott, Philadelphia
Black JA (ed) (1979) Paediatric emergencies. Butterworth, London
Comroe JH, Forster RE, Dubois AB, Briscoe WA, Carlsen E (Hrsg) (1964)
    Die Lunge, 2. Aufl. Schattauer, Stuttgart New York
Emergency medicine clinics of North America (1983) Vol. 1, No. 1. Saun-
    ders, Philadelphia
Jantzen JP, Hackett GH, Ellermeyer W, Giesecke AH (ed) (1985) Malignant

hyperthermia: successful management of a probable case. Tex Med 81: 37–42

Kendig jr EL, Chernick V (Hrsg) (1977) Disorders of the respiratory tract in children, 3rd edn. Saunders, Philadelphia

Klaus MH, Fanaroff AA (Hrsg) (1978) Das Risikoneugeborene – Diagnostik und Therapie. Fischer, Stuttgart

Nunn JF (1977) Applied respiratory physiology, 2nd edn. Butterworth, London

Pascoe DJ, Grossman M (ed) (1984) Quick reference to pediatric emergencies, 3rd edn. Lippincott, Philadelphia

Scarpelli EM (ed) (1975) Pulmonary physiology of the fetus, newborn and child. Lea & Febinger, Philadelphia

Schulte FJ, Spranger J (Hrsg) (1985) Lehrbuch der Kinderheilkunde, 25. Aufl. Fischer, Stuttgart

Smith CA, Nelson NM (ed) (1976) The physiology of the newborn infant, 4th edn. Thomas, Springfield

West JB (ed) (1982) Pulmonary pathophysiology, 2nd edn. Williams & Wilkins, Baltimore

Teil 3: Pharmakologische Grundlagen

H. DARIUS, K. SCHRÖR

Besonderheiten der Pharmakotherapie im Kindesalter

Die klinische Wirkung von Pharmaka im menschlichen Organismus wird bestimmt durch ihre Pharmakokinetik und Pharmakodynamik. Hinsichtlich der *Pharmakodynamik,* d.h. des Wirkungsprofils der Substanzen, gibt es unter Berücksichtigung einiger Besonderheiten des kindlichen Organismus – bedingt z.B. durch die Unterschiede im Reifungsgrad des endokrinen und neurovegetativen Systems – keine wesentlichen Unterschiede zwischen Kindern und Erwachsenen. Im Gegensatz dazu bestehen erhebliche Unterschiede hinsichtlich der *Pharmakokinetik,* d.h. Resorption, Transport, Verteilung und Elimination von Wirkstoffen, zwischen dem ausgereiften Organismus eines Erwachsenen und dem von Kindern verschiedener Entwicklungsstufen. Natürlich hat eine altersbedingt veränderte Pharmakokinetik auch Konsequenzen für das Ausmaß der klinischen Wirkung einer Substanz. Dies gilt v.a. für die Applikation hochwirksamer Pharmaka mit geringer therapeutischer Breite, z.B. im Rahmen einer Narkose. Im vorliegenden Beitrag soll neben einer kurzen Zusammenfassung der pharmakologischen Grundlagen der Anästhesie besonders auf die im Rahmen der Narkose eines Kindes zu beachtenden Besonderheiten des Umgangs mit Parasympatholytika, Sedativa, Hypnotika, Neuroleptika, Analgetika, Narkotika und Muskelrelaxanzien eingegangen werden.
Eine effektive und nebenwirkungsarme Pharmakotherapie im Kindesalter ist abhängig vom biologischen Alter des Patienten und dem dadurch vorgegebenen Entwicklungsstand der Arzneimittelmetabolisierung und Elimination. Besonders wichtig ist das veränderte Verteilungsvolumen wasserlöslicher und fettlöslicher Phar-

maka durch den im Verhältnis zum Erwachsenen größeren Extrazellulärraum und den geringeren Anteil an Fettgewebe im Verhältnis zum Gesamtkörpergewicht. Unzureichende Beachtung dieser Besonderheiten dürfte die Hauptursache für die häufigeren Unter- und Überdosierungen von Pharmaka beim Kind im Vergleich zum Erwachsenen sein.

Auch heute noch gibt es ein Nebeneinander verschiedener Formeln für die Errechnung optimaler Arzneimitteldosierungen beim Kind. Für Kinder ab dem 2. Lebensjahr findet die Berechnung nach der Körperoberfläche am häufigsten Verwendung. Grundlage der Berechnung ist die Tatsache, daß sich die meisten Substanzen homogen im extrazellulären Flüssigkeitsraum verteilen. Die Proportionalität zwischen Extrazellulärraum und Körperoberfläche konnte experimentell gesichert werden, wobei allerdings auch der Extrazellulärraum im Kindesalter durch Elektrolytveränderungen (Exsikkose, Fieber, Erbrechen) relativ starken Schwankungen unterliegt. Die Normdosis für einen Erwachsenen (70 kg, 1,73 m^2 Körperoberfläche) wird multipliziert mit dem Quotienten kindliche Körperoberfläche: 1,73 m^2. Wenn also die Normdosis für einen Erwachsenen 5 mg einer Substanz beträgt, muß diese bei einem Kleinkind mit 0,40 m^2 Körperoberfläche (60 cm, 9 kg KG) auf 1,15 mg reduziert werden oder bei einem Kind mit einer Körperoberfläche von 1,40 m^2 (140 cm, 50 kg KG) auf 4,0 mg.

Mit der auf die Körperoberfläche bezogenen Dosis lassen sich in der Regel Überdosierungen bei Kindern ab dem 1. Lebensjahr vermeiden. Eine praktisch wichtige *Ausnahme* bildet das *Codein,* das unabhängig von der Altersstufe gewichtskonstant dosiert werden sollte (0,5 mg/kg KG). Eine weitere Ausnahme ist das *Morphin,* das wegen der erhöhten Empfindlichkeit von Kindern unter 12 Jahren geringer dosiert werden sollte, z. B. im 1. Trimenon 0,10 mg/kg KG im Gegensatz zur Erwachsenendosis von 0,16 mg/kg KG. Die erhöhte Wirksamkeit von Opiaten und anderen zentralnervös wirkenden Pharmaka (z. B. Barbituraten) im Säuglingsalter beruht wahrscheinlich auf dem relativ großen Gewichtsanteil des Gehirns am Gesamtkörpergewicht. Gleichzeitig ist zu bedenken, daß sich die Blut-Hirn-Schranke erst im Laufe der ersten Lebensmonate entwickelt und so die Permeationsbedingungen für Pharmaka in das ZNS verändert sind.

50

Bei Kindern im 1. Lebenshalbjahr ist neben dem größeren Extrazellulärraum auch die eingeschränkte Elimination von wasser- und fettlöslichen Pharmaka zu berücksichtigen. Sie beruht auf der fortschreitenden Reifung der Leber- und Nierenfunktionen. Die Halbwertszeiten lipidlöslicher Stoffe sind wegen der unzureichenden Kapazität der Leber des Neugeborenen und mehr noch des Frühgeborenen zu Glukuronidierung, Sulfatierung und Hydroxylierung von Fremdstoffen teilweise erheblich verlängert. Renal eliminierbare wasserlösliche Stoffe werden in den ersten Lebensmonaten ebenfalls verlangsamt ausgeschieden, da noch nicht alle angelegten Nephrone am Filtrationsprozeß beteiligt sind. Durch erhebliche interindividuelle Unterschiede bei der Organreifung sind besonders Säuglinge im 1. Lebenshalbjahr durch Überdosierungen von Pharmaka gefährdet. Die Dosierung von langfristig anzuwendenden Pharmaka wird auch von erfahrenen Pädiatern durch Plasmaspiegelbestimmungen kontrolliert. *Die Durchführung von Narkosen bei Kindern dieser Altersstufe sollte daher nur dem erfahrenen Anästhesisten überlassen bleiben.*

Im Zusammenhang mit der sog. Leberunreife des Neugeborenen ist auch zu bedenken, daß Pharmaka mit hoher Eiweißbindung (Phytomenadion = Konakion, Phenprocoumarol = Marcumar, Phenylbutazon = Butazolidin) in dieser Altersgruppe vermieden werden sollen, da es zur Verdrängung des an Plasmaalbumin gebundenen Bilirubins kommen kann. Dadurch kann es insbesondere in den ersten 2 Lebenswochen, bei Frühgeborenen auch länger, zu einem Kernikterus kommen.

Neben den erwähnten Unterschieden der Pharmakokinetik gibt es nur wenige Abweichungen der Pharmakodynamik von Arzneistoffen im Kindesalter. Erwähnenswert ist allerdings die herabgesetzte Wirksamkeit von indirekten Sympathikomimetika wie Ephedrin in den ersten Lebensmonaten. Ursache ist die Unreife des sympathischen Nervensystems, das noch nicht in der Lage ist, gespeicherte Katecholamine freizusetzen. Die gute Wirksamkeit von direkten Sympathikomimetika zeigt jedoch, daß die Katecholaminrezeptoren schon funktionsfähig angelegt sind.

Mittel zur Prämedikation

Ziele der Prämedikation von Patienten vor operativen Eingriffen sind neben der Verbesserung der psychischen Situation v.a. die Erleichterung der Narkoseeinleitung, die Herabsetzung des Narkosemittelverbrauchs und damit die Verhinderung bzw. Abschwächung von Nebenwirkungen. Dies gilt im Prinzip auch für die Kinderanästhesie. Die Verbesserung der psychischen Situation des Patienten ist v.a. für ältere Kinder wichtig, die in der Lage sind, sich mit der bevorstehenden Operation gedanklich auseinanderzusetzen. Bei kleineren Kindern stehen die Einsparung von Narkosemitteln, angezeigt durch die Herabsetzung der MAC-Werte, und die dadurch verminderte Nebenwirkungsrate im Vordergrund.

Parasympatholytika

Die Gabe von anticholinergen Substanzen, d.h. Parasympatholytika (z.B. Atropin) sollte Bestandteil jeder Prämedikation im Kindesalter sein. Parasympatholytika sind insbesondere wegen der häufig beobachteten Zunahme der bronchialen Sekretion und gesteigerter vagaler Reflexe am Herzen auch bei Kindern im 1.Lebensjahr sinnvoll. Diese unerwünschten parasympathischen Reaktionen können durch Anstieg des intraokularen Drucks, durch mechanische Manipulationen an viszeralen Organen oder am Karotissinus oder durch wiederholte Injektionen von Succinylcholin (z.B. Lysthenon) hervorgerufen werden. Durch die Hemmung der Schweißdrüsensekretion wird der insbesondere bei längeren Operationen an Kleinkindern eintretende Wärmeverlust deutlich reduziert. Gleichzeitig werden durch Parasympatholytika die auf einer Erhöhung des peripheren Parasympathikotonus beruhenden Nebenwirkungen von Barbituraten (z.B. erhöhter Atemwegswiderstand) und Analgetika vom Morphintyp (z.B. spastische Obstipation) wirksam antagonisiert. Die Anwendung von Parasympatholytika bei Patienten mit Glaukom oder Asthma ist nicht kontraindiziert, da in therapeutischer Dosierung bei der Prämedikation weder relevante Anstiege des intraokularen Drucks noch eine deutliche Steigerung des Atemwegswiderstandes bei Asthmatikern eintritt

(s. dazu aber auch Beitrag Dangel, S.171). Trotz der teilweise erwünschten zentral sedierenden Wirkung des Scopolamins und der stärkeren antisekretorischen Wirkung ist das Atropin als Parasympatholytikum vorzuziehen, da es wirksamer vagale Reflexe am Herzen antagonisiert und vor unerwünschten Bradykardien oder Asystolien schützt. Als Faustregel gilt, daß 0,02 mg Atropin pro kg Körpergewicht appliziert werden sollten. Die durch Atropin induzierte Zunahme der Herzfrequenz ist in aller Regel beim Kind geringer ausgeprägt als beim Erwachsenen und wird gut toleriert. Die evtl. durch Atropin ausgelösten Rhythmusstörungen (z. B. supraventrikuläre Extrasystolen oder AV-Dissoziation) sind quantitativ unbedeutend. Ein besonderer Vorteil des Atropins im Gegensatz zum Scopolamin ist die erhebliche therapeutische Breite auch beim Kind. Die Anwendbarkeit des Scopolamins wird zusätzlich durch die additive atemdepressorische Wirkung bei Anwendung zusammen mit morphinartigen Analgetika limitiert.

Sedativa

Zur präoperativen Sedation stehen neben den alteingeführten Hypnotika wie den Barbituraten die Tranquillanzien vom Benzodiazepintyp („minor tranquilizer"), die Neuroleptika („major tranquilizer") und die Antihistaminika zur Verfügung.

Hypnotika

Wesentlicher Vorteil der Barbiturathypnotika ist die sichere sedative Wirkung in Dosierungen, bei denen die Effekte auf das Herz-Kreislauf-System und die Atmung gering sind. Auch bei höheren, bereits hypnotisch wirkenden Dosierungen wird der Blutdruck durch die Barbiturate nicht gesenkt, sondern sogar durch eine Herzfrequenzzunahme und damit gesteigertes Herzzeitvolumen eher erhöht. Ein weiterer Vorteil der Barbiturate ist die Verfügbarkeit von Präparaten mit unterschiedlicher Wirkungsdauer, wodurch die Dauer der erwünschten Sedation durch Wahl eines entsprechenden Präparats genau bestimmt werden kann (Tabelle 3.1). In

Tabelle 3.1. Applikationswege und Wirkdauer von Barbituraten

Freinamen	Handelsnamen[a]	Hypnotische Wirkungsdauer[b]	Applikationsform/-weg
Amobarbital	Stadadorm	Kurz – mittel	Tbl.
Aprobarbital	Numal	Mittel	
Barbital	Medinal, Veronal	Sehr lang	
Butallylonal	Pernocton	Mittel	
Cyclobarbital	Phanodorm	Mittel	Tbl.
Heptabarbital	Medomin	Mittel	Tbl.
Hexobarbital	Evipan[c]	Kurz	i.v.
Methohexital	Brevimytal	Kurz	i.v., i.m., rektal
Methylphenolbarbital	Prominal	Lang	
Pentobarbital	Nembutal	Kurz	Tbl.
Phenobarbital	Luminal, Phenaemal	Lang	Tbl., i.v., i.m.
Propallylonal	Noctal	Mittel	Tbl., Drg.
Thiopental	Trapanal	Kurz	i.v.

[a] Nicht alle der aufgeführten Handelspräparate sind in der BRD zugelassen.

[b] Auf genaue Angabe der hypnotischen Wirkungsdauer bei Kindern wurde wegen der großen interindividuellen Variationen bewußt verzichtet.

[c] Prämedikation mit Atropin 0,5 mg s.c. wird empfohlen.

hohen Dosierungen wirken Barbiturate narkotisch, und kurzwirksame Verbindungen (z. B. Thiopental) werden häufig zur Narkoseeinleitung verwendet. Die zahlreichen verfügbaren fixen Kombinationspräparate von Barbituraten mit anderen Hypnotika, mit Analgetika, Vitaminen und andere Beimengungen sind wegen der unsicheren Pharmakokinetik für die Prämedikation abzulehnen.

Relativ häufig wird eine Herabsetzung der Schmerzschwelle durch Barbiturate auch in sedativer Dosierung beobachtet, die auch für die gelegentlich beobachteten postnarkotischen Erregungszustände bei Kindern mitverantwortlich sein soll.

Die Verwendung von Barbituraten in den ersten Lebensmonaten ist wegen der Unreife der metabolisierenden Enzymsysteme in der Leber und der damit verbundenen Verlängerung der Plasmahalbwertszeiten nicht zu empfehlen.

Vom Einsatz lang wirkender Barbiturate wie z.B. Barbital sollte auch bei älteren Kindern wegen des postoperativen Hang-over abgesehen werden. Bei Kindern, die zur Prophylaxe im Rahmen eines Anfallsleidens unter einer Dauertherapie mit barbiturathaltigen Antiepileptika stehen (z.B. Methylphenobarbital = Prominal), muß aufgrund der Enzyminduktion mit einer beschleunigten Metabolisierung und Toleranzentwicklung gegenüber anderen Barbituraten gerechnet werden.

Da die Injektionslösungen von Barbituratnarkotika in der Regel einen stark alkalischen pH haben, kann es bei versehentlicher paravaskulärer Applikation zu Gewebsnekrosen kommen. Daher wird von vielen Anästhesisten bei Kindern bis zum 8. Lebensjahr die rektale Applikation von Barbituratlösungen oder Suppositorien empfohlen, wobei die Unsicherheiten bei der Resorption in Kauf genommen werden müssen (s. Tabelle 1).

Andere Nichtbarbiturathypnotika wie die bromierten Monoureide (Carpromal = Adalin, Bromisoval = Bromural) und die Piperidinderivate (Glutethimid = Doriden, Methyprylon = Noludar, Pyrithyldion = Persedon) sind absolut etwas schwächer wirksam, ohne nennenswerte Vorteile gegenüber den Barbituraten zu bieten. Bei längerfristiger Anwendung der bromierten Monoureide muß mit dem Auftreten des Bromismus gerechnet werden, und nach Glutethimid wurden Krampfanfälle beobachtet, so daß die Substanzen dieser Gruppe insgesamt ungeeignet zur Prämedikation sind.

Tranquillanzien

Der Erfolg bei der Verwendung von Tranquillanzien zur Prämedikation bei Kindern hängt entscheidend vom jeweiligen geistigen Entwicklungsstand und damit vom Alter ab. Während man bei

Erwachsenen mit Tranquillanzien vom Benzodiazepintyp in der
präoperativen Sedation, Anxiolyse und Distanzierung gute Erfahrungen gemacht hat, ist *die Wirkung bei Kindern interindividuell sehr unterschiedlich*. Häufig findet man jedoch trotz ungenügender sedativer Wirkung eine anterograde Amnesie.

Vorteile der Tranquillanzien von Benzodiazepintyp sind ihre geringe Wirkung auf vegetative Funktionen und Hämodynamik. Nur bei rascher i.v. Injektion in Streßsituationen kann es zur leichten Blutdrucksenkung kommen. Die Hemmung polysynaptischer spinaler Reflexe trägt wesentlich zur Muskelrelaxation bei. Die antiepileptischen Effekte, die u.a. zur Herabsetzung der zentralnervösen Toxizität von Lokalanästhetika führen, sind weitere Vorteile der Benzodiazepine.

Ebenso wie bei den Barbituraten gibt es bei den Benzodiazepinen zahlreiche Verbindungen mit weitgehend identischem Wirkungsspektrum und metabolischen Zwischenprodukten, aber unterschiedlichen biologischen Halbwertszeiten (Tabelle 3.2). Im Gegensatz zu den Barbituraten haben die Benzodiazepine eine außerordentlich große therapeutische Breite; Überdosierungen führen zu

Tabelle 3.2. Tranquillanzien vom Benzodiazepintyp, deren Halbwertszeiten und Applikationswege

Freinamen	Handelsnamen	Halbwertszeit	Applikationsform/-weg
Bromazepam	Lexotanil	12–24 h[a]	Tbl.
Chlorazepam	Tranxilium	50–80 h	Tbl., Kaps., i.v., i.m.
Chlordiazepoxid	Librium	5–15 h	Tbl., Drg., Kaps.
Diazepam	Valium	30–60 h	Tbl., Supp., Sirup, i.v., i.m.
Flurazepam	Dalmadorm	50–100 h	Tbl.
Lorazepam	Tavor, Tolid	10–20 h	Tbl.
Medazepam	Nobrium	50–150 h[a]	Kaps.
Nitrazepam	Mogadan	12–24 h[a]	Tbl., Tropf.
Oxazepam	Adumbran, Praxiten	5–10 h	Tbl.
Prazepam	Demetrin	50–150 h[a]	Tbl.
Triazolam	Halcion	1–3 h	Tbl.

[a] Halbwertszeiten bei wiederholten Gaben.

56

Benommenheit und Ataxie durch Muskelerschlaffung, jedoch nicht zu Bewußtlosigkeit oder Herz-Kreislauf-Versagen.

Die meiste Erfahrung besteht zweifelsohne mit *Diazepam.* Diese Substanz hat nur geringe Wirkungen auf die Atmung bei pulmonal Gesunden und führt in der Regel nicht zur Verstärkung der atemdepressorischen Wirkung morphinartiger Analgetika. Bei Patienten mit Bronchitis oder obstruktiven Atemwegserkrankungen kann allerdings die Gabe von Benzodiazepinen zur Verschlechterung der Lungenfunktion führen. Wegen der langen Plasmahalbwertszeit (z. B. 30–60 h für Diazepam) können die anxiolytische und die muskelrelaxierende Wirkung die Operation überdauern, was postoperativ durchaus erwünscht sein kann.

Neuroleptika

Wie bei den Tranquillanzien gibt es auch bei Verwendung von Neuroleptika zur Prämedikation von Kindern *erhebliche altersabhängige und interindividuelle Unterschiede,* die die Anwendungsmöglichkeiten dieser Substanzen in der Praxis einschränken. Zusätzlich muß bedacht werden, daß die Sedation durch Neuroleptika zwar in umgekehrter Relation zur neuroleptischen Potenz der jeweiligen Substanzen steht, aber nur begrenzt dosisabhängig ist. So haben die stark sedierend wirkenden Phenothiazine wie Laevomepromazin (Neurocil) nur geringe neuroleptische Potenz, wohingegen die stark neuroleptisch wirksamen Butyrophenone wie Haloperidol (Haloperidol – Janssen) nur gering sedierend wirken. Ebenso wie die Tranquillanzien haben die Neuroleptika den Vorteil, daß auch bei erheblicher Überdosierung keine narkotischen Effekte auftreten. Von der Verwendung von Phenothiazinen, insbesondere Promethazin (Atosil) zur Sedation muß wegen der Verlängerung der Aufwachphase und der depressorischen Wirkung auf Spontanatmung und Blutdruck abgeraten werden. Bei den Butyrophenonen Benperidol (Glianimon), Droperidol (Dehydrobenzperidol-Janssen), Haloperidol (Haloperidol-Janssen) und Trifluoperidol (Triperidol) sind trotz α-Rezeptor-blockierender Eigenschaften die blutdrucksenkenden Wirkungen meist nur gering ausgeprägt. Bei Kindern kommt es jedoch oft zu Unruhe und extrapyramidalen Dyskinesien, die durch Gabe von Atropin oder anticholinerg wirksamen Antiparkinsonmitteln wie Biperiden (Akineton) abgeschwächt werden. Sollte die antiemetische Wirkung der Neuroleptika z. B. nach ausgedehnten Operationen im Bauchraum ausgenutzt werden, so ist die Applikation eines stark antiemetisch wirksamen Neuroleptikums wie Chlorpromazin (Megaphen) nach Operationsende sicher einer Prämedikation vorzuziehen.

Antihistaminika

Die Anwendung von *Antihistaminika* wie Hydroxyzin (z. B. Atarax) und Diphenhydramin (z. B. Sekundal) zur Prämedikation im Kindesalter sollte *unterbleiben,* da die beabsichtigte Sedation nur einen unsicheren zusätzlichen Effekt der Substanzen darstellt. Die gleichzeitig eintretende Bronchodilatation und der antisekretorische, antiemetische und antiarrhythmische Effekt bei geringer Wirkung auf Blutdruck und Spontanatmung können jedoch von Vorteil sein.

Zusammenfassung

Die präoperative Sedation als wichtigstes Mittel zur Erleichterung der psychischen Situation des Patienten kann durch eine Vielzahl von Substanzen erreicht werden. Wegen der geringen Nebenwirkungen und der zusätzlichen muskelrelaxierenden und antiepileptischen Effekte erscheinen die *Benzodiazepine* trotz der interindividuellen Unterschiede in der Wirkungsstärke besonders geeignet. *Barbiturate* haben eine sichere sedative Wirkung, weisen jedoch in höheren Dosierungen hypnotische und narkotische Effekte auf und verstärken die Atemdepression der Opioidanalgetika. Neuroleptika und Antihistaminika besitzen ebenfalls sedierende Eigenschaften. Ihr Einsatz zur Prämedikation sollte jedoch wegen der zahlreichen anderen Wirkungen besonderen Fällen vorbehalten bleiben.

Analgetika

Opioidanalgetika

Unter dem Begriff Opioidanalgetika („narcotic analgesics") werden die analgetisch wirksamen Inhaltsstoffe des Opiums und zahlreiche synthetische Verbindungen mit ähnlichem Wirkungsprofil zusammengefaßt. Allen diesen Substanzen ist gemeinsam, daß die analgetische Wirkung im ZNS lokalisiert ist. Der Prototyp dieser zentral wirksamen Analgetika ist das Morphin. Opioide hemmen die Schmerzempfindung durch Beeinflussung der Schmerzverarbeitung im ZNS. Sie wirken hierbei in gleicher Weise wie das endogene schmerzunterdrückende System der opioidartigen Peptide (Enkephaline).

Die analgetische Wirkung des Morphins hält beim nicht gewöhnten Patienten ungefähr 4–5 h an. Trotz intensiver Bemühungen und zahlreicher getesteter Substanzen ist die eindeutige Abtrennung des zentral analgetischen Effekts von der atemdepressiven Wirkung der Opioide bisher nicht gelungen. In Relation zur atemdepressiven Wirkung unterscheiden sich die zur Verfügung stehenden Substanzen bei gleicher analgetischer Wirkung hauptsächlich hinsichtlich ihrer Wirkungsdauer bei fast identischem Nebenwirkungsprofil. Dies gilt auch für die synthetischen Opioidanalgetika wie Pethidin (Dolantin), Pentazocin (Fortral), Dextropropoxyphen (Develin ret, Erantin), Buprenorphin (Temgesic) und Piritramid (Dipidolor). Der Zusatz eines Morphinantagonisten (Naloxon) zu Tilidin (Valoron-N) oder von Levallorphan zu Pethidin (Dolantin Spezial) verringert nicht nur die Atemdepression, sondern auch den analgetischen Effekt des Agonisten. In diesem Zusammenhang ist darauf hinzuweisen, daß eine analgetische Wirkung nur bei (partiellen) Morphin*agonisten* besteht, (z. B. Pentazocin), nicht aber bei reinen Antagonisten (z. B. Naloxon oder Naltrexon).

Neben den analgetischen Effekten der Opioidanalgetika kommt es schon in therapeutischen Dosen durch die hypnotische Wirkungskomponente zu Sedation, Apathie und Schlafbereitschaft des Patienten. Höhere Dosen führen zur Narkose. Zusätzlich kann es durch Stimulation des Brechzentrums zu Nausea und Erbrechen kommen. Neben dieser zentral erregenden Wirkung kommt es auch

peripher zu einer Steigerung des Tonus der glatten Muskulatur mit
Miosis und spastischer Obstipation und Harnverhaltung im Intesti-
nal- und Urogenitaltrakt. Daher ist besondere Vorsicht bei Erkrankungen von Hohlorganen wie Choledocho- oder Nephrolithiasis,
Ileus oder akuter Appendizitis mit Rupturgefahr geboten. Das kar-
diovaskuläre System wird von Morphin nur unwesentlich beeinflußt, und in Fällen von akutem Lungenödem kann Morphin sogar
die pulmonale Kreislaufsituation verbessern helfen.

Die zur Sucht führende euphorische Stimmungslage bildet sich bei
nicht gewöhnten Personen seltener aus als eine ausgesprochen
dysphorische Stimmung mit Unruhe und Erregungszuständen.
Wegen der Gefahr der Entwicklung einer Abhängigkeit unterliegen
die meisten Opioidanalgetika der Betäubungsmittelverschreibungs-
verordnung. Die Verwendung von morphinartigen Analgetika zur
Prämedikation in der Kinderanästhesie ist sicherlich bei präoperativen Schmerzzuständen sinnvoll. Dann müssen jedoch auch geringere Schmerzen wirksam bekämpft werden, da sonst die reibungs-
lose Einleitung der Narkose mit Relaxation der Muskulatur und
Intubation gefährdet ist. Bei präoperativer Schmerzfreiheit sollten
zentral wirkende Analgetika wegen der Gefahr der Atemdepression
erst kurz vor Narkosebeginn eingesetzt werden. Dabei kommt es
neben der Analgesie zu einer synergistischen Wirkung mit den
Inhalationsnarkotika. Die Einsparungen an Inhalationsnarkotika
werden in einer Verringerung der MAC-Werte ausgedrückt. Bei
Kindern konnte z. B. die MAC von Enfluran durch gleichzeitige
Gabe von Pethidin um bis zu 25% gesenkt werden. Tierexperimen-
tell konnte die MAC von Enfluran durch Morphin um bis zu 65%
reduziert werden. Bei Säuglingen und Kleinkindern im 1. Lebensjahr ist die Hemmung des Atemzentrums auch bei therapeutischen
Morphindosen zu beachten. Höhere Dosen führen zur zentralen
Atemlähmung. Diese erhöhte Empfindlichkeit ist bedingt durch die
Unreife der Blut-Hirn-Schranke und die noch nicht voll entwickelten Eliminationsfunktionen des Organismus. Da Morphin und
seine Analoga die Plazentaschranke rasch durchdringen und auch
in die Muttermilch übertreten, ist die Verwendung von Analgetika
dieser Stoffklasse perinatal und während der Stillzeit äußerst problematisch. Eine postpartale Entzugssymptomatik kann bei Kindern morphinabhängiger Mütter auftreten.

Besonders zu beachten ist, daß es durch die atemdepressive Wirkung zu einer CO_2-Retention mit zerebraler Vasodilatation und Erhöhung des intrakraniellen Druckes kommen kann. Dieser möglichen Komplikation, z.B. bei Kindern mit Hydrozephalus, kann durch adäquate Ventilation sofort nach Morphingabe vorgebeugt werden. *Nicht empfehlenswert* ist die Anwendung von *Pentazocin* in der Kinderanästhesie, da es neben der Atemdepression zu einer substanzbedingten Steigerung des Blutdrucks kommt. Daher stellen erhöhter intrakranieller Druck, Kopfverletzungen, Krampfzustände und pathologische Hirnprozesse ausgesprochene Kontraindikationen für diese Substanz dar.

Eine unter Pentazocin auftretende Atemdepression wird durch Morphinantagonisten nicht aufgehoben, sondern sogar verstärkt (Tabelle 3.3).

Tabelle 3.3. Applikationsformen und Indikationsbeschränkungen zentral wirksamer Analgetika

Freinamen	Handelsnamen (Anmerkungen)	Applikationsform/-weg
Buprenorphin	Temgesic (2,4)	i.v., i.m., Tbl.
Dextromoramid	Jetrium (1, 5, 6)	Tbl.
Piritramid	Dipidolor (2, 6)	i.v., i.m.
Hydromorphon	Dilaudid (1, 6)	i.v., s.c., Supp.
Levomethadon	L-Polamidon (1, 3)	i.v., Tropf., Tbl.
Morphin	hydrochloricum Amphiolen (1, 5)	s.c. (i.v.)
Pentazocin	Fortral (1, 4, 7, 8)	i.v., i.m., s.c., Tbl., Kaps., Supp.
Pethidin	Dolantin (1, 3, 5, 6)	i.v., i.m., s.c., Tropf., Supp.
Tilidin	Valoron-N (8)	Kaps., Tropf.

(1) Anwendung bei Säuglingen nicht empfohlen.
(2) Anwendung bei Kindern nicht empfohlen.
(3) Bei Kindern nur in Ausnahmefällen anwenden.
(4) Anwendung bei erhöhtem Hirndruck nicht empfohlen.
(5) Bei akuter hepatischer Porphyrie kontraindiziert.
(6) Levallorphan wirkt als Antidot.
(7) Zur Antagonisierung ist nur Naloxon geeignet.
(6) Teilweiser Opiatantagonist, kann daher die schmerzstillende Wirkung anderer Opiatanalgetika teilweise aufheben.

Gelegentliche Aktivitätssteigerungen des Parasympathikus nach Morphin können durch Atropin leicht ausgeglichen werden, ebenso wie die bei Kindern gelegentlich beobachteten Hypotonien gut auf Volumenzufuhr reagieren. Durch Opioide ausgelöstes Erbrechen kann wirksam mit Antiemetika der Phenothiazingruppe bekämpft werden.

Weitere Analgetika

Neben den Opioidanalgetika hat sich in den letzten Jahren eine weitere Gruppe wirksamer Analgetika ohne gemeinsame chemische Grundstruktur etabliert. Diese Verbindungen scheinen absolut etwas schwächer wirksam zu sein als die Opioide und werden daher v. a. für die Analgesie während diagnostischer Eingriffe sowie für die Therapie postoperativer Schmerzen oder langfristig zu behandelnder Schmerzzustände empfohlen. Bereits seit mehreren Jahren im Handel sind Tramadol (Tramal) und Nefopam (Ajan). Das neuere Flupirtine (Katadolon) wird bisher nur für Erwachsene empfohlen.

Zusammenfassung

Die Verwendung von Opioidanalgetika zur Prämedikation sollte wegen der allen Substanzen dieser Gruppe eigenen Atemdepression besonders bei Kindern im 1. Lebensjahr nur unter besonderen Vorsichtsmaßnahmen erfolgen. Während der Narkose ergänzen die Opioidanalgetika die Wirkung der Inhalationsnarkotika und führen zu einer deutlichen Reduktion des Narkosemittelverbrauchs. Wichtig ist eine adäquate Oxygenierung der Kinder, da die Empfindlichkeit des Atemzentrums für CO_2 deutlich reduziert wird. Sonstige unerwünschte Substanzwirkungen wie spastische Obstipation und Erbrechen können pharmakologisch antagonisiert werden.

Narkotika

Die Wirkungsweise zur Erzeugung eines Zustands, in dem chirurgische Eingriffe ohne Bewußtsein und Schmerzempfindung toleriert werden, beruht nicht auf den klassischen pharmakologischen Prinzipien rezeptor- oder enzymvermittelter Reaktionen. Vielmehr basiert die Wirkung der Narkotika wahrscheinlich auf den physikalischen Eigenschaften der Substanzen. Verschiedene Narkosetheorien postulieren Wirkungsmechanismen für so unterschiedliche narkotisch wirksame Substanzen wie Edelgase (Xenon, Argon), Alkohole, Äther, halogenhaltige und ungesättigte Kohlenwasserstoffe und Barbiturate. Dabei ist es bisher ungeklärt, ob es einen gemeinsamen oder mehrere verschiedene Mechanismen für die Erzeugung einer Narkose gibt. Die Auswahl des Narkotikums wird bestimmt von den pharmakokinetischen Eigenschaften der Substanzen, die die Steuerbarkeit einer Narkose bestimmen, sowie von den organspezifischen Nebenwirkungen. Da die Steuerbarkeit einer Narkose immer dann eingeschränkt ist, wenn die Wirkdauer einer Substanz nur durch Umverteilung oder Metabolisierung bestimmt wird, werden die kurzwirksamen Injektionsanästhetika in der Regel nur zur Narkoseeinleitung benutzt und die Inhalationsanästhetika zum Unterhalt der Narkose.

Injektionsnarkotika

Grundlagen der Anwendung

Intravenös applizierbare Narkotika werden häufig zur Narkoseeinleitung und für die Kurzanästhesie verwendet. Die Unterhaltung einer längerdauernden Narkose wird allerdings nur selten durch Injektionsnarkotika bewerkstelligt. Ursache ist die geringe Steuerbarkeit von i.v. Narkosen. Die als Injektionsnarkotika zur Verfügung stehenden Substanzen sind entweder Derivate der Barbitursäure oder neuere, chemisch nicht verwandte Verbindungen wie Propanidid, Ketamin oder Etomidat.
Niedrige Dosen von *Barbituraten* beeinflussen die respiratorischen Schutzreflexe nicht, führen allerdings zu einer dosisabhängigen

Atemdepression mit Verkleinerung des Atemzugvolumens, die durch einen geringen Anstieg der Atemfrequenz nur ungenügend kompensiert wird. Sollen chirurgische Eingriffe in Barbituratkurznarkose durchgeführt werden, ist eine zusätzliche Analgetikagabe notwendig, da Barbiturate keinen analgetischen Effekt haben und sogar hyperalgetisch wirken können.

Alle Barbiturate wirken negativ-inotrop, ein Effekt, der sich besonders nach rascher i.v. Gabe durch Blutdruckabfall bemerkbar macht. Sonst bleibt bei therapeutischer Dosierung der Blutdruck bemerkenswert stabil, da die negativ inotrope Wirkung durch eine reflektorische Erhöhung des peripheren Widerstands und der Herzfrequenz ausgeglichen wird. Allerdings besteht bei vorbestehender Hypovolämie, Kreislauflabilität, Sepsis oder Schock die Gefahr, daß auch therapeutische Dosen von Thiobarbituraten zu ausgeprägten Hypotonien mit Kreislaufversagen und Herzstillstand führen können.

Barbituratnarkotika

Die heute üblichen Injektionsnarkotika aus der Gruppe der Barbitursäurederivate sind N-alkylierte Barbiturate wie Hexobarbital (Evipan), Pentobarbital (Nembutal), Methohexital (Brevimytal) oder gut lipidlösliche Thiobarbiturate wie Thiopental (Trapanal, Penthotal), Metiural (Tiogenal) oder Buthalital (Baytinal).

Hexobarbital (Evipan) führt selbst bei langsamer i.v. Injektion rasch zu Bewußtlosigkeit, die 10–20 min andauert. Die Substanz wird in der Leber rasch durch Metabolisierung inaktiviert. Die Wirkungsdauer ist bei Leberzirrhose und akuter Hepatitis verlängert. Der Muskeltonus ist nur gering herabgesetzt, und die Abwehrreflexe sind nur mäßig gehemmt.

Thiopental wird ebenfalls häufig für die Kurznarkose oder Narkoseeinleitung verwendet. Die Wirkung beginnt 10–20 s nach i.v. Injektion und hält ungefähr 20 min an. Der Wirkspiegel im ZNS und damit die Wirkdauer nach i.v. Injektion wird bestimmt durch die Umverteilung der Substanz aus dem gut durchbluteten Gehirn in andere, schlechter durchblutete Gewebe mit hoher Lipidlöslichkeit, v.a. Fettgewebe. Die Plasmahalbwertszeit beträgt 3 min. Bei

wiederholten Injektionen kann die Wirkungsdauer von Thiopental
bei einer Eliminationshalbwertszeit von 9 h erheblich verlängert
sein. Versehentliche paravenöse oder intraarterielle Injektionen von
Thiopental (in Lösungen > 2,5%) und anderen Thiobarbituraten
können zu schmerzhaften Entzündungen und evtl. zu Gewebsnekrosen führen. Absolute Kontraindikationen für die Verwendung
von Barbituraten sind eine vorbestehende akut-intermittierende
Porphyrie oder eine vorbestehende Porphyria variegata, weil es in
diesen Fällen zu weitgehender Demyelinisierung peripherer und
kranialer Nerven mit Paresen kommen kann.

Propanidid

Propanidid (Epontol) wirkt etwa 2–5 min und wird durch hydroly-
tische Spaltung rasch inaktiviert. Neben vegetativen Störungen wie
Erbrechen, Schwitzen und Laryngospasmus werden gelegentlich
Histaminfreisetzungen mit lokalen Reaktionen am Injektionsort
beobachtet; sogar über anaphylaktischen Reaktionen mit Todes-
folge wurde berichtet.

Ketamin

Ketamin (Ketanest) ist ebenfalls ein kurzwirksames Narkotikum
mit zusätzlich guter analgetischer Wirkung. Allerdings führt Ketamin wegen indirekt sympathikomimetischer Wirkungen zu Blut-
druck- und Herzfrequenzanstieg mit vergrößerter Blutungsgefahr
(Kontraindikationen: arterielle Hypertonie, Herzinsuffizienz). Die
bei Erwachsenen nach Ketaminanästhesien oft auftretenden unangenehmen Träume sind bei Kindern und Jugendlichen wesentlich
seltener. Im allgemeinen schränken diese Nebenwirkungen jedoch
die klinische Verwendbarkeit von Ketamin für Mononarkosen
deutlich ein.

Etomidat

Etomidat (Hypnomidate) ist ebenfalls ein relativ neues Narkotikum ohne analgetische Eigenwirkung, dessen anästhetische Wirkung rasch eintritt und wieder abklingt. Bei kreislaufgesunden Patienten hat die Substanz kaum nennenswerte Effekte auf die Hämodynamik bei anscheinend relativ großer therapeutischer Breite. Bei Verwendung von Etomidat als Mononarkotikum bei länger anhaltenden Narkosen wurde eine Unterdrückung der Steroidhormonproduktion der Nebennierenrinde beschrieben. Allerdings sind noch weitere Erfahrungen mit dieser Substanz v.a. bei Kindern und Säuglingen abzuwarten.

Zusammenfassung

Insgesamt scheinen die N-alkylierten Barbiturate oder die neueren Verbindungen Ketamin oder Etomidat den Thiobarbituraten für die Narkoseeinleitung in der Kinderanästhesie überlegen zu sein, da ihre Inaktivierung nicht auf einer Umverteilung in das oft spärlich vorhandene Fettgewebe (pro Gewichtseinheit) beruht. Die Verwendung dieser Substanzen für i.v. Mononarkosen kann wegen der Verlängerung der Wirkdauer nach Auffüllen der Fettgewebsspeicher nicht empfohlen werden.

Inhalationsnarkotika

Bei den klinisch verwendeten Inhalationsanästhetika handelt es sich um Gase wie Stickoxydul oder um Flüssigkeiten mit niedrigem Siedepunkt wie Halothan, Enfluran, Isofluran oder Äther, die mittels spezieller Verdampfer in die Gasphase überführt werden. Die Verwendung von Chloräthyl, Chloroform und Trichloräthylen als Narkotika wurde wegen der sehr gefährlichen und nicht vorhersehbaren Nebenwirkungen dieser Substanzen eingestellt. Cyclopropan zur Narkoseeinleitung wird u.a. auch wegen seiner hohen Explosibilität und der häufigen Auslösung ventrikulärer Rhythmusstörungen mit der Gefahr des Kammerflimmerns v.a. bei Kindern heute

66

kaum noch verwendet. Methoxyfluran (Penthrane) ist wegen der im Vergleich zu anderen Halogenkohlenwasserstoffen dieser Reihe extrem hohen Lipophilie und seiner entsprechend hohen Metabolisierungsrate mit Bildung toxischer, fluorhaltiger Metabolite und Nierenschädigung bei längerer Anwendung (>2 h) größtenteils wieder verlassen worden. Im folgenden sollen die Eigenschaften des Halothans ausführlicher besprochen werden, da es immer noch als Referenzsubstanz gilt. Die Eigenschaften der neueren Substanzen Enfluran und Isofluran sowie von Diäthyläther und Stickoxydul werden kurz erwähnt.

Grundlagen der Anwendung von Inhalationsanästhetika

Von besonderer Bedeutung für die Inhalationsanästhetika ist die Lipidlöslichkeit, wodurch die Pharmakokinetik und die narkotische Wirkungsstärke der Substanzen bestimmt werden. Als Maß für die Lipophilie dient der Olivenöl-Gas-Verteilungskoeffizient. Zum pharmakologischen Vergleich der Wirkungsstärke von Inhalationsnarkotika wird der MAC-Wert verwendet. Es handelt sich dabei um die minimale alveoläre Konzentration („minimal alveolar concentration") eines Narkotikums, bei der von 50% aller Patienten eine chirurgische Hautinzision ohne Schmerzreaktion toleriert wird. Dabei wird theoretisch davon ausgegangen, daß sich zwischen der alveolären Konzentration, die i. allg. endexspiratorisch gemessen wird und der Konzentration am Wirkort, d. h. im Gehirn, nach einer Äquilibrierungszeit von mindestens 15 min ein Gleichgewicht ausgebildet hat. Die MAC-Werte der verschiedenen Narkotika korrelieren sehr gut mit den jeweiligen Olivenöl-Gas-Verteilungskoeffizienten (s. Abb. 3.1 und Tabelle 3.4).
Die Lipidlöslichkeit der Substanzen bestimmt neben der absoluten Wirkungsstärke auch die Geschwindigkeit der Gleichgewichtseinstellung. Die Dauer der Einleitungs- und Ausleitungsphasen wird bestimmt von der Geschwindigkeit der Partialdruckänderungen im Alveolarraum, im arteriellen Blut und im Gehirn. Bestimmende Faktoren sind die Konzentration des Anästhetikums in der Einatmungsluft, die pulmonale Ventilation, der Transfer aus den Alveolen ins arterielle Blut und die Abgabe des Anästhetikums aus dem

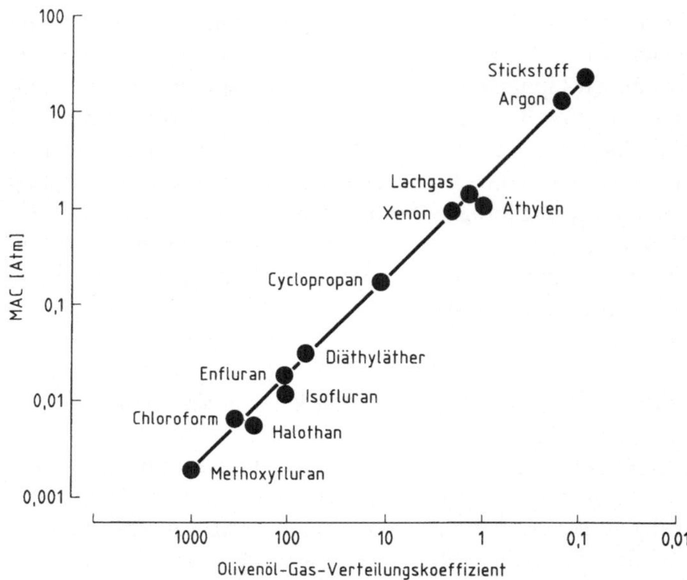

Abb. 3.1. Korrelation der Olivenöl-Gas-Verteilungskoeffizienten verschiedener Inhalationsnarkotika und Edelgase mit deren MAC-Werten. (Nach Schrör 1985)

Tabelle 3.4. Physikalische Eigenschaften verschiedener Inhalationsanästhetika

Freinamen	MAC (%)	Blut-Gas-Verteilungskoeffizient (bei 37 °C)	Olivenöl-Gas-Verteilungskoeffizient (bei 37 °C)
Methoxyfluran	0,16	12,0	970
Halothan	0,75	2,3	224
Isofluran	1,15	1,4	99
Enfluran	1,68	1,9	98
Äther	1,90		
Stickoxydul	105[a]	0,47	1,4

[a] Hyperbare Ventilation wäre notwendig bei alleiniger Anwendung.

Blut in die Körpergewebe. Dabei stehen Löslichkeit und Partialdruck eines Inhalationsanästhetikums in umgekehrtem Verhältnis zueinander. Große Volumina gut löslicher Dampfnarkotika (z. B. Äther) müssen gelöst werden, um einen kritischen Partialdruck im ZNS zu erreichen, während es zu einem raschen Ansteigen des Partialdruckes schlecht löslicher Gase (z. B. Stickoxydul) im Blut kommt.

Die meisten Anästhetika sind in Blut ebenso gut löslich wie in vielen Körpergeweben (z. B. graue Hirnsubstanz oder Muskulatur). Einen sehr viel höheren Löslichkeitskoeffizienten (s. Tabelle 3.4) erreichen sie hingegen in Fettgewebe. Im klinischen Alltag ist jedoch nicht so sehr der jeweilige Löslichkeitskoeffizient entscheidend, sondern auch und vor allem die Geschwindigkeit der Einstellung dieses Koeffizienten, die hauptsächlich von der jeweiligen Gewebedurchblutung abhängig ist. Oft wird die Narkose beendet, bevor es zu einer völligen Angleichung der Partialdrucke in der Inspirationsluft, im arteriellen Gefäßsystem und in allen Körpergeweben, insbesondere im schlecht durchbluteten Fettgewebe gekommen ist.

Die Elimination von Inhalationsanästhetika wird entscheidend von der pulmonalen Clearance bestimmt. Dabei werden schlecht lösliche Gase wie Stickoxydul rasch abgeatmet, während die besser lipidlöslichen Dampfnarkotika wie Halothan wesentlich länger im Körper verweilen. Zuerst wird das im arteriellen Blut und in gut durchbluteten Organen wie der grauen Hirnsubstanz gelöste Anästhetikum eliminiert. Sehr viel langsamer werden die im Fettgewebe gelösten Mengen mobilisiert und eliminiert.

Beim Kind erfolgen die Partialdruckänderungen der Inhalationsanästhetika rascher als beim Erwachsenen, da die pulmonale Ventilation und das Herzminutenvolumen im Vergleich zum Erwachsenen erheblich größer sind. Zusätzlich fehlt das beim Erwachsenen als Speicher wirkende Fettgewebe beim Kind weitestgehend, so daß die lipidlöslichen Anästhetika nur in lebenswichtigen Organen abgelagert werden. Daraus folgt, daß es zur schnelleren Gleichgewichtseinstellung bei Veränderungen im Inhalationsgemisch kommt, aber auch, daß größere Mengen von Anästhetika aufgenommen werden. Dies gilt besonders für Kinder bis zum 5. Lebensjahr. Entsprechend zeigt der MAC-Wert eine Altersabhängigkeit.

Halothan

Halothan (z. B. Fluothan) ist das Inhalationsanästhetikum, mit dem heute die umfangreichsten Erfahrungen vorliegen. Es gilt als allgemeiner Standard. Halothan erlaubt die glatte und rasche Einleitung von Narkosen mit schnellem Bewußtseinsverlust ohne ausgeprägtes Exzitationsstadium. Das Erwachen erfolgt in der Regel rasch (nach < 1 h) mit einer geringen Inzidenz toxischer Effekte. Allerdings ist die therapeutische Breite des Halothans relativ gering, Überdosierung führt rasch zum Herz-Kreislauf-Versagen.

Als Ausdruck des negativ inotropen Effekts kommt es zur Senkung des Herzzeitvolumens und zur dosisabhängigen Abnahme des arteriellen Blutdrucks. Durch eine Aufhebung des Barorezeptorenreflexes fehlt die Tachykardie als Antwort auf die entstehende Hypotonie. Allerdings ist die sympathikoadrenale Reaktion auf entsprechende Stimuli wie z. B. erhöhte CO_2-Retention mit Zunahme des Blutdrucks und der Herzfrequenz sowie erhöhten Katecholaminplasmaspiegeln durch therapeutische Konzentrationen von Halothan nicht aufgehoben. Schon bei der Einleitung der Anästhesie mit Halothankonzentrationen von 0,8–1,2 Vol.-% kann es zu einer Reduktion des Herzzeitvolumens um 20–50% kommen, die sich im Laufe einer mehrstündigen Narkose allerdings wieder auf den Ausgangswert zubewegt. Die negativ inotrope Wirkung des Halothans beruht wahrscheinlich auf einer Interferenz mit dem Kalziumstoffwechsel der Herzmuskelzellen.

Der Versuch, die Narkoseeinleitung durch Erhöhung der Halothankonzentration im Inhalationsgemisch zu beschleunigen, kann über die ausgeprägt negativ inotrope Wirkung der Substanz zur Verschlechterung der pulmonalen Perfusion und damit zu einem raschen Abfall der Narkotikumaufnahme führen. Ebenfalls sehr ungünstig ist der Versuch, eine rasche Narkoseeinleitung durch initiale Hyperventilation herbeizuführen. Die Hypokapnie fördert eine zerebrale Vasokonstriktion, so daß trotz hoher Narkotikumkonzentrationen im arteriellen Blut der Narkoseeintritt sogar verzögert erfolgen kann. Zusätzlich kann es bei weiterer Erhöhung der Narkotikumkonzentration im arteriellen Blut durch die negativ inotropen Effekte zum Kreislaufversagen kommen.

Da Halothan das Herz gegen Katecholamine sensibilisiert, treten unter der Narkose gelegentlich Rhythmusstörungen auf. Sie sind jedoch meist wenig problematisch und beinhalten v. a. Sinusbradykardie und idioventrikuläre Rhythmen. In seltenen Fällen wurden Reentrytachykardien beschrieben, insbesondere unter inadäquater Ventilation bei Verwendung hoher Katecholamindosen in der Kardiochirurgie. Unter Halothannarkose und Spontanatmung neigen Patienten dazu, zu rasch und zu flach zu atmen, so daß es zu einer erhöhten CO_2-Retention im arteriellen Blut kommen kann und zusätzlich eine verminderte Effizienz des Gasaustauschs mit einer erhöhten alveolär-arteriellen Sauerstoffdifferenz auftritt. Daher wird häufig die assistierte oder kontrollierte Beatmung von Patienten unter Halothannarkose bevorzugt. Durch zentrale Mechanismen führt Halothan zu einer gewissen Abnahme des Muskeltonus und verstärkt und verlängert gleichzeitig die Wirkung von nichtdepolarisierenden Muskelrelaxanzien wie d-Tubocurarin oder Pancuronium.

In sehr seltenen Fällen kann es bei einer Anästhesie mit Halothan oder mit einem anderen halogenierten Inhalationsanästhetikum zu einer unkontrollierten hypermetabolen Reaktion der Skelettmuskulatur bestimmter Patienten kommen. Daraus resultiert eine maligne Hyperpyrexie mit raschem Anstieg der Körpertemperatur, entsprechendem massivem Sauerstoffmehrverbrauch und CO_2-Produktion. Dieses dramatische Krankheitsbild kann u. U. tödlich enden. Als Ursache wird eine Fehlregulation der Kalziumaufnahme in das sarkoplasmatische Retikulum der Muskelzellen bei genetisch prädisponierten Personen angesehen.

Neben einer passageren verminderten Durchblutung des Splanchnikusgebiets kann es durch Halothan zur Depression der hepatozellulären Funktionen kommen, wodurch die Fähigkeit der mikrosomalen Enzymsysteme der Leber zur Metabolisierung von Pharmaka passager vermindert wird. Mit einer Häufigkeit von 1:10000 bis 1:50000 kommt es nach Halothannarkosen nach 2–5 Tagen zur Ausbildung einer akuten Australia-Antigen-negativen Hepatitis (bei Erwachsenen). Sie kann mit peripherer Eosinophilie einhergehen und evtl. bis zum Leberversagen fortschreiten, das in beinahe der Hälfte der Fälle tödlich endet. Da dieses Syndrom häufiger nach wiederholten Narkosen innerhalb kurzer Zeitabstände beobachtet wurde, wird empfohlen, zwischen 2 Halothannarkosen einen Sicherheitsabstand von mehreren Wochen einzuhalten (8-12 Wochen). Verantwortlich für diesen akuten Leberschaden sollen Halothanmetabolite sein, die entweder toxisch oder immunogen wirken. Allerdings ist die Inzidenz dieser Hepatitiden und dadurch bedingter Todesfälle wesentlich geringer als die anderer schwerer Narkosezwischenfälle und sollte daher in der Praxis nicht überbewertet werden, insbesondere nicht bei Kindern.

Halothan wird zu 80% innerhalb der ersten 24 h in unveränderter Form hauptsächlich pulmonal ausgeschieden. Etwa 15% der aufgenommenen Halothanmenge werden metabolisiert (s. Tabelle 3.4). Dabei entstehen durch hepatische Metabolisierung Halogenidionen und deren Metabolite, die im Urin nachweisbar sind. Erhöhte Plasmaspiegel von Bromidionen sollen evtl. Veränderungen der Stimmungslage oder der intellektuellen Funktionen in der postoperativen Periode nach sich ziehen. Die nachgewiesenen Fluoridionen werden für die beobachteten Nierenfunktionsstörungen verantwortlich gemacht.

Enfluran

Enfluran (Ethrane) ist eine geruchlose, klare Flüssigkeit, die seit 1973 in der Klinik verwendet wird. Die geringere Löslichkeit von Enfluran im Blut und die dadurch bedingte gute Steuerbarkeit erlauben eine schonende und rasche Narkoseeinleitung. Am kardiovaskulären System wirkt Enfluran wie Halothan, allerdings ist der negativ inotrope Effekt, der zur Abnahme des Herzzeitvolumens führt, bei Enfluran weniger stark ausgeprägt. Neben einer verringerten Tendenz zur Auslösung von Bradykardien werden auch ventrikuläre und supraventrikuläre Rhythmusstörungen seltener beobachtet. Vor allem aber fehlt die beim Halothan vorhandene Sensibilisierung des Herzens für Katecholamine.

Die Biotransformation von Enfluran ist wesentlich geringer als die von Halothan, und nur 2-5% werden hepatisch metabolisiert, was bei Patienten mit eingeschränkter Leber- und Nierenfunktion bedeutsam sein kann. Wesentlicher Nachteil des Enflurans gegenüber Halothan ist die Steigerung der zerebralen Erregbarkeit, die zu gelegentlichen Zuckungen der Kau- und Gesichtsmuskulatur mit entsprechenden EEG-Veränderungen führt. Durch Dosisreduktion und Korrektur einer hyperventilatorischen Hypokapnie sind diese Zeichen zerebraler Übererregbarkeit jedoch meist rasch reversibel. Trotzdem kann der Einsatz von Enfluran bei Kindern und Erwachsenen mit Krampfneigung nicht empfohlen werden.

Isofluran

Isofluran ist ein Isomer des Enflurans und wurde 1981 in die Klinik eingeführt. Es erlaubt die rasche und sanfte Einleitung und Ausleitung einer Narkose. Da der Blut-Gas-Verteilungskoeffizient von Isofluran niedriger ist als der von Enfluran, müssen geringere Volumina von Narkosegas aufgenommen werden, um einen bestimmten Partialdruck zu erreichen (s. Tabelle 3.4). Im Gegensatz zu Enfluran und Halothan wird Isofluran eine größere therapeutische Breite zugeschrieben, da es nicht direkt negativ inotrop wirkt, sondern durch periphere Vasodilatation zu einer Blutdrucksenkung führt. Diese peripheren Effekte können durch β-Rezeptorblockade aufgehoben werden. Auch bei gleichzeitiger Gabe von Katecholaminen wirkt Isofluran weniger arrhythmogen als andere Inhalationsanästhetika. Nachteilig gegenüber dem Halothan ist die stärkere Depression der Spontanatmung mit CO_2-Retention, so daß fast immer eine assistierte oder kontrollierte Beatmung durchgeführt werden muß. Im Gegensatz zu Enfluran unterdrückt Isofluran die elektrische Aktivität des Gehirns und führt durch zerebrale Vasodilatation zu einer leichten Zunahme des intrakraniellen Drucks. Trotz passagerer Splanchnikusminderdurchblutung wurden im Gegensatz zu Halothan bisher keine hepatotoxischen Effekte von Isofluran festgestellt. Ursache dieser guten Verträglichkeit ist wahrscheinlich die äußerst geringe Metabolisierungsrate von Isofluran (0,2%).
Wegen der guten Steuerbarkeit, den geringen Wirkungen auf Inotropie und Herzrhythmus und der Potenzierung der Wirkung von Muskelrelaxanzien bei sonst sehr geringen Nebenwirkungen wurde Isofluran auf breiter Front für die Erwachsenen- und Kinderanästhesie akzeptiert. Der weiteren Verbreitung dieser Substanz stehen nur die erheblichen Kosten entgegen.

Äther

Äther (Diäthyläther) ist das älteste Inhalationsanästhetikum, es wurde 1846 von W.T.G. Morton in die Allgemeinchirurgie eingeführt. Wegen seiner außerordentlich guten analgetischen, muskelrelaxierenden und narkotischen Wirkungen wird Äther noch immer in der Anästhesie eingesetzt. Einer der Nachteile des Äthers besteht darin, daß er in Verbindung mit Sauerstoff sehr leicht brennbar ist. Durch Atropin kann die stimulierende Wirkung des Äthers auf die Drüsensekretion gut beherrscht werden. Zur Verkürzung des unerwünschten Exzitationsstadiums, während dessen gelegentlich supraventrikuläre Tachykardien auftreten, wählt man in der Regel ein intravenöses, kurzwirksames Barbituratnarkotikum zur Einleitung. Bei diabetischen Kindern kann Äther zu einer Verschlechterung der Stoffwechsellage führen.

Stickoxydul

Stickoxydul (syn.: Lachgas, N_2O, Distickstoffmonoxid) ist das einzige Gas, das in der klinischen Anästhesie Anwendung findet. Es ist in Blut relativ schlecht löslich und hat einen MAC-Wert von 105%, d.h. Mononarkosen können nicht allein mit Stickoxydul unterhalten werden. Dies gilt natürlich besonders für Kinder mit ihrem erhöhten Sauerstoffbedarf, der bei O_2-Werten unter 20% im Inhalationsgemisch nicht mehr gewährleistet erscheint. Stickoxydul ist jedoch ein ideales Adjuvans und wird in Konzentrationen bis zu 70 Vol.-% zusammen mit anderen Inhalationsanästhetika verabreicht. Besonders bemerkenswert sind die geringe Nebenwirkungsrate, die fehlende Metabolisierung und die sehr gute analgetische Wirkung. Die MAC-Werte anderer Inhalationsanästhetika werden durch 70% Stickoxydul deutlich reduziert, z.B. bei Halothan von 0,75 auf 0,29% oder bei Enfluran von 1,68 auf 0,60%. Dadurch können die Dosierungen und damit die kardiodepressiven Wirkungen von Halothan und Enfluran sowie weitere Nebenwirkungen erheblich verringert werden.
Da der Blut-Gas-Verteilungskoeffizient von Stickoxydul 34mal größer ist als der von Stickstoff, wird sehr viel mehr Stickoxydul ins

Blut aufgenommen als Stickstoff abgegeben wird. Dadurch wird
bei der Narkoseeinleitung die Konzentration des Anästhetikums im
Blut rasch erhöht, aber bei der Narkoseausleitung besteht auch die
Gefahr einer passageren Hypoxie, der durch ausreichendes Sauerstoffangebot nach Beendigung der Stickoxydulgabe begegnet werden muß. Ebenfalls problematisch kann der Austausch großer
Volumina Stickoxydul gegen kleine Volumina Stickstoff werden,
wenn geschlossene Lufträume wie Darmschlingen beim paralyti-
schen Ileus oder Enterothorax, verschlossene Mittelohren, Pneumothorax oder Nierenzysten im Körper vorhanden sind. Dabei
kann es durch Vergrößerung des intrakavitären Gasvolumens in
engbegrenzten Räumen zu Druckerhöhungen kommen.

Zusammenfassung

Im Rahmen der heutzutage üblichen Kombinationsnarkosen wurde
Halothan zum meistgebrauchten Inhalationsanästhetikum mit her-
vorragenden Ergebnissen für viele verschiedene Narkosearten.
Mittlerweile wird Halothan durch andere, besser steuerbare Inhalationsanästhetika wie Enfluran oder Isofluran ersetzt. Diese Substanzen haben den zusätzlichen Vorteil, daß sie durch eine geringe
Metabolisierungsrate weniger Nebenwirkungen erzeugen. Stickoxydul wird wegen der guten analgetischen Wirkungen und der
erheblichen Reduktion der MAC-Werte der anderen Inhalationsanästhetika als ein ideales Basisnarkotikum für die Kombinationsanästhesie verwendet.

Neuroleptanalgesie

Die Kombination eines potenten Neuroleptikums mit einem morphinartigen Analgetikum erzeugt einen Zustand, der dem Stadium I der Narkose nach Guedel entspricht und neben der völligen
Analgesie und anterograden Amnesie durch eine noch vorhandene
Reaktion des Patienten auf äußere Reize charakterisiert ist. Die für

die Durchführung eines diagnostischen oder kleineren operativen Eingriffs notwendige psychische Indifferenz wird durch ein Neuroleptikum vom Butyrophenontyp, meist Droperidol (Dehydrobenzperidol), erzeugt. Die Dauer der neuroleptischen Wirkung hält 3–6 h an, und eine Restwirkung kann oft noch bis zu 36 h nachgewiesen werden. Die gute antiemetische Wirksamkeit von Droperidol ist von Vorteil bei Kombinationen mit einem morphinartigen Analgetikum. Im allgemeinen wird Fentanyl (Fentanyl-Janssen) verwendet. In dem Präparat Thalamonal steht eine Kombination von Fentanyl und Droperidol zur Verfügung (0,05 mg Fentanyl + 2,5 mg Droperidol). Die hervorragende analgetische Wirkung des Fentanyl hält nur etwa 20–30 min lang an, so daß die Substanz gut steuerbar ist und in Intervallen nachinjiziert werden sollte. Wie alle Morphinagonisten lähmt auch Fentanyl das Atemzentrum. Durch zusätzliche Gabe von Stickoxydul und Sauerstoff als Inhalationsgemisch kann die Neuroleptanalgesie einfach in eine Neuroleptanästhesie überführt werden.

Vorteil der Neuroleptanalgesie ist die geringe Belastung des Herz-Kreislauf-Systems. Ein leichter Blutdruckabfall kann durch die α-adrenerg blockierende Wirkung des Droperidol hervorgerufen werden. Vorsicht ist bei plötzlichen Veränderungen der Körperlage des Patienten geboten, die zu raschen Blutdruckabfällen führen können. Eventuell auftretende Fentanyl-induzierte Bradykardien reagieren gut auf Atropin. Sonst wurden nur sehr selten Rhythmusstörungen beobachtet. Ein Vorteil der Methode ist die häufiger beobachtete Abnahme des intrazerebralen Druckes unter der Voraussetzung, daß eine Hyperkapnie durch suffiziente Beatmung verhindert wird.

Das Erwachen aus der Neuroleptanästhesie erfolgt rasch, obwohl die Patienten weiterhin durch das Droperidol sediert, aber aufweckbar bleiben. In 5–10% treten Übelkeit oder Erbrechen auf. Eine evtl. weiterhin bestehende Atemdepression verlangt postoperative Intensivüberwachung und kann durch Naloxon oder Naltrexon antagonisiert werden. Als unerwünschter Effekt des Droperidol treten evtl. mit einer Verzögerung von bis zu 12 h bei ca. 1% der Erwachsenen extrapyramidal-motorische Störungen auf. Diese Störungen werden bei Kindern wesentlich häufiger beobachtet und reagieren gut auf Antiparkinsonmittel.

Muskelrelaxanzien

Die Wirkung von Muskelrelaxanzien beruht auf deren Interaktion mit dem Acetylcholinrezeptor an der motorischen Endplatte. Relaxanzien vom depolarisierenden Typ (z. B. Suxamethonium) reagieren mit dem Rezeptor, führen zur Depolarisation der postsynaptischen Membran („intrinsic activity"), werden aber im Gegensatz zum Acetylcholin wesentlich langsamer abgebaut. Die Relaxanzien vom kompetitiven Typ (z. B. d-Tubocurarin) reagieren mit dem Azetylcholinrezeptor *ohne* eine Depolarisation zu bewirken, verhindern aber die Reaktion des physiologischen Transmitters Acetylcholin mit dem Rezeptor. In beiden Fällen ist die neuromuskuläre Informationsübertragung für mehrere Minuten unterbunden.

Von den kompetitiven Muskelrelaxanzien sollte am ehesten Alcuronium (Alloferin) verwendet werden, da die für d-Tubocurarin (Curarin-Asta) beschriebene Histaminfreisetzung mit Blutdrucksenkung, Bronchospasmen und Steigerung der Bronchialsekretion für Alcuronium bisher nicht berichtet wurde. Ein synthetisches Relaxans vom kompetitiven Typ ist das Gallamin (Flaxedil). Es führt nicht zur Histaminfreisetzung und ist eher blutdruckneutral, kann aber Sinustachykardien auslösen. Pancuronium (Pancuronium-Organon) und Vecuronium (Norcuron) wirken 5mal stärker als d-Tubocurarin und haben ebenfalls nur geringe Kreislaufwirkungen. Die Cholinesterasehemmer Neostigmin (Prostigmin) und Edrophonium (Tensilon) wirken als Antidot.

Muskelrelaxanzien vom depolarisierenden Typ wie Suxamethonium (Succinyl-Asta, Lysthenon) wirken ebenfalls stärker beim Kind als bei Erwachsenen. Die Substanz wird rasch hydrolysiert, und die Wirkung einer einmaligen Dosis ist nach ungefähr 10 min abgeklungen. Es kommt unter Suxamethonium relativ häufig zur Auslösung passagerer Arrhythmien, insbesondere Bradykardien, die durch Atropin nur unvollständig antagonisiert werden können. Cholinesterasehemmer wirken nicht als Antidot.

Die Anwendung von Muskelrelaxanzien im Kindesalter sollte nur bei dringender operationstechnischer Notwendigkeit erfolgen, da die Wirkung interindividuell stark variiert und die Rate an Nebenwirkungen höher ist als beim Erwachsenen. Eine erhöhte Sensibilität gegen Muskelrelaxanzien besteht v. a. in den ersten Lebensmonaten und betrifft Relaxanzien sowohl vom kompetitiven als auch vom depolarisierenden Typ. Gegenüber nichtrelaxierten Kindern findet man eine erhöhte Rate an postoperativen respiratorischen Komplikationen.

Kombinationsanästhesie und Arzneimittelwechselwirkungen

Die Grundlage der modernen Kombinationsanästhesie bei Kindern ist die gleichzeitige und ausgewogene Gabe mehrerer unterschiedlich wirkender Pharmaka zur Erzeugung von Bewußtlosigkeit, vollständiger Analgesie, zur Unterdrückung viszeraler Reflexe und Muskelrelaxation unterschiedlichen Ausmaßes. Durch Kombination zweier Inhalationsanästhetika wie Isofluran und Stickoxydul werden Schlaf und Analgesie erreicht. Isofluran scheint gegenüber Halothan und Enfluran deutliche Vorteile zu haben. Stickoxydul wird oft in Konzentrationen von bis zu 70 Vol.-% zur Erlangung einer vollständigen Analgesie zugesetzt. Die sichere Abschirmung der Kinder gegen parasympathikusvermittelte Bradykardien und Asystolien kann nur durch Gabe von Atropin erreicht werden. Im Rahmen der Kombinationsanästhesien genügen schon sehr geringe Dosen von Muskelrelaxanzien zur Induktion einer vollständigen Muskelerschlaffung.

Die gegenseitige Wirkungsverstärkung der verwendeten Substanzen wird auf diese Weise therapeutisch ausgenutzt bei Gabe niedriger Dosen der jeweiligen Einzelsubstanz, wodurch die Nebenwirkungs- und Komplikationsraten erheblich gesenkt werden konnten. Daher setzt die moderne Kombinationsanästhesie die genaue Kenntnis der Pharmakologie der Einzelsubstanzen und deren gegenseitige Wirkungsverstärkung voraus (Tabelle 3.5).

Tabelle 3.5. Wirkungsverstärkung durch Arzneimittelinteraktionen

Wirkung	Medikament 1	Medikament 2
Hypotension	Halothan	Muskelrelaxanzien, Neuroleptika
	Äther	β-Rezeptorenblocker
Hypertension	Ketamin	Thyreostatika
	Pentazocin	Atropin, Sympathikomimetika
	Trizyklische Antidepressiva	Sympathikomimetika
Arrhythmien	Sympathikomimetika	Trizyklische Antidepressiva, Halothan, Äther, Herzglykoside
	Herzglykoside	Succinylcholin, Kalzium, Hypokaliämie
Atemdepression	Äther	Aminoglykosid-Antibiotika
	Opioidanalgetika	Sauerstoff, Neuroleptika, Alkohol, trizyklische Antidepressiva
	Alkohol	Neuroleptika, trizyklische Antidepressiva, Tranquillanzien
	Pentazocin	Morphinantagonisten
Zentrale Dämpfung	Barbiturate	Andere Hypnotika, Neuroleptika, Tranquillanzien, Antihistaminika
Verstärkte Muskelrelaxation	Muskelrelaxanzien (MR.)	Inhalationsanästhetika, Tranquillanzien, Propanidid, Chinidin, Aminoglykosid-Antibiotika, Tetrazykline, Furosemid, Kalziumantagonisten, Hypokaliämie
	MR. vom kompetitiven Typ	Hyperthermie
	MR. vom depolarisierenden Typ	Hypothermie
	Äther	Tranquillanzien

Black GW (1979) Enflurane. Br J Anaesth 51: 627–640

Cohen EN (1971) Metabolism of the volatile anesthetics. Anesthesiology 35: 193–202

De Groot H, Noll T (1983) Halothane hepatotoxicity: relation between metabolic activation, hypoxia, covalent binding, lipid peroxidation and liver cell damage. Hepatology 3: 601–606

Eger EI II (1981) Isoflurane: a review. Anesthesiology 55: 559–576

Govaerts MJM, Sanders M (1975) Induction and recovery with enflurane and halothane in pediatric anesthesia. Br J Anaesth 47: 877–880

Gronert GA (1980) Malignant hyperthermia. Anesthesiology 53: 395–423

Harnack GA von (1972) Pädiatrische Dosistabellen. Apothekerverlag, Stuttgart

Harvey SC (1985) Hypnotics and sedatives. In: Gilman AG, Goodman LS, Rall TW, Murad F (eds) The pharmacological basis of therapeutics. Macmillan, New York

Hattingberg HM von, Habermann E (1979) Besonderheiten der Arzneitherapie im Kindesalter. In: Fülgraff G, Palm D (Hrsg) Pharmakotherapie – Klinische Pharmakologie. Fischer, Stuttgart

Kitahata LM, Collins JG (1982) Narcotic analgesics in anesthesiology. Williams & Wilkins, Baltimore

Lerman J, Robinson S, Willis MM, Gregory GA (1983) Anesthetic requirements for halothane in young children 0–1 month and 1–8 month of age. Anesthesiology 59: 421–424

Pasch T (1985) Grundlagen der Anwendung von Stickoxydul, Halothan und Enfluran – klinische Aspekte. In: Dick W (Hrsg) Kombinationsanästhesie. Springer, Berlin Heidelberg New York Tokyo

Schrör K (1985) Grundlagen der Anwendung von Stickoxydul, Halothan und Enfluran – pharmakologische Aspekte. In: Dick W (Hrsg) Kombinationsanästhesie. Springer, Berlin Heidelberg New York Tokyo

Schütz H (1982) Benzodiazepines – a handbook: basic data, pharmacokinetics and comprehensive literature. Springer, Berlin Heidelberg New York

Smith TC, Wollman H (1985) History and principles of anesthesiology. In: Gilman AG, Goodman LS, Rall TW, Murad F (eds) The pharmacological basis of therapeutics. Macmillan, New York

Vessey MP (1978) Epidemiological studies of the occupational hazards of anaesthesia – a review. Anaesthesia 33: 430–438

Weiner N (1985) Atropine, scopolamine and related antimuscarinic drugs. In: Gilman AG, Goodman LS, Rall TW, Murad F (eds) The pharmacological basis of therapeutics. Macmillan, New York

Teil 4: Perioperative Infusionstherapie

K.-H. ALTEMEYER

Allgemeine Aspekte

Unter der perioperativen Infusionstherapie verstehen wir die
Zufuhr und Bilanzierung von Wasser, Elektrolyten, Nährstoffen,
Vitaminen und Spurenelementen. Hinzu kommt noch die Substitution von Blut und Blutbestandteilen. Die perioperative Infusionstherapie hat die Aufgabe, immer dann korrigierend einzugreifen,
wenn die normale Zufuhr der einzelnen Bestandteile unterbrochen
ist oder wenn die Verluste die Kompensationsmechanismen des
Organismus überschreiten.
Die physiologischen Besonderheiten des Wasser- und Elektrolyt-
haushaltes sind in einem vorangegangenen Kapitel dargestellt, an
dieser Stelle sollen daher nur die Faktoren und Grundregeln charakterisiert werden, die der Anästhesist für die Durchführung einer
Infusionstherapie kennen muß.

Wasser- und Elektrolytsubstitution

In der Praxis von Bedeutung sind der *Basis*- oder *Erhaltungsbedarf*
und der *Korrektur*- oder *Ersatzbedarf.*
Der Basis- oder Erhaltungsbedarf ist diejenige Menge an Wasser
und Elektrolyten, die dem Organismus unter normalen Bedingungen – normaler Stoffwechsel, normale Nierenfunktion, normale
Umgebungsbedingungen – zugeführt werden muß, um die Homöo-

stase sicherzustellen. Für das Kindesalter spezifisch ist die Tatsache, daß dieser Basisbedarf in Abhängigkeit vom Alter großen Veränderungen unterworfen ist. Je jünger die Kinder sind, desto größer ist der Wasser- und Elektrolytumsatz und damit auch die Menge, die dem Organismus zugeführt werden muß. Ursachen hierfür sind der größere Flüssigkeitsanteil am Gesamtkörpergewicht, die erhöhte Perspiratio insensibilis, der größere Extrazellulärraum und vor allen Dingen der erhöhte Grundumsatz in Verbindung mit der altersspezifischen Nierenfunktion [1, 9, 18, 20].

Während der Basisbedarf als Grundlage für die Berechnung der Wasser- und Elektrolytzufuhr in der gesamten perioperativen Phase dient, kommt für unphysiologische Defizite ein zweiter Begriff hinzu, der als Korrektur- oder Ersatzbedarf definiert wird. Typische intra- und postoperative Einflüsse, wie z.B. die Folgen der Nüchternzeit, die erhöhte Perspiratio insensibilis und die Flüssigkeits- und Elektrolytverschiebungen vom intravasalen in den interstitiellen Raum und umgekehrt führen perioperativ zu einem erhöhten Wasser- und Elektrolytbedarf, so daß der Basisbedarf in dieser Phase korrigiert werden muß.

Wenn dieser zusätzliche Bedarf prä-, intra- oder postoperativ das übliche Ausmaß überschreitet, bezeichnet man diejenige Menge, die dann zum Ausgleich des Defizits im Wasser- und Elektrolythaushalt substituiert werden muß, als Korrektur- oder Ersatzbedarf.

Diese beiden Größen, der Basisbedarf und der Korrekturbedarf, müssen bei der perioperativen Bilanzierung im Wasser- und Elektrolythaushalt beachtet werden. Dabei läßt sich die perioperative Zeitspanne in 3 Abschnitte unterteilen:

- präoperative Phase,
- intraoperative Phase,
- postoperative Phase.

Unter Normalbedingungen

In der präoperativen Phase ist unter Normalbedingungen – gesundes Kind und Wahleingriff – allein der altersentsprechende Basisbedarf für den Wasser- und Elektrolythaushalt und dessen Bilanzierung von Bedeutung. Entsprechende Anhaltszahlen werden in Tabelle 4.1 wiedergegeben.

Der Bedarf an Natrium und Kalium ist besonders bei Neugeborenen stark von der Diurese abhängig. Bei geringer Wasserzufuhr kann z. B. der Kaliumbedarf auf 0,5 mmol/kg KG/24 h absinken. Der Bedarf an Kalzium und Phosphor ist besonders altersabhängig und bei Frühgeborenen am größten.

Bei Kindern sollten grundsätzlich nur Lösungen mit Glukose als Kohlenhydrat angewendet werden. Dies gilt besonders für Not-

Tabelle 4.1. Wasser und Elektrolytbedarf

Wasser	[ml/kg KG/24 h]
[Lebenstag]	
1.	50–70
2.	70–90
3.	80–100
4.	100–120
5.	100–130
[Lebensjahr]	
1.	100–140
2.	80–120
3.–5.	80–100
6.–10.	60–80
10.–14.	50–70
Elektrolyte	[mmol/kg KG/24 h]
Natrium	3–5
Kalium	1,0–3
Kalzium	0,1–1–3[a]
Magnesium	0,1–0,7
Chlorid	3–5
Phosphat	0,5–1–2,5[a]

[a] Bei wachsenden Frühgeborenen.

Tabelle 4.2. Zusammensetzung der Infusionslösungen

Bestandteile / Name der Lösung	Pädiafusin I (für Säuglinge und Kleinkinder bis zum 2. Lebensjahr)	Pädiafusin II (für Kinder ab dem 3. Lebensjahr)
Na^+	35	70
K^+	18	18
Ca^{++}	2	3
Mg^{++}	3	4
Cl^-	34	64
$Acetat^-$	20	26,5
$Malat^-$	3	3

fälle, um tödliche Zwischenfälle durch Fruktoseintoleranz bei unbekannter Fruktosestoffwechselstörung zu vermeiden.

Für die altersentsprechende Substitution des Wasser- und Elektrolytbedarfs reichen 2 Basislösungen aus [3, 4]. Entsprechende Infusionslösungen sind kommerziell verfügbar (Tabelle 4.2).

Vorhandene Defizite und zusätzlich entstehende Verluste können durch die Verwendung solcher Lösungen nicht korrigiert werden, sie müssen in jedem einzelnen Fall genau ermittelt und zusätzlich substituiert werden. Je jünger die Kinder sind, desto genauer muß eine exakte Bilanzierung vorgenommen werden.

Normalerweise wird der Basisbedarf durch die altersentsprechende Nahrungs- und Flüssigkeitszufuhr sichergestellt. Demgegenüber steht jedoch in der perioperativen Phase die Forderung, daß der Magen zur Narkoseeinleitung möglichst leer sein sollte, um das Aspirationsrisiko so gering wie möglich zu halten. Für Erwachsene wird daher bei Wahleingriffen eine Nahrungs- und Flüssigkeitskarenz von 6–10 h gefordert.

Eine Übertragung dieser Forderung auf das Kindesalter, speziell auf Säuglinge, hätte zur Folge, daß bereits präoperativ ein erhebliches und klinisch relevantes Defizit im Wasser- und Elektrolythaushalt entstehen würde [12]. Gleichzeitig wären bei kleinen Kindern Hypoglykämien zu befürchten [2, 13].

Bestimmungen der Restflüssigkeitsmengen im Magen, die bei Säuglingen 2 bzw. 4 und 6 h nach oraler Applikation von gesüßtem Tee vorgenommen wurden, haben jedoch gezeigt, daß bei kleinen Kindern mit einer rascheren Magenentleerung zu rechnen ist [14]. Das bedeutet, daß die Flüssigkeitskarenz in Abhängigkeit vom Alter verkürzt werden kann. Folgende Anhaltszahlen (Dauer in h) haben sich in der klinischen Praxis bewährt:

Säuglinge unter 6 Monate	4
Säuglinge über 6 Monate	6
Kleinkinder	6
Schulkinder	6–8

Wichtig ist dabei, daß die empfohlene Nüchternzeit vor allen Dingen bei jungen Säuglingen nicht überschritten wird. Bei Wahleingriffen, speziell im Rahmen der Tageschirurgie, muß so geplant werden, daß zwischen der letzten Flüssigkeitszufuhr und dem Narkose- und Operationsbeginn nicht mehr als 4 h liegen.
Verzögert sich der Operationstermin oder wurde in der Nacht zuvor keine oder nicht ausreichend Flüssigkeit gegeben, sollte bereits präoperativ eine parenterale Substitution erwogen werden. Typische Folgen einer zu langen Nüchternperiode sind Blutdruckabfälle bei der Narkoseeinleitung und Hyperthermien während der Operation, beides klinisch relevante Probleme, die bei richtiger Planung vermeidbar sind.

Bei pathologischen Veränderungen

Die pathologischen Veränderungen im Wasser- und Elektrolythaushalt beschränken sich in der präoperativen Phase für den Anästhesisten im wesentlichen auf 2 Krankheitsbilder, die mit erheblichen Störungen einhergehen können. Das ist zum einen die *Pylorusstenose* im frühen Säuglingsalter und zum zweiten der *Ileus*, der bei Kindern aller Altersstufen anzutreffen ist. Beide Krankheitsbilder erfordern keine sofortige chirurgische Intervention, so daß immer ausreichend Zeit bleibt, die Störungen im Wasser- und Elektrolythaushalt zumindest teilweise zu beheben, um ernsthafte Komplikationen während der Narkose und Operation zu vermeiden.
Die *Pylorusstenose* tritt typischerweise mit einer Latenz von Wochen in den ersten 3 Lebensmonaten auf. Jungen sind dabei

häufiger als Mädchen betroffen. Das klinische Bild ist durch die charakteristischen Symptome einer zunehmenden Magenausgangsstenose gekennzeichnet: Schwallartiges Erbrechen direkt nach den Mahlzeiten mit den typischen Verlusten von H^+-, Na^+- und Cl^--Ionen. Als Kompensation für die fehlenden Na^+-Ionen erfolgt renal zusätzlich noch eine vermehrte H^+- und K^+-Elimination, so daß nach kurzer Zeit das Vollbild einer hypochlorämischen, hypokaliämischen Alkalose entsteht. Hinzu kommen noch die Flüssigkeitsverluste, die zu einer schweren Exsikkose führen können, meist in Form einer isotonen Dehydratation. Obwohl die Natriumkonzentration meist noch im unteren Normbereich liegt, besteht ein erhebliches Natriumdefizit. Die Kaliumkonzentration ist dagegen oft schon unterhalb des Normbereichs, die Chloridkonzentration ist typischerweise deutlich erniedrigt.

Die pH-Werte liegen über 7,50, der Basenüberschuß hat meist Werte von $+10$ oder höher.

Kompensatorisch kommt es nicht selten zu einer Hypoventilation mit erhöhten pCO_2-Werten. Diese spontane Korrektur fällt in der Narkose aus, hier wird oft wegen mangelnder Ventilationsüberwachung stark hyperventiliert, so daß daraus noch eine drastische Zunahme der Alkalose resultieren kann.

Akut bedroht sind diese Kinder durch die schwere Dehydratation mit der entsprechenden Kreislaufreaktion, gefolgt von der oft extremen metabolischen Alkalose. Die Pylorusstenose ist daher primär ein akut internistisch-pädiatrischer und kein chirurgischer Notfall. Da die Entgleisungen im Wasser- und Elektrolythaushalt bei der Pylorusstenose selten akut, sondern eher protrahiert entstanden sind, sollten die Defizite auch nicht abrupt ausgeglichen werden.

Der Basis- und der Korrekturbedarf sollten in einem Zeitraum von 24–48 h substituiert werden. Anhaltswerte für die Korrektur von Na^+ und Cl^- ergeben sich aus der Formel:

$$\frac{(\text{Sollwert} - \text{Istwert}) \cdot \text{Körpergewicht}}{3}.$$

Zur Substitution von Chlor ist neben dem primären Einsatz von 0,9%iger NaCl-Lösung auch noch Argininhydrochlorid oder 0,1 normale HCl-Lösung geeignet.

Kalium sollte unter entsprechender Kontrolle in doppelter Höhe des Basisbedarfs hinzugefügt werden, da sonst die Alkalose schwer therapierbar bleibt.

Zum Ausgleich des Flüssigkeitsdefizits wird der Basisbedarf initial um 50–100% gesteigert und über 24 h infundiert. Die Reduzierung der Elektrolyt- und Flüssigkeitssubstitution richtet sich nach der Kontrolle der therapeutischen Maßnahmen. Zu den klinischen Kriterien gehören z. B. das Körpergewicht, der Hautturgor, die Hautperfusion, der Blutdruck und die Urinausscheidung. Von den Laborgrößen spielen die Plasma- oder Serumkonzentrationen von Na^+, K^+, Cl^-, Harnstoff und Kreatinin in Verbindung mit der Blutgasanalyse die entscheidende Rolle. Zusätzlich kann die im Urin ausgeschiedene Menge von Na^+, K^+ und Cl^- wertvolle Hinweise liefern.

Der *Ileus* ist ein Krankheitsbild, das zwar nicht wie die Pylorusstenose für das Kindesalter spezifisch ist, das jedoch in diesen Altersstufen wegen der größeren Labilität im Wasser- und Elektrolythaushalt rascher zu schweren Krankheitsbildern führt. Ursachen können mechanische Verlegungen z. B. durch Briden oder Tumoren sein, oft findet sich auch ein paralytischer Ileus als Folge einer Peritonitis. Klinisch im Vordergrund stehen die Flüssigkeits- und Elektrolytverluste mit einer mehr oder weniger ausgeprägten Dehydratation. Entsprechende Rückwirkungen auf das intravasale Volumen führen zu einer Zentralisation des Kreislaufs. Das rezidivierende Erbrechen von Darminhalt und die Verluste über die dilatierten und geschädigten Darmwände führen zu erheblichen Natrium-, Kalium- und Bikarbonatverlusten.

Die Zirkulationsstörungen und die Verluste von Puffersubstanzen bewirken die meist ausgeprägte metabolische Azidose, oft begleitet von einer Hypokaliämie. Der Hämatokrit ist als Folge der Hämokonzentration oft normal oder erhöht, hinter einem „Normalwert" kann sich deshalb eine Anämie verbergen.

Ein Ileus mit den entsprechenden pathologischen, klinisch relevanten Veränderungen im Wasser- und Elektrolythaushalt sollte primär nicht operiert, sondern präoperativ zumindest teilweise korrigiert werden. Das gilt vor allen Dingen für das intravasale Volumen, das Natrium- und Kaliumdefizit und die metabolische Azidose. Anfänglich erfolgt zur Kreislaufstabilisierung eine Bolusgabe von

10–20 ml/kg KG Humanalbumin 5% oder 20–40 ml/kg KG Ringer-Laktat, eventuell in Verbindung mit der Gabe von Erythrozytenkonzentrat, wenn eine Anämie besteht. Danach wird der Basisbedarf an Flüssigkeit auf das 1½–2fache erhöht und für die 24-h-Berechnung zugrunde gelegt.

Zu Beginn ist dabei die Verwendung einer Vollelektrolytlösung in Form von z. B. Ringer-Laktat sinnvoll, um das Natriumdefizit zu substituieren. Die Kaliumzufuhr wird primär auf das Doppelte des Basisbedarfs pro 24 h festgesetzt, die weitere Substitution der Flüssigkeit und der Elektrolyte richtet sich nach der Urinausscheidung und den Laborwerten.

Eine Korrektur der Azidose sollte zunächst zurückhaltend erfolgen, oft reguliert sich die Abweichung mit dem Einsetzen einer suffizienten Nierenfunktion von allein.

Die Überwachung der therapeutischen Maßnahmen erfolgt auch hier primär mit den klinischen Größen Blutdruck, Kreislaufverhalten mit Hautperfusion und Hautturgor. Die Flüssigkeitsverluste sind bei diesem Krankheitsbild mit der Kontrolle des Körpergewichts nur schlecht zu überprüfen, weil die Verluste in den „3. Raum" hiermit nicht erfaßt werden können. Besser ist daher hier die Überwachung der Kreislauffunktion über den Blutdruck, die Hautperfusion und die Stundenurinmenge.

An Laborgrößen spielen die Bestimmung der Plasma- oder Serumkonzentrationen der Elektrolyte, des Harnstoffs, des Kreatinins, des Hämatokrit, die Blutgasanalyse und die ausgeschiedenen Elektrolytmengen im Urin eine wichtige Rolle.

Intraoperative Phase

Bei gesunden Kindern beginnt im Rahmen von Wahleingriffen die parenterale Infusionsbehandlung erst mit der Narkoseeinleitung. Durch den Einfluß von Narkose und Operation kommt es zu charakteristischen Veränderungen, die auch Einfluß auf den Wasser- und Elektrolythaushalt nehmen [1, 5, 7, 8, 9, 15, 16, 17, 18, 21]. Der sonst übliche Basisbedarf muß daher in dieser Phase modifiziert werden. Folgende Ursachen machen eine solche Korrektur erforderlich: Durch die Nüchternzeit ist ein Defizit entstanden, das nun bei der Substitution mit berücksichtigt werden muß. Die allgemeine Streßreaktion im Rahmen des operativen Eingriffs bedingt einen Adiuretin- und Aldosteronanstieg mit der Tendenz zur Natrium- und Flüssigkeitsretention. Im gleichen Zusammenhang kommt es durch Veränderungen am Kapillarendothel zu einer Natrium- und Wasserverschiebung vom intravasalen in den interstitiellen Raum und umgekehrt. Unabhängig davon bewirken die halogenierten Inhalationsnarkotika Halothan, Enfluran und Isofluran eine Vasodilatation der peripheren Gefäße. Hierdurch kann es im intravasalen Raum zu einem relativen Volumenmangel kommen, hormonelle Reaktionen wie z. B. die Adiuretin- und Aldosteronsekretion können hierdurch noch weiter verstärkt werden.

Bei der Beatmung mit den typischen halboffenen Kindernarkosesystemen (Kuhn-System, Jackson-Rees-System, Bain-System) wird mit trockenen Narkosegasen ventiliert, so daß die Verluste über die Perspiratio insensibilis zunehmen. Bei Verwendung von angefeuchteten Narkosegasen im halboffenen System oder bei Verwendung von Kreissystemen reduzieren sich diese Verluste und sind dann zu vernachlässigen.

Wenn Infrarotstrahler zur Aufrechterhaltung der Körpertemperatur eingesetzt werden, kann es zu einer erheblichen Zunahme der unsichtbaren Wasserverluste kommen, die bei der Zufuhr entsprechend berücksichtigt werden müssen.

In der Summe haben diese Reaktionen zur Folge, daß der Flüssigkeitsbedarf intraoperativ höher als der Basisbedarf ist und in Abhängigkeit vom Alter in folgenden Größenordnungen liegt (Angaben in ml/kg KG/h):

Säuglinge	6–8
Kleinkinder	4–6
Schulkinder	2–4

Die Flüssigkeitsberechnung bezieht sich dabei wieder auf das Körpergewicht; im Gegensatz zu den sonst üblichen Angaben für den Basisbedarf erfolgt hier die Dosierung pro Stunde. Dies hat sich aus praktischen Überlegungen bewährt. Bei kleinen Kindern sollte die Zufuhr über Infusionspumpen erfolgen, um bei den z. T. geringen Infusionsmengen Fehler, v. a. eine zu rasche Infusion, zu vermeiden. Bei der Flüssigkeitsbemessung spielt auch die Art des Eingriffs eine Rolle. Bei peripheren Operationen (z. B. im Bereich der Extremitäten) wird die untere Dosierung gewählt, bei Eingriffen am offenen Thorax die mittlere und bei Eingriffen am offenen Abdomen die hohe Dosierung.

Der Natriumanteil der intraoperativ eingesetzten Infusionslösungen sollte nicht unter 70 mmol/l liegen, weil sonst bei der ausgeprägten Tendenz zur Wasserretention und den altersentsprechend hohen Flüssigkeitsmengen die Gefahr der Wasserintoxikation besteht. Aus diesem Grund werden auch vielfach intraoperativ Lösungen mit einem höheren Natriumanteil eingesetzt, z. B. in Form von Pädiafusin-Op mit einem Natriumanteil von 100 mmol/l oder Ringer-Laktat mit einem Natriumanteil von 130 mmol/l.

Kalium unterliegt intraoperativ einer Reihe verschiedenartiger Einflüsse [10, 11, 19]. Eine Katabolie und ein Gewebstrauma führen zu einer Kaliumfreisetzung aus den Zellen. Die Insulinsekretion ist intraoperativ durch das Freisetzen von Katecholaminen supprimiert, und das Glukagon ist hoch. Beides hat zur Folge, daß Kalium aus der Zelle abgegeben wird. Katecholamine bewirken bei α-Rezeptorenstimulation eine Freisetzung aus dem Intrazellulärraum, bei β-Rezeptorenstimulation einen Kaliumeinstrom in die Zellen. Eine Azidose setzt wiederum Kalium aus dem Intrazellulärraum frei, eine Alkalose, die oft aufgrund einer Hyperventilation anzutreffen ist, bewirkt das Gegenteil. Bei der Zufuhr von Vollblut oder Erythrozytenkonzentrat kann, in Abhängigkeit vom Alter der Konserven, kurzfristig eine hohe Kaliumzufuhr erfolgen.

Als Fazit aus diesen vielfältigen, z. T. entgegengesetzt wirkenden Einflüssen, läßt sich der Schluß ziehen, daß die Kaliumkonzentration intraoperativ, im Plasma oder Serum gemessen, sehr vielen Variationen unterliegt, so daß die Beurteilung einer punktuell abgenommenen Kaliumkonzentration problematisch ist. Vor allen Dingen aufgrund der β-Rezeptoren-Wirkung der Katecholamine muß man annehmen, daß eine Hypokaliämie nicht immer gleichbedeutend mit einer Hypokalie ist.

Wegen dieser mannigfaltigen Probleme sollte deshalb bei normalen Ausgangswerten auf eine routinemäßige Kaliumzufuhr intraoperativ verzichtet werden. Bei normalen Plasma- oder Serumkonzentrationen ist bei den üblichen Operationszeiten in der Kinderchirurgie mit einem Defizit in den relativ kurzen Zeiträumen nicht zu rechnen.

Eine Kaliumzufuhr sollte daher nur bei vorbestehendem Defizit erfolgen und dann eine Größenordnung von 0,2–0,3 mmol/kg KG/h nicht überschreiten. Die genaue Zufuhr in Verbindung mit einer entsprechenden Monitorüberwachung, z.B. in Form eines EKG, sind dabei wichtig. Eine wiederholte Kontrolle der Kaliumkonzentration im Plasma oder Serum ist dabei selbstverständlich.

Postoperative Phase

Wenn es sich um Wahleingriffe bei sonst gesunden Kindern gehandelt hat, braucht die parenterale Infusionstherapie nach Operationsende nur noch kurzzeitig fortgesetzt werden. Hierfür kann der Rest der intraoperativ verwendeten Lösung dienen. Sobald die Kinder ausreichend wach und die Schutzreflexe wieder vorhanden sind, können sie oral Flüssigkeit zu sich nehmen. Unruhe, Weinen und Schreien werden oft weniger durch Schmerzen, als vielmehr durch einen trockenen Mund und Durst hervorgerufen. Deshalb gilt für Kinder die Regel, daß sie postoperativ so früh wie möglich wieder trinken dürfen, ohne daß ein festes Zeitintervall für die postoperative Nüchternperiode festgesetzt wird.

Ist aufgrund des Eingriffs (z.B. Laparatomie) eine längere postoperative Nahrungs- und Flüssigkeitskarenz notwendig, muß die Infusionsbehandlung jedoch fortgesetzt werden. Hatte das Kind vor der Operation einen altersentsprechenden Ernährungszustand und ist eine orale Zufuhr nach 3–5 Tagen wieder möglich, so reicht für diese Phase eine Infusionsbehandlung mit einer Wasser- und Elektrolytlösung und einem niedrigen Glukoseanteil von 5–10%. Eine parenterale Ernährung ist in diesen Fällen nicht erforderlich. Bei der Bemessung der Flüssigkeits- und Elektrolytmengen wird der altersentsprechende Basisbedarf zugrunde gelegt. Am Operationstag selbst besteht jedoch noch die Tendenz zur Flüssigkeitsretention, so daß sich hier die Flüssigkeitszufuhr an der unteren und die Natriumzufuhr an der oberen altersentsprechenden Dosierungsempfehlung für den Basisbedarf orientieren sollte.

Tabelle 4.3. Elektrolytkonzentrationen verschiedener Körperflüssigkeiten (Angaben in mmol/l). (Nach Berry 1985 [9])

Körperflüssigkeit	Na^+	K^+
Speichel	50	20
Magensaft	60 ± 30	$9,1 \pm 4$
Galle	145 ± 15	$5,1 \pm 1,2$
Dünndarmsekret	125 ± 20	$5,0 \pm 2,1$
Diarrhöstuhl	60 ± 30	30 ± 15
Liquor	140 ± 5	$4,5 \pm 1$
Schweiß	30 ± 10	

Verluste über Drainagen oder Sonden müssen gemessen und dann diesem korrigierten Basisbedarf als Korrekturbedarf hinzugefügt werden.

Der Elektrolytgehalt verschiedener Körperflüssigkeiten ist in Tabelle 4.3 dargestellt. Die Kontrolle der Infusionsbehandlung erfolgt wieder mit den klinischen Größen Körpergewicht, Hautturgor, Hautperfusion, Blutdruck und quantitative Urinausscheidung.

An Laborgrößen sind die Plasma- oder Serumkonzentrationen von Na^+, K^+, Cl^-, Harnstoff, Kreatinin und Blutzucker von Bedeutung, die ausgeschiedenen Elektrolytmengen im Urin können eventuell eine wertvolle zusätzliche Hilfe für die Bilanzierung sein.

Parenterale Ernährung

Eine parenterale Ernährung im Kindesalter sollte nur dann in Betracht gezogen werden, wenn bereits präoperativ ein reduzierter Ernährungszustand besteht oder wenn postoperativ nicht mit einem Nahrungsaufbau innerhalb von 3–5 Tagen zu rechnen ist.

Aufgrund der veränderten hormonellen Regulation im posttraumatischen Stoffwechsel – absoluter oder relativer Insulinmangel bei erhöhten antiinsulinären Hormonen – ist eine parenterale Ernährung erst dann sinnvoll, wenn mit einer Derangierung durch die

Tabelle 4.4. Parenterale Ernährung (Dosierung in g bzw. kcal[a]/kg KG/24 h)

Lebensjahr	Glukose	AS[b]	Fett	Energie
1.	8–15	1,5–2,0	2–3	60–100
2.	12–15	1,5	2–3	70–90
3.–5.	12	1,5	1–2	60–70
6.–10.	10	1,0	1–2	50–60
10.–14.	8	1,0	1	50

[a] 1 kcal = 0,2388 kJ.
[b] Es wird empfohlen, in den ersten beiden Lebensjahren eine Aminosäurenlösung zu verwenden, deren Zusammensetzung den Besonderheiten des Neugeborenen und Säuglings angepaßt ist.

Tabelle 4.5. Beispiel für den Aufbau einer parenteralen Ernährung beim Neugeborenen

Infusions-tag	Glukose g/kg/24 h	Aminosäuren g/kg/24 h	Fettemulsion g/kg/24 h	Energie kcal/kg/24 h
1	5,0	1,0	1,0	35
2	6,0	1,5	1,5	46
3	7,0	2,0	2,0	58
4	8,0	2,0	2,5	67
5	10,0	2,0	3,0	81
6	12,0	2,0	3,0	89
⋮				
Steigerung bis auf	15,0	2,0	3,5	108

Substratzufuhr nicht mehr zu rechnen ist [5, 6]. Als einfacher, aber empfindlicher Parameter für den richtigen Zeitpunkt kann die Blutzuckerkonzentration dienen. Solange unter einer Zufuhr von rund 5 g Glukose/kgKG/24 h die Blutzuckerkonzentration über 180 mg% oder über 10 mmol/l liegt, ist bei parenteraler Zufuhr von Nährlösungen noch mit Stoffwechselentgleisungen zu rechnen. Fällt die Glukosekonzentration während der Glukosezufuhr unter diesen Wert, so kann mit einem schrittweisen Nahrungsaufbau über 3–5 Tage begonnen werden.

Die Dosierungsempfehlungen für die einzelnen Substrate sind in Tabelle 4.4 enthalten. Tabelle 4.5 zeigt hierfür ein konkretes Beispiel.

Tabelle 4.6. Anhaltszahlen für die tägliche Vitaminzufuhr. (Nach: American Academy of Pediatrics 1967 [6a]; National Academy of Science 1973 [14a])

Lebensjahr	Thiamin [mg]	Riboflavin [mg]	Niacin [mg]	Vitamin B_6 [mg]
1.	0,2	0,5	5,0	0,4
2.	0,3	0,8	9,0	0,6
3.–5.	0,6	0,9	11,0	0,9
6.–10.	0,9	1,3	14,5	1,2
10.–14.	1,0	1,6	17,0	1,6

Lebensjahr	Vitamin B_{12} [µg]	Folsäure [µg]	Vitamin C [mg]	Vitamin A [µg]	Vitamin D [I.E.]
1.	0,2	50	35	400	400
2.	0,9	100	20	250	400
3.–5.	1,2	100	20	300	400
6.–10.	1,5	100	20	400	400
10.–14.	2,0	100	20	575	400

Lebensjahr	Vitamin E (I.E.)	Vitamin K (µg/kg)
1.	4	15
2.	7	15
3.–5.	9	30
6.–10.	10	30
10.–14.	12	10

Vitamine

Eine genaue Kenntnis des Bedarfs an den einzelnen Vitaminen fehlt. In Tabelle 4.6 werden Anhaltszahlen für eine empfohlene tägliche Zufuhr gegeben.

Spurenelemente

Der Bedarf an Spurenelementen unterliegt großen Schwankungen in Abhängigkeit von der Grunderkrankung und dem Alter des Patienten (Fomon 1974 [11a]). Die genannten Zahlen in Tabelle 4.7 sind nur als Anhaltspunkte zu verstehen.

Tabelle 4.7. Bedarf an Spurenelementen (Dosierung in µmol/kg KG/24 h)

Eisen	1–2
Zink	1–2
Kupfer	0,2–0,4
Mangan	0,1–0,2

Eisen und Zink sollten bei länger dauernder parenteraler Ernährung zugeführt werden. Umstritten ist die Notwendigkeit, weitere Spurenelemente gesondert zuzuführen in Anbetracht des Spurenelementgehalts der Aminosäurenlösungen. Der Bedarf nimmt mit zunehmendem Alter ab.

Vitamine und Spurenelemente brauchen bei normalem Ernährungszustand erst zugeführt zu werden, wenn die parenterale Ernährung eine Woche überschreitet.

Mit Ausnahme des Säuglingsalters (s. Tabelle 4.5) kann bei größeren Kindern die Zufuhr rascher gesteigert werden. Anfänglich wird dabei ⅓ der errechneten Glukosemenge in Verbindung mit ⅓ der Aminosäurenmenge gegeben. Bleibt die Glukosekonzentration unter 180 mg % oder 10 mmol/l, werden jeweils am 2. und am 3. Tag die Glukose und die Aminosäuren um ein weiteres Drittel gesteigert.

Fett wird in diesen Fällen am 4. Tag in der halben Menge gegeben, dabei müssen die Triglyzeride 6 h nach Infusionsbeginn im Normalbereich bleiben. Ist das der Fall, kann ab dem 5. Tag die volle Fettmenge gegeben werden, eine erneute Kontrolle der Triglyzeride 6 h nach Dosissteigerung ist dabei notwendig.

Bei der Planung muß der Gesamttagesbedarf an Flüssigkeit und Elektrolyten beachtet werden, da ein Teil der Nährlösungen z. B. Elektrolyte enthalten. Für die ersten 2 Lebensjahre sollten speziell für die Pädiatrie entwickelte Aminosäurelösungen zum Einsatz kommen. Als Kohlenhydrat wird bei Kindern ausschließlich Glukose verwendet, Sorbit und Fruktose sind wegen der Gefahr der Fruktoseintoleranz kontraindiziert.

Eine parenterale Ernährung kann sowohl periphervenös als auch zentralvenös erfolgen. Beide Verfahren haben ihre Komplikationen, wobei bei der zentralvenösen Zufuhr das Infektionsrisiko mit Sepsis am größten ist.

Die Nährstoffzufuhr sollte kontinuierlich über 24 h erfolgen, die Laborkontrollen müssen unter laufender Infusion im Steady state vorgenommen werden.

Zu Beginn wichtige Laborgrößen sind die Konzentrationen des Blutzuckers und die der Triglyzeride 6 h nach Infusionsbeginn.

Harnstoff, Kreatinin, Transaminasen, Bilirubin, alkalische Phosphatase, Gesamteiweiß, Elektrophorese und Gerinnungsstatus werden nach der Erstabnahme nur in Abständen von Tagen kontrolliert.

Kommt ein Kind zur Operation, das bereits parenteral ernährt wird, so muß die parenterale Ernährung präoperativ abgesetzt werden, da es sonst unter dem Streß zu einer akuten Dekompensation im Stoffwechsel kommen kann. Der Aufbau sollte dann postoperativ wieder mit den üblichen Vorsichtsmaßregeln schrittweise erfolgen.

Soll eine parenterale Ernährung beendet werden, erfolgt das Absetzen der Substrate schrittweise. Meist besteht ein Hyperinsulinismus, so daß bei einer zu raschen Reduktion der Glukosezufuhr Hypoglykämien zu befürchten sind.

Insgesamt bleibt zu beachten, daß eine parenterale Ernährung vor allen Dingen bei kleinen Kindern viel Erfahrung und äußerste Sorgfalt in der Durchführung erfordert. Eine derartige differenzierte Therapie sollte daher nur bei strenger Indikationsstellung und unter Beachtung aller Komplikationsmöglichkeiten zum Einsatz kommen.

Perioperative Volumentherapie

Das zirkulierende Blutvolumen kann für alle Altersstufen einheitlich mit 80–100 ml/kgKG veranschlagt werden. Verluste, die 10–15% des Ausgangsvolumens überschreiten, müssen durch eine entsprechende Volumenzufuhr korrigiert werden. Die Auswahl der zur Verfügung stehenden Möglichkeiten umfaßt dabei natürliche Kolloide, wie Humanalbumin 5%, Humanserum oder Humanplasma und künstliche Kolloide, wie z. B. Dextrane, Hydroxyäthylstärke oder Gelatine. Eine andere Möglichkeit ist die Gabe von kristalloiden Lösungen, z. B. in Form des Ringer-Laktat.

Mit Ausnahme der Notfallmedizin werden wegen der Dosierungsprobleme mit möglichen unerwünschten Nebenwirkungen zumindest bei Säuglingen und Kleinkindern keine künstlichen Kolloide eingesetzt. Es bleiben daher perioperativ 2 Wege übrig, die Volumensubstitution mit Humanalbumin bzw. Serum- oder Plasmapräparaten oder die Applikation von Ringer-Laktat.

Bei der Verwendung von Ringer-Laktat muß beachtet werden, daß im Vergleich zu den natürlichen Kolloiden eine 2- bis 3fach höhere Dosierung erforderlich ist, um die gleiche Volumenwirkung zu erzielen. Eine anfängliche Bolusapplikation von 10 ml/kg KG Humanalbumin 5% entspricht dabei einer Bolusinjektion von 20–30 ml/kg KG Ringer-Laktat.

Humanplasma (Fresh-frozen-Plasma) ist in erster Linie zur Substitution von plasmatischen Gerinnungsfaktoren bestimmt, so daß es erst bei einer Massentransfusion zum Einsatz kommen sollte.

Die ausschließliche Volumengabe wird beendet, wenn der Hämatokrit durch die Verdünnung unter den altersentsprechenden unteren Grenzwert absinkt. Ausnahmen davon sind Kinder mit chronischer Anämie, die an tiefere Werte adaptiert sind (z. B. Kinder mit Niereninsuffizienz oder chronischen Knochenmarkerkrankungen).

Wird der untere Grenzwert unterschritten, müssen Erythrozyten substituiert werden.

Da hierfür in der überwiegenden Zahl der Fälle Vollblut oder sogar Frischblut heute nicht mehr zur Verfügung steht, wird alternativ Erythrozytenkonzentrat verwendet. Die Aufschwemmung erfolgt dabei am einfachsten mit Humanalbumin 5% zu gleichen Teilen.

Bei Massentransfusionen kann es über den Verdünnungseffekt zu einem Absinken der Gerinnungsaktivität kommen, so daß bei einer errechneten Verdünnung von rund 80% an die Stelle des Humanalbumins Frischplasma treten sollte. Besser und genauer ist es jedoch, diesen Zeitpunkt mit Hilfe einer Gerinnungsanalyse festzulegen, weil es gleichzeitig zum Absinken der Thrombozytenzahl unter die kritische Grenze von $50\,000/mm^3$ kommen kann und deshalb auch die Kontrolle der Thrombozytenzahl erforderlich wird.

In diesen Fällen ist dann zusätzlich die Gabe von Thrombozyten erforderlich.

Sowohl bei der Applikation von Erythrozytenkonzentrat als auch bei der Infusion von Frischplasma kann es durch das darin enthaltene Zitrat zum akuten Absinken des ionisierten Kalziums kommen. Plötzliche Hypotonien und Bradykardien mit einer elektromechanischen Entkopplung sind die bedrohlichen Folgen. Deshalb sollte bei Massentransfusionen das ionisierte Kalzium gemessen werden, sofern dies möglich ist.

Besteht dazu keine Gelegenheit, ist bei unklaren Hypotonien im Rahmen von Massentransfusionen, wenn alle anderen Ursachen ausgeschlossen sind, eine Bolusgabe von 10 mg/kg KG Kalziumchlorid oder 30 mg/kg KG Kalziumglukonat zu empfehlen.

Die Kontrolle der Volumensubstitution erfolgt am besten mit Hilfe der Blutdruckmessung, die heute für alle Altersstufen zur Verfügung steht.

Zusätzlich zur Blutdruckmessung müssen sämtliche Blutverluste geschätzt und gemessen werden, entsprechende Absauggefäße sollten vorhanden sein.

Ein gutes klinisches Zeichen zur Beurteilung der Volumensituation ist die Perfusion des Kapillarbetts, z. B. im Bereich der Fingernägel. Füllt sich das Nagelbett nach Kompression nicht innerhalb von zwei Sekunden, ist die Perfusion insuffizient. Die Hämatokritkontrolle sollte bei größeren Blutverlusten in regelmäßigen Abständen erfolgen, um die Substitution von Erythrozyten steuern zu können. Die Volumen- und Blutapplikation erfolgt bei kleinen Kindern am einfachsten über Bolusgaben mit Hilfe von Einwegspritzen. Bei größeren Kindern sind Markierungen an den Infusionsflaschen und der Einsatz von Federwaagen bei Blutbeuteln zu empfehlen.

Literatur

1. Ahnefeld FW, Bergmann H, Burri C, Halmágyi M, Rügheimer E (1978) Grundlagen der Ernährungstherapie im Kindesalter. Klin Anästhesiol Intensivther 16
2. Allison CW, Cater JJ, Gray JG, Staziker AC (1982) Pre-operative starvation in children. Anaesthesia 37: 274
3. Altemeyer KH, Schöch G, Breucking E, Seeling W, Schmitz JE, Dick W

(1979) Vergleichende Untersuchungen zur perioperativen Infusionstherapie im Kindesalter. Infusionstherap 6: 63

4. Altemeyer KH, Breucking E, Schöch G, Seeling W, Bindewald H, Dick W (1981) Vergleichende Untersuchungen zur perioperativen Infusionstherapie im Säuglingsalter. Infusionsther 1: 36

5. Altemeyer KH, Breucking E, Fösel T, Dick W (1983) Veränderungen der Stoffwechselregulation unter dem Einfluß von Narkose und Operation im Kindesalter. In: Pohlandt F (Hrsg) Pädiatrische Intensivmedizin Bd V, 21. Thieme, Stuttgart New York

6. Altemeyer KH, Seeling W, Schmitz JE, Koßmann B (1984) Posttraumatischer Stoffwechsel – Grundlagen und klinische Aspekte. Anaesthesist 33: 4

6a. American Academy of Pediatrics, Committee on Nutrition (1967) Minimum vitamin levels per 100 kcal of formula. Pediatrics 40: 916

7. Bennett EJ (1975) Fluid balance in the newborn. Anaesthesiology 43: 210

8. Bennett EJ, Bowyer DE, Jenkins MT (1971) Studies in aldosterone excretion of the neonate undergoing anaesthesia and surgery. Anaesth Anal Curr Res 50: 4

9. Berry F (1985) Fluid and electrolyte therapy in pediatrics. Anual refresher course lectures of the American Society of Anesthesiologists, San Francisco, No 152.

10. Brown MJ, Brown DC, Murphy MB (1983) Hypokalemia from beta$_2$-receptors stimulation by circulating epinephrine. New Engl J Med 309: 1414

11. Dick W, Halmágyi M, Hofmann S (1970) Veränderungen der Homoiostase durch die präoperative Nahrungskarenz beim Säugling. Springer, Berlin Heidelberg New York (Anaesthesiologie und Wiederbelebung Bd 47, S 79)

11a. Fomon SJ (1974) Infant nutrition. Saunders, Philadelphia

12. Fronzo BMJ de, Fronzo RA de (1981) Extrarenal potassium homeostasis. Am J Physiol 240 F: 257

13. Graham JFM (1979) Preoperative starvation and plasma glucose concentrations in children undergoing outpatient anaesthesia. Br J Anaesth 51: 161

14. Kraus GB (1981) Untersuchung zur präoperativen Flüssigkeitskarenz bei Säuglingen. Anästh Intensivther Notfallmed 16: 103

14a. National Academy of Science, National Research Council, Food and Nutrition Board (1973) Recommended dietary allowances, 8th revised edn. National Academy of Science, Washington D.C.

15. Philbin DM, Loggins CH (1980) The effect of anaesthesia on antidiuretic hormone levels. In: Stoeckel H, Oyama T (eds) Endocrinology in anaesthesia and surgery. Springer, Berlin Heidelberg New York (Anaesthesiologie und Intensivmedizin Bd 132, S 76)

16. Schöch G (1978) Besonderheiten des Wasser-, Elektrolyt- und Säuren-Basen-Haushaltes in der intra- und postoperativen Phase. In: Ahnefeld

FW, Bergmann H, Burri C, Dick W, Halmágyi M, Rügheimer E (Hrsg) Grundlagen der Ernährungsbehandlung im Kindesalter. Klin Anästhesiol Intensivther 16: 171
17. Seeling W, Ahnefeld FW, Altemeyer KH, Dölp R, Mehrkens HH (1979) Die Zufuhr von Wasser, Elektrolyten und Spurenelementen in der perioperativen Phase. Akt Ernährung 4: 106
18. Smith RM (1980) Anesthesia for infants and children, 4th edn. Mosby, St. Louis Toronto London
19. Williams ME, Rosa RM, Silva P, Brown RS, Epstein FH (1984) Impairment of extrarenal potassium disposal by α-adrenergic stimulation. New Engl J Med 311: 145
20. Winters RW (1973) The body fluids in pediatrics. Little, Brown & Co, Boston
21. Witassek F, Vetter H, Hack G, Marx M (1980) Effect of anaesthesia and surgery on the renin-angiotensin-aldosterone system. In: Stoeckel H, Oyama T (eds) Endocrinology in anaesthesia and surgery. Springer, Berlin Heidelberg New York (Anaesthesiologie und Intensivmedizin Bd 132, S 83)

Teil 5: Vorbereitung zur Anästhesie

U. BAUER-MIETTINEN

Voruntersuchung

Besuch

Ein Besuch des Anästhesisten beim Kind und seinen Eltern ist unerläßlich und darf auch bei ambulanten Patienten nicht fehlen. Am besten werden die Erhebung der Anamnese und die Voruntersuchung in Form eines informellen Gesprächs geführt. Der Anästhesist hat dabei die Gelegenheit, auch die psychischen Reaktionen des Kindes und die Einstellung der Eltern zu beobachten. Anschließend wird er die Art der Prämedikation und die Narkosemethode aufgrund der ermittelten Information festlegen können.

Meist ist es dem Anästhesisten aus organisatorischen und zeitlichen Gründen nicht möglich, eine komplette präoperative Untersuchung des Kindes selbst durchzuführen. Er wird sich auf diejenigen Aspekte konzentrieren, die für die Anästhesieführung von Bedeutung sind. Unterlagen des Hausarztes bzw. Pädiaters sollten beim Vorbesuch zur Einsicht vorliegen. Die Beurteilung der Narkosefähigkeit bleibt jedoch allein in der Kompetenz des Anästhesisten.

Die wirksamste Prophylaxe gegen Mißverständnisse, Nervosität und Angstreaktionen seitens der Eltern und des Patienten ist eine offene, leicht verständliche Information durch den Anästhesisten. Die präoperativen Maßnahmen werden erklärt: Nahrungskarenz, Art der Prämedikation und Narkoseeinleitung. Ebenso wichtig sind Angaben über die unmittelbare postoperative Periode: Infusionstherapie, Aufnahme der oralen Flüssigkeitszufuhr, Schmerzbekämpfung.

Auch das Kind wird altersentsprechend aufgeklärt. Es kommt vor, daß überängstliche Eltern dies sogar ablehnen, weil sie meinen, das Kind dadurch psychisch zu schonen. Schon Kleinkinder haben jedoch ein Recht auf Information: sie sollten zumindest wissen, daß eine Operation bevorsteht und daß sie dabei „schlafen" werden, um keine Schmerzen zu verspüren.

Manche Eltern möchten bei der Narkoseeinleitung anwesend sein. Dies kann auf das Kind beruhigend wirken; das Gegenteil kann aber auch zutreffen. Hier bleibt es stets dem Anästhesisten - nicht dem Pädiater - vorbehalten zu entscheiden, ob er die Anwesenheit der Eltern akzeptiert oder ablehnt. Bei Kleinkindern kann das Problem geschickt durch die Verabreichung einer Basisnarkose gelöst werden. Dies erlaubt das Einschlafen des Kindes auf der Station, buchstäblich in den Armen der Mutter.

Anamnese und Voruntersuchung

Bei jedem Patienten sollen routinemäßig die gleichen Fragen zur Anamnese gestellt werden. Der Anamnesebogen sieht folgendermaßen aus:

- Ist das Kind überwiegend gesund? Welche Krankheiten hat es durchgemacht?
- War die Geburt normal? Wurde das Kind zum Termin geboren oder war es eine Frühgeburt? Mußte es nach der Geburt ins Krankenhaus eingewiesen werden?
- Hat das Kind schon eine Operation bzw. Narkose durchgemacht? Gab es Komplikationen? Sind Narkosekomplikationen in der Familie bekannt?
- Sind Allergien beim Kind oder in der Familie bekannt? Wie äußern sie sich? Gibt es Medikamente, die das Kind nicht verträgt?
- Sind besondere Krankheiten (Anfallsleiden, Zuckerkrankheit, Asthma, Blutungsneigung) in der Familie bekannt?
- Hatte das Kind schon einen Anfall von Pseudokrupp?
  Mußte es deshalb ins Krankenhaus?
- Leidet das Kind oft an sog. Erkältungskrankheiten?
  Wann hatte es zuletzt Schnupfen, Husten, Fieber?
- Braucht das Kind z. Z. Medikamente?
  Wann mußte es zuletzt Medikamente nehmen?
- Ist die Nahrungsaufnahme normal?
  Sind Verdauung und Stuhlgang in Ordnung?
- Ist das Kind nach Ansicht der Eltern jetzt gesund?

102

Der Anästhesist konzentriert sich bei der Untersuchung des Kindes auf folgende Aspekte:

- Allgemeiner Eindruck – wirkt das Kind normal oder fällt etwas bei seinem Aussehen oder Verhalten auf?
- Auskultation von Herz und Lungen.
- Inspektion von Rachen, Mund und Zähnen: Könnte die Intubation erschwert sein?
- Beobachten der Nasen- bzw. Mundatmung.
  Der einfachste Test bei verstopfter Nase ist, das Kind zum Schneuzen aufzufordern und das Ergebnis im Taschentuch zu inspizieren. Die Menge, Farbe und Beschaffenheit des Sekrets geben Auskunft über eine evtl. vorliegende eitrige Sinusitis, vasomotorische Rhinitis etc.
- Sind periphere Venen am Handrücken oder Vorderarm – beim Säugling an der Volarseite des Handgelenks – leicht auffindbar?

Präoperative Laboruntersuchungen

Bei normalen Kindern ohne Begleiterkrankungen werden die Laboruntersuchungen vor typischen kinderchirurgischen Wahleingriffen (Herniotomie, Zirkumzision, Orchidopexie) auf ein Minimum beschränkt; außer dem Urinstatus werden Hämoglobin und/ oder Hämatokrit bestimmt. Man kann von Laboruntersuchungen dann absehen, wenn es sich um einfache Notfalleingriffe (geschlossene Reposition, Wundversorgung) bei sonst gesunden Kindern handelt, insbesondere wenn das Kind regelmäßig vom Pädiater kontrolliert wird. Vor einer Adenoidektomie/Tonsillektomie werden jedoch zusätzlich die Thrombozytenzahl, die Blutgruppe sowie der einfache Gerinnungsstatus (Quick-Wert, partielle Thromboplastinzeit) bestimmt.
Vor eingreifenden Operationen bzw. bei Patienten mit Systemerkrankungen sind selbstverständlich weitere Laboruntersuchungen unerläßlich: Differentialblutbild, Serumelektrolyte, Säure-Basen-Status, Kreatinin, Gesamteiweiß usw.

Vorbehandlung

Es liegt außerhalb des Rahmens dieser Monographie, die überaus zahlreichen Krankheitsbilder des Kindesalters und ihre Konsequenzen für die Narkosevorbereitung und -führung zu besprechen. Besteht anläßlich der Untersuchung der Verdacht auf eine Entwicklungsstörung oder auf ein klinisches Syndrom, soll jedenfalls ein Pädiater konsultiert werden. Frühzeitiges Dokumentieren abweichender Befunde ist auch aus juristischen Gründen angebracht, da es vorkommt, daß die Eltern eine später auffallende Symptomatik auf die Anästhesie zurückführen wollen. Ebenfalls in Zusammenarbeit mit einem Fachspezialisten wird dann ein Behandlungsplan entworfen, wenn ein Kind wegen einer Systemkrankheit Dauertherapie und/oder regelmäßige Kontrollen benötigt (Diabetes, Leukämien und Tumorkrankheiten, therapieresistente Epilepsieformen, gewisse angeborene Herzvitien, endokrinologische Störungen etc.).

In der Folge werden einige bei sonst gesunden Kindern auftretende Probleme besprochen, bei denen der Anästhesist beurteilen muß, ob die Narkosefähigkeit bzw. das Anästhesierisiko durch den vorliegenden Befund unmittelbar beeinflußt werden. Auf mögliche weitere Vorbereitungsmaßnahmen wird hingewiesen.

Erkrankung der Atemwege

Wenn bei der Voruntersuchung Zeichen eines akuten Atemwegsinfekts - Schnupfen, Schleimstraße im Epipharynx, produktives Husten, evtl. erhöhte Körpertemperatur - feststellbar sind, werden jegliche Wahleingriffe verschoben, bis das Kind völlig symptomfrei ist. In der Regel sollte man nach einer Erkältungskrankheit einen Monat bis zur Operation warten (McGill et al. 1979). Noch mehrere Wochen nach einer Atemwegsinfektion ist die Drainage der Tracheobronchialsekrete erschwert und die Schwelle für Hustenreiz herabgesetzt. In einer großangelegten schwedischen Studie war die Häufigkeit eines Laryngospasmus bei Kindern um das Mehrfache erhöht, wenn sie trotz eines bestehenden respiratorischen Infekts einer Narkose unterzogen wurden (Olsson u. Hallén 1984). Überraschenderweise trägt aber ein akuter Luftwegsinfekt nicht zum Entstehen des sog. Postintubationsstridors bei (Koka et al. 1977).

Kommt ein Anfall von Pseudokrupp in der Anamnese vor, sollten die Eltern vorsorglich darauf aufmerksam gemacht werden, daß Heiserkeit und bellender Husten nach einer Intubationsnarkose auftreten könnten. Medikamente zur Prophylaxe sind nicht angezeigt. Die beste vorbeugende Maßnahme ist die Wahl der korrekten Tubusgröße: beim Beatmen soll bei einem Überdruck von $+25$ cm H_2O ($\hat{=} 2{,}45$ kPa) ein deutliches Leck um den Tubus hörbar sein.

Besteht in der Anamnese schon wochenlang chronischer oder immer wiederkehrender Husten, werden Differentialblutbild und Röntgenaufnahme verordnet. Je nach Befund muß eine präoperative Therapie mit Antibiotika, Mukolytika und Physiotherapie eingeleitet werden.

Sollte ein Kind am Vorabend der Operation plötzlich Fieber aufweisen, sonst aber symptomfrei sein, wird die Messung nochmals wiederholt, wenn das Kind ruhig im Bett schläft. Aufregung, Weinen, Durst oder allzu warme Bekleidung können die Ursache einer Temperaturerhöhung sein. Besteht das Fieber ($>38\,°C$) morgens immer noch, wird eine Narkose abgelehnt. Ein akut auftretendes Ekzem bei einem vorher gesunden Kind ist ebenfalls eine Kontraindikation für Narkose und Operation.

Anämie

Das Narkoserisiko ist bei schon präoperativ bestehender Anämie erhöht. Bei einem Hämatokrit von weniger als 30% (Hämoglobin <100 g/l) kommt es zu einer kompensatorischen Steigerung des Herzzeitvolumens. Während der Narkose kann der Kompensationsmechanismus unter der Einwirkung von Anästhesiemitteln, durch Blutdruckabfall, Bradykardie, Vasodilatation usw. gestört werden. Kommt es dazu noch zu einer plötzlichen Unterbrechung der Sauerstoffzufuhr, z.B. zu einer Apnoe oder Obstruktion der Atemwege, wird eine ausreichende Sauerstoffversorgung nicht mehr aufrechterhalten.

Wenn bei einem gesunden Kind präoperativ eine Anämie (Hkt

<30%, Hb<100 g/l) entdeckt wird, ist eine Abklärung der Ursache indiziert. Kleinkinder, die unter rezidivierenden Atemwegsinfektionen leiden, werden nicht selten anämisch; falsche Ernährungsgewohnheiten können eine Eisenmangelanämie verursachen; bei Patienten aus dem Mittelmeerraum muß an eine Thalassämie, bei Kindern aus afrikanischen Ländern an eine Sichelzellenanämie gedacht werden.

Zu beachten sind die physiologischen Parameter im Säuglingsalter: bei Neugeborenen liegt eine Anämie schon bei einem Hämatokritwert von weniger als 40% vor. Dagegen ist der Hämatokritwert am Ende des 1. Trimenons normalerweise zwischen 29 und 31%; bei Frühgeborenen können sogar extrem niedrige Werte beobachtet werden. Gerade im Alter von 2–3 Monaten ist die Operation einer Leistenhernie bei den Frühgeborenen häufig indiziert. Bei einem Hämatokritwert von 27–30% bedeutet eine präoperative Transfusion vermutlich ein größeres Risiko als eine sorgfältig durchgeführte Narkose. Bei einem Hämatokritwert von 25–26% wird die Operation verschoben und der Patient vorher auftransfundiert. Ist der Eingriff dringend, wird mit der Transfusion begonnen, sobald ein Venenzugang gelegt ist.

Prämaturität

Bei Säuglingen, die in den ersten 6 Lebensmonaten operiert werden müssen und anamnestisch Frühgeburten waren, werden postoperativ respiratorische Komplikationen, Apnoeanfälle, Bildung von Atelektasen, Pneumonie usw., signifikant häufiger beobachtet als bei gleichaltrigen, am Termin geborenen Säuglingen. Die Ursache ist in der Unreife des Zentralnervensystems und der Lungen zu suchen. Von ambulant durchgeführten Narkosen ist bei diesen Kindern dringend abzuraten, auch bei sog. Bagatelloperationen. Die Säuglinge müssen postoperativ 24 h lang intensiv überwacht werden.

Nahrungskarenz

Die Nahrungskarenz muß vor Wahleingriffen rigoros und ohne
Ausnahme gemäß folgender Grundregel eingehalten werden:

> Am Tag eines Wahleingriffs darf der Patient keine reguläre
> Mahlzeit einnehmen!

Durch Befolgen dieser Regel werden keine Meinungsverschieden-
heiten darüber entstehen, ob ein Eingriff in Narkose – meistens
handelt es sich um eine diagnostische Maßnahme – noch durch
den behandelnden Arzt für den späteren Nachmittag verordnet
werden darf, wenn das Kind schon sein normales Mittagessen ein-
genommen hatte. Ein Kindermagen ist keineswegs mit Sicherheit
6 h nach einer Mahlzeit leer.
Präoperative Hypoglykämie infolge Nahrungskarenz konnte bei
Kindern in einschlägigen Studien nur sporadisch oder überhaupt
nicht nachgewiesen werden. Da aber ein möglichst normaler
Hydrationszustand präoperativ wünschenswert ist, dürfen Kleinkinder nachts bis 4 h vor Narkosebeginn klare Flüssigkeit (Kinder-
tee oder Wasser) trinken. Wird ein Eingriff erst nachmittags durchgeführt, trinken die Patienten um 7.30 Uhr morgens gezuckerten
Tee – Milchgetränke sind gänzlich verboten – und essen Zwieback.
Sie bekommen nochmals klare Flüssigkeit um 9.30 Uhr und müssen
dann über Mittag fasten.
Säuglinge sollten selbstverständlich morgens als erste auf der Operationsliste stehen. Sie trinken noch nachts ein Gemisch aus gleichen Teilen von Milch und Tee; die kleinsten Säuglinge von weniger als 4 kg KG erhalten bis 4 h vor Narkosebeginn Milch bzw.
werden gestillt.

Schmerzfreie Venenpunktion

Wenn eine intravenöse Einleitung bei einem ängstlichen Kind
geplant wird oder wenn ein Patient wiederholt Venenpunktionen
über sich ergehen lassen muß, ist das Vorbereiten der Haut mit

einer lokalanästhesierenden Salbe empfehlenswert. Neuerdings steht zu diesem Zweck die sog. EMLA-Creme zur Verfügung, die als Wirksubstanzen 5% Lidocain und Prilocain enthält (Hallén et al. 1984). Die Applikation muß mindestens 45-60 min vor der geplanten Punktion erfolgen, am besten mit der Prämedikation. Erfahrungsgemäß wird der Punktionsschmerz von den meisten Kindern überhaupt nicht wahrgenommen.

Prämedikation

Planen und Festlegen der Methode

Die kindergerechte Anästhesieführung fängt mit einer kinderfreundlichen Prämedikation an. In der Folge werden in erster Linie orale und rektale Methoden besprochen, die ohne Injektionsschmerz durchführbar sind und sich bei Kindern bewährt haben.
Mit Hilfe einer geeigneten Prämedikation wird die Anästhesieeinleitung für den kleinen Patienten zu einer angenehmen oder zumindest akzeptablen, ohne Tränen verlaufenden Maßnahme. Die Arbeit des Anästhesisten wird ebenfalls erleichtert: Die Einleitung geht planmäßig und ohne Aufregung vor sich, Symptome störender Reflexirritabilität und Exzitation werden reduziert oder treten gar nicht auf. Damit die Prämedikation zweckmäßig ist, muß sie für jedes Kind individuell verordnet werden. Auf das Festlegen von klaren Richtlinien, sogar auf ein Schema, muß trotzdem nicht verzichtet werden, im Gegenteil, dies ist sogar notwendig. Allzu viele verschiedene Prämedikationsvarianten sind aus organisatorischen und finanziellen Gründen nicht tragbar. Bei zu großer Auswahl an Pharmaka entstehen leicht Fehler bei der Dosierung und Verabreichung, v.a. in einem Betrieb, in welchem pädiatrische Patienten in der Minderheit sind und die notwendige Routine deshalb ausbleibt.
Prämedikationsrichtlinien für Patienten im Kindesalter können mit einer relativ geringen Anzahl von Medikamenten und Techniken

gestaltet werden, vorausgesetzt, daß die Möglichkeiten des jeweiligen Anästhesiebetriebs und die Tatsache, daß es sich bei den Patienten um Kinder handelt, bei der Planung berücksichtigt werden.
Abzuklären sind z. B. folgende Aspekte:

- Werden die Patienten zur stationären Behandlung am Vortag der
  Operation aufgenommen oder ambulant bzw. in der Tagesklinik
  betreut?
- Handelt es sich um Wahleingriffe oder kommen auch Notfallpatienten ohne Nahrungskarenz vor?
- Welche Einleitungsmethoden für Kinder werden vom Anästhesisten bevorzugt bzw. am besten beherrscht?
- Ist für die postoperative Periode in der Betreuung von Kindern
  ausgebildetes Personal vorhanden?

In jedem Einzelfall wird die Prämedikation den individuellen
Eigenschaften und Bedürfnissen des Kindes angepaßt:

- Wie alt ist der Patient?
- Handelt es sich um ein normales, gesundes Kind oder weist es
  medizinische oder psychologische Probleme auf?
- Hat das Kind Erfahrungen mit früheren Anästhesien?
- Würde das Kind eine intravenöse, eine rektale oder eine Inhalationseinleitung am besten akzeptieren?
- Werden die Eltern bzw. die Mutter bei der Einleitung anwesend
  sein? Verhalten sie sich verständnisvoll, skeptisch, ängstlich,
  aggressiv?

Verabreichungsart, Patientenalter und Einleitungsmethode

Säuglinge und Kleinkinder im Alter von weniger als 1–1½ Jahren
werden am sichersten intramuskulär prämediziert. Der Injektionsschmerz wird zwar realisiert, hinterläßt aber in dieser Altersgruppe
keine bleibenden Erinnerungen. Umstritten ist, ob Säuglinge eine
beruhigende Prämedikation aus psychologischen Gründen überhaupt benötigen. Zweifelsohne wird aber die Einleitung eines
schreienden, kräftigen Säuglings mit kaum sicht- und tastbaren
peripheren Venen die Zeit und die Nerven des Anästhesisten erheb-

Tabelle 5.1. Verabreichungsart der Prämedikation in bezug auf Patientenalter

Alter	Oral	Rektal	Basisnarkose	i. m.	i. v.	Keine
0–11 Monate	–	–	(+)	+	–	–
1–6 Jahre	+	+	+	–	–	–
7–16 Jahre	+	–	–	–	(+)	–

– nicht zu empfehlen, (+) evtl. möglich, + empfehlenswert.

lich beanspruchen. Gesunden, normalen Säuglingen darf nach dem 4. Lebensmonat eine sedative Prämedikation zugemutet werden, wenn ihr Körpergewicht mindestens 5 kg beträgt.

Bei Klein- und Vorschulkindern kommen in erster Linie rektale und orale Prämedikationsmethoden zur Anwendung. Für Patienten dieser Altersgruppe und deren Mütter ist die Trennung ein aufregendes Erlebnis. Wenn der Anästhesist eine Methode wünscht, die das Einschlafen des Kindes schon außerhalb des Operationstraktes in den Armen der Mutter garantiert, steht ihm die sog. Basisnarkose zur Verfügung: die rektale Verabreichung eines kurzwirkenden Barbiturats, Thiopental (Trapanal) bzw. Methohexital (Brevimytal) bewirkt rasch und schonend den Schlafeintritt ohne vorherige Prämedikation.

Sollte das Kind bzw. die Mutter die rektale Instillation ablehnen, kann der Anästhesist ihnen eine intramuskuläre Variante der Basisnarkose vorschlagen: Methohexital i. m. bewirkt ebenfalls das Einschlafen des Kindes in wenigen Minuten. Der Injektionsschmerz ist bei dieser Technik offensichtlich geringfügig und kurzdauernd. Die Durchführung der Basisnarkose verlangt die konstante Anwesenheit des Anästhesisten oder einer ausgebildeten Anästhesieschwester.

Eine rektale Prämedikation beansprucht dagegen den Anästhesisten weniger als die Basisnarkose, da sie wie üblich durch die Krankenschwester auf der Station verabreicht werden kann. Als Pharmaka kommen hauptsächlich Benzodiazepine in Frage. Diese bewirken selten den Schlafeintritt; dafür kommt es zu euphorischer, indifferenter Stimmungslage. Die Durchführung der Narkoseeinleitung beim wachen, kooperativen Patienten ist meistens problemlos.

Die untere Altersgrenze für eine orale Prämedikation ist individuell verschieden. Schon 1½jährige akzeptieren meistens ein flüssiges Medikament, das mit süßem Saft gemischt, gefolgt von einigen Löffeln Tee, von der Mutter gegeben wird. Neuroleptika mit motorisch und vegetativ dämpfenden, schlafinduzierenden Eigenschaften sind besonders für Klein- und Vorschulkinder geeignet. Anschließend läßt sich eine schonende Inhalationseinleitung durchführen, ohne vom Patienten realisiert zu werden. Die Voraussetzung ist eine versierte Hilfsperson, die den Venenzugang legt, sobald das Kind die behutsam aufgelegte Narkosemaske akzeptiert. Diese Technik ist ebenfalls für solche Kinder zu empfehlen, die eine wahre Phobie gegen Injektionen aller Art entwickelt haben – oft aufgrund früherer unangenehmer Erfahrungen.

Für Schulkinder und Jugendliche sollte heute die orale Prämedikation ebenfalls selbstverständlich sein. Wenn, wie in dieser Altersgruppe üblich, die Einleitung i.v. erfolgt, kann auf eine starke Sedation verzichtet werden. Verschiedene Benzodiazepine sind für Patienten in diesem Alter besonders geeignet. Mehrfach wurde nachgewiesen, daß das Nüchternheitsprinzip durch die orale Prämedikation nicht tangiert wird (Hirlinger et al. 1984). Es ist ratsam, dies den Eltern mit dem Hinweis auf eine normal im Magen vorzufindende Sekretmenge zu erklären.

Sollte es einmal nach der oralen Prämedikation zum Erbrechen kommen, ist es vorsichtig, die Dosis nicht nochmals zu wiederholen, sondern bis zum Narkosebeginn abzuwarten; ein Teil des Medikaments wurde wahrscheinlich resorbiert. Falls die Sedation doch ausbleibt und das Kind sehr unruhig ist, kann der Anästhesist den Schlaf durch die Basisnarkose im Beisein der Mutter einleiten.

Dauer des Krankenhausaufenthalts

Bei den stationären Patienten hat der Anästhesist freie Hand, jede beliebige Prämedikationsmethode einzusetzen. Säuglinge und Kleinkinder, die als erste auf die Operationsliste gesetzt werden sollen, können schon frühmorgens auf der Station prämediziert wer-

Tabelle 5.2. Verabreichungsart der Prämedikation bei Wahleingriffen bzw. Notfällen

Wahleingriffe	Oral	Rektal	Basis-narkose	i.m.	i.v.	Keine
Stationär	+	+	+	(+)	–	–
Tagespatient	(+)	+	+	–	–	+
Ambulant	(+)	+	+	–	–	+
Notfälle	–	+	(+)	+	+	(+)

+ empfehlenswert, (+) evtl. möglich, – nicht zu empfehlen.

den. Auch langwirkende Prämedikationsmittel sind zulässig, sogar erwünscht; die postoperative Sedation potenziert die Wirkung von Schmerzmitteln und macht die Verabreichung starker Analgetika nach kurzen Routineeingriffen in der Regel überflüssig.

Bei ambulanten Patienten ist eine unnötige präoperative Wartezeit unbedingt zu vermeiden. Postoperativ sollte das Kind in 2–4 h wach, zur Nahrungsaufnahme bereit und entlassungsfähig sein. Für ambulante Klein- und Vorschulkinder ist die Basisnarkose ideal. Die Patienten können erst 15–30 min vor Narkosebeginn eintreten; sie sind postoperativ in kürzester Zeit wieder entlassungsfähig. Das kurzwirkende Benzodiazepin Midazolam erfüllt ebenfalls die bei ambulanten Patienten erforderlichen Prämedikationskriterien.

Für die Patienten einer Tagesklinik, die zwar morgens, unmittelbar präoperativ, eintreten, dafür aber erst abends entlassen werden, sind Prämedikationsmethoden mit schnellem Wirkungseintritt, wie für ambulante Patienten, von Vorteil. Andererseits muß weniger auf die postoperative Wirkungsdauer der Medikamente geachtet werden.

Notfallpatienten

Wenn die Nahrungskarenz nicht eingehalten werden kann, soll das Kind grundsätzlich parenteral, i.m. oder i.v. prämediziert werden. Ein Kind, das einen Unfall hatte, bedarf oft eines Schmerzmittels, damit es untersucht werden kann und die nötigen diagnostischen

Maßnahmen durchführbar sind. Am besten wird der Anästhesist sofort zugezogen, um einen Venenzugang zu legen und ein Analgetikum oder/und Sedativum zu verordnen. Diese können gezielt i. v. in niedrigen Dosen gegeben werden und erfüllen bei anschließender Anästhesie auch den Zweck einer Prämedikation (s. auch Tabelle 5.2).

Wenn der Anästhesist eine Injektion vermeiden, ein ängstlich weinendes Kleinkind aber trotzdem leicht sedieren möchte, ist die rektale Prämedikation mit dem rasch und kurz wirkenden Benzodiazepin Midazolam eine gute Alternative. Das Kind bleibt ansprechbar mit voll aktiven Schutzreflexen.

Die rektale Basisnarkose mit Thiopental bzw. Methohexital wird zwar von einigen amerikanischen Autoren auch bei nicht nüchternen Kleinkindern für zulässig gehalten; sie sollte aber eher einem in der Betreuung von Kindern erfahrenen Anästhesisten vorbehalten bleiben. Eine gut eingespielte Assistenz ist die Voraussetzung. Ein mögliches Aspirationsrisiko besteht nach der rektalen Einleitung beim tief schlafenden Patienten; er wird vorsorglich bis vor der Intubation in die Seitenlage gebracht. Die Infusion wird ohne Verzögerung gelegt und das Kind präoxygeniert. Dann wird zügig unter Cricoiddruck mit Hilfe von Succinylcholin intubiert. Ketamin (Ketanest) wird im Abschnitt über Medikamente für intramuskuläre Prämedikation kurz besprochen.

Medikamente

Anticholinergika

Wird bei einem Säugling bzw. Kleinkind eine Inhalationseinleitung geplant, ist die Verabreichung von Atropin schon in der Prämedikation vorteilhaft. Auch wenn die modernen Inhalationsanästhetika keine Irritation der Atemwege bewirken, kann die in diesen Altersgruppen oft erhebliche Salivation bei der Narkoseeinleitung stören. Mit der Verabreichung von Atropin in der Prämedikation kann zudem einer durch Halothan induzierten Herz-Kreislauf-Depression bei Säuglingen und Kleinkindern vorgebeugt werden (Friesen u. Lichter 1982).

Bei oraler Prämedikation wird Atropin gleichzeitig und ebenfalls per os gegeben; der sekrethemmende Effekt ist nach 1 h zufriedenstellend. Atropin kann ebenfalls der rektalen Prämedikation bzw. Basisnarkose zugefügt werden; nach 15–30 min sind sowohl die vagus- als auch die sekrethemmende Wirkung nachweisbar (Olsson et al. 1983). Zusätzlich muß bei jeder Narkoseeinleitung vorsorglich eine Atropinspritze zur intravenösen Injektion bereitliegen.

Vor einer Anästhesie mit Ketamin ist Atropin als Prämedikationsmittel besonders indiziert, da sonst profuser Speichelfluß auftritt.

Bei einer i.v.-Einleitung wird Atropin, selbstverständlich bei entsprechender Indikation, nur intravenös gegeben. Wenn Succinylcholin zur Relaxation verwendet wird, ist die vorherige intravenöse Atropingabe obligatorisch.

Zurückhaltung mit Atropin ist bei hochfebrilen bzw. dehydrierten Patienten, bei Säuglingen mit Atemwegsproblemen sowie bei Patienten mit Mukoviszidose angezeigt. Das Eintrocknen der Sekrete kann in diesen Fällen zu ernsthaften pulmonalen Komplikationen führen (vgl. Tabelle 5.3).

Skopolamin wirkt zwar sekrethemmend; wegen der fehlenden Herzvagolyse soll aber bei der Narkoseeinleitung unbedingt Atropin für i.v. Verabreichung bereitgestellt werden. Im Gegensatz zu Atropin bewirkt Skopolamin Sedation und Amnesie.

Die Vorteile von Glykopyrrolat sind nicht so eindeutig, daß eine Umstellung von Atropin auf dieses Mittel bei Kindern angezeigt wäre. Die Wirkungsunterschiede zwischen Atropin und Glykopyrrolat sind stark dosisabhängig (Green et al. 1984).

Tabelle 5.3. Dosierung von Atropin

Atropin	mg/kg KG	min vor Narkosebeginn
i.v.	0,01–0,02	(Unmittelbar)
i.m.	0,02	30–60
Oral	0,03	60–90
Rektal	0,02	30

Tabelle 5.4. Orale Prämedikation

Substanz	Präparat	Dosierung	min vor Narkosebeginn
Chlorprothixen	Tropfen, Saft	1,5 mg/kg KG	90–120
Dehydrobenzperidol in Kombination mit	Tabletten, Saft, Ampullenlösung	0,2 mg/kg KG	60–90
Diazepam	Tabletten bzw. Suppositorien	5 mg bis 12 Jahre 10 mg > 12 Jahre	
Midazolam	Tabletten	7,5 mg 6–12 Jahre 15 mg > 12 Jahre	60–90
Flunitrazepam	Tabletten, Ampullenlösung	0,02–0,03 mg/kg KG	60–90

Orale Prämedikation

Neuroleptika

Chlorprothixen (Taractan, Truxal) wirkt motorisch und vegetativ dämpfend, sedativ bis schlafinduzierend und weist zudem einen antiemetischen Effekt auf. Die Maximaldosis beträgt bei oraler Verabreichung 44 mg. Chlorprothixen potenziert erheblich die Wirkung von Analgetika und Anästhetika; dieser Eigenschaft muß bei der Narkoseführung sowie bei der Dosierung von Schmerzmitteln Rechnung getragen werden. Ein postoperativer Nachschlaf ist üblich und sollte den Eltern erklärt werden.

Droperidol (Dehydrobenzperidol) zusammen mit Diazepam ergibt eine zuverlässige sedative Prämedikation. Die Kombination beider Substanzen ist bei Kindern zweckmäßig: durch die gleichzeitige Gabe von Diazepam (oral oder als Suppositorien) werden mögliche extrapyramidale Nebenwirkungen von Droperidol vermieden. Ist kein orales Präparat vorhanden, eignet sich die übliche wäßrige Ampullenlösung zur oralen Verabreichung.

Tranquilizer

Verschiedene Benzodiazepinderivate werden zur oralen Prämedikation bei Kindern empfohlen. Die sedative Wirkung von Diazepam

(Valium) ist unberechenbar; es ist deshalb angezeigt, dieses Mittel mit anderen Psychopharmaka und/oder Analgetika zu kombinieren. Lorazepam (Tavor) weist einen geringen sedativen Effekt auf (0,05 mg/kg), bewirkt aber eine entspannte Stimmungslage und Amnesie. Flunitrazepam (Rohypnol) wird Kleinkindern in gewissen Fällen in relativ hohen Dosen verordnet (0,1 mg/kg per os), z. B. vor herzchirurgischen Eingriffen. Hier ist eine ruhige Einleitung bei einem schon schlafenden Kind besonders wichtig. Wenn keine Tropfenlösung erhältlich ist, kann die Substanz aus der Ampulle oral gegeben werden. Für ältere Schulkinder und Jugendliche wird Rohypnol in Tablettenform in geringerer Dosierung verordnet (0,02–0,03 mg/kg).

Im Gegensatz zu den erwähnten langwirkenden Benzodiazepinen beträgt die Eliminationshalbwertszeit von Midazolam nur 1,5–2 h; das Mittel darf auch ambulanten Patienten gegeben werden. Die Substanz bewirkt eine typisch euphorische, indifferente Gemütslage, meistens mit ausgeprägter Amnesie über die Anästhesieeinleitung. Midazolam kann in Tablettenform nach dem 7. Lebensjahr (20 kg KG) gegeben werden. Da keine Tropfenlösung hergestellt wird, kann die Ampullenlösung auch oral angewendet werden (0,3–0,4 mg/kg KG). Im Kleinkindalter ist die rektale Verabreichung gut geeignet.

Rektale Prämedikation

Tranquilizer. Nach rektaler Applikation von Diazepam, wie auch nach oraler Verabreichung, ist der sedative Effekt unterschiedlich und kann sogar ausbleiben. Da eine Kombination mit zusätzlichen Pharmaka deshalb notwendig ist (Lindahl et al. 1981), scheint es sinnvoller, auf Diazepam zur Prämedikation zu verzichten, vor allem bei Kleinkindern. Eine mögliche Alternative ist die rektale Verabreichung verdünnter Ampullenlösung von Flunitrazepam. Es kommt zur mäßigen bis ausgeprägten Sedation.

Midazolam kann rektal ohne Bedenken schon bei Kleinkindern nach dem 1. Lebensjahr zur Prämedikation eingesetzt werden. Die Wirkung tritt nach 10–15 min ein; das Verhalten der Patienten ist ruhig, entspannt, mitunter euphorisch, sie schlafen selten ein. Eine

Tabelle 5.5. Rektale Prämedikation

Substanz	Präparat	Verdünnung [mg/ml]	Dosierung [mg/kg KG]	min vor Narkose-beginn
Midazolam	Ampullenlösung	je nach Gesamtdosis 1 bzw. 1,5	0,5	15
Flunitrazepam	Ampullenlösung	0,1	$0,07 \cong 0,7$ ml/kg KG	15–30
Diazepam	Rektiolen		0,75	15–30

Tabelle 5.6. Basisnarkose (nur durch den Anästhesisten zu verabreichen)

Substanz	Präparat	Verdünnung [mg/ml]	[%]	Dosierung	min vor Narkose-beginn
Thiopental	Trocken-präparat	100	10	30–40 mg/kg rektal	10–15
Methohexital	Trocken-präparat	100	10	25–30 mg/kg rektal	10–15
Methohexital	Trocken-präparat	50	5	5 mg = 0,1 ml/kg i. m.	10

Atem- bzw. Kreislaufdepression wurde nie beobachtet. Eine sorgfältige Überwachung auf der Station ist jedoch erforderlich, da ab und zu Exzitationssymptome (Schwatzhaftigkeit, Bewegungsdrang) auftreten können. Diese sind vorübergehender Natur: die Narkoseeinleitung verläuft meistens ungestört beim wachen, kooperativen Kind.

Kurzwirkende Barbiturate. Dosierungsrichtlinien für die rektale Basisnarkose sind aus Tabelle 5.6 ersichtlich. Diese Methode, die keine Prämedikation, sondern eine eigentliche Narkoseeinleitung darstellt, wird auf S. 152 ausführlich besprochen.

Intramuskuläre Prämedikation

Die intramuskuläre Verabreichung ist, je nach Größe des injizierten Volumens und pH-Wertes des Medikaments, mehr oder weniger schmerzhaft und hinterläßt bei Kindern oft eine bleibende unangenehme Erinnerung. Sie sollte nur praktiziert werden, wenn orale bzw. rektale Methoden nicht zuverlässig oder undurchführbar sind, wie z. B. bei Säuglingen und unkooperativen Kleinkindern, bei Patienten mit schwerem Entwicklungsrückstand oder mit Stuhlinkontinenz und bei nicht nüchternen Notfallpatienten (Dosierungsbeispiele s. Tabelle 5.7).

Neuroleptika und Opiate. Für Chlorprothixen sollte die Maximaldosis von 30 mg i. m. nicht überschritten werden, da die Gefahr einer Hypotension besteht. Aus dem gleichen Grund ist unbedingt darauf zu achten, daß die Dosis auf die Hälfte (0,5 mg/kg KG, maximal 15 mg) reduziert wird, falls Opiate gleichzeitig verordnet werden; auch diese sollten nur in reduzierter Dosierung gegeben werden. Pentazocin (Fortral) ist wegen seiner sympathomimetischen Eigenschaften als Analgetikum zur Kombination mit Chlorprothixen geeignet. Eine Hypotension, die bei gleichzeitiger Verabreichung von Pethidin (Dolantin) gelegentlich beobachtet wird, bleibt aus.

Tabelle 5.7. Intramuskuläre Prämedikation

Substanz	Dosierung [mg/kg KG]	Zeit vor Narkosebeginn [min]
Chlorprothixen	1	60
Chlorprothixen in Kombination mit	0,5	60
Pentazocin bzw.	0,3–0,5	
Pethidin	0,5	
Midazolam		
Kleinkinder	0,2	30
Schulkinder	0,1–0,15	

Tranquilizer. Intramuskuläres Midazolam bewirkt rasch eine Sedation. Die jüngeren Kinder benötigen eine höhere Dosis als ältere Schulkinder und Jugendliche (Taylor et al. 1986).

Ketamin. Ketamin (Ketanest) ist ein Sonderfall. Subanästhetische Dosen von 1,5–2,5 mg/kg KG können intramuskulär zur Prämedikation gegeben werden. Anästhesierende Dosen von 5–10 mg/kg KG i.m. sind nur in Kombination mit einem Benzodiazepin oder mit Droperidol anzuwenden. Ketamin darf zur Narkose für Notfallpatienten mit vollem Magen nur bei anschließender Intubation eingesetzt werden. In der Dosierung, die eine Narkose bewirkt, besteht keine Garantie gegen Regurgitation und Aspiration. Entgegen weit verbreiteter irrtümlicher Auffassung funktionieren die Schutzreflexe unter Ketaminanästhesie nur teilweise oder sie sind ganz erloschen.

Kurzwirkende Barbiturate. Die Dosierung für Methohexital, das intramuskulär verabreicht eine Basisnarkose und keine eigentliche Prämedikation ergibt, ist in Tabelle 5.6 angegeben.

Literatur

Friesen RHJ, Lichtor L (1982) Cardiovascular depression during halothane anesthesia in infants: a study of three induction techniques. Anesth Analg (Cleve) 61: 42

Green DW, Bristow ASE, Fisher M (1984) Comparison of i.v. glycopyrrolate and atropine in the prevention of bradycardia and arrhythmias following repeated doses of suxamethonium in children. Br J Anaesth 56: 981

Hallén B, Olsson GL, Uppfeldt A (1984) Pain-free venepuncture. Effect of timing of application of local anaesthetic cream. Anaesthesia 39: 969

Hirlinger WK, Dick W, Mehrkens H-H, Lehmann M (1984) Vergleichende klinische Untersuchungen zur parenteralen und oralen Prämedikation im Kindesalter unter besonderer Berücksichtigung der Magensaftmenge und Azidität. Anaesthesist 33: 39

Koka BV, Jeon IS, André JM (1977) Postintubation croup in children. Anesth Analg (Cleve) 56: 501

Lindahl S, Olsson A-K, Thomson D (1981) Rectal premedication in children. Use of diazepam, morphine and hyoscine. Anaesthesia 36: 376

McGill WA, Coveler LA, Epstein BS (1979) Subacute upper respiratory infection in small children. Anesth Analg (Cleve) 58: 331

Olsson GL, Bejersten A, Feychting H, Palmér L, Pettersson BM (1983) Plasma concentrations of atropine after rectal administration. Anaesthesia 38: 1179

Olsson GL, Hallén B (1984) Laryngospasm during anaesthesia. A computer-aided incidence study in 136 929 patients. Acta Anaesthesiol Scand 28: 567

Taylor MB, Vine PR, Hatch DJ (1986) Intramuscular midazolam premedication in small children. A comparison with papaveretum and hyoscine. Anaesthesia 41: 21

Teil 6: Anästhesieverfahren

T. FÖSEL, H. HOLZKI, F. J. KRETZ, J. HAUSDÖRFER

Vorbereitende Maßnahmen

T. FÖSEL

Vorbereitung des Kindes auf Station

Kleine Kinder erhalten keine besonderen OP-Hemden, es sollte aber darauf geachtet werden, daß enge Kleidungsstücke von den *Eltern* ausgezogen werden, um lange „Entkleidungszeremonien" zu vermeiden.

Medikamente und Infusionen

Die für das geplante Narkoseverfahren notwendigen Medikamente sollten deutlich gekennzeichnet auf einem Spritzenset aufgezogen liegen. Bei Verwendung von 1-ml-Spritzen ist eine Verdünnung der Originalkonzentration in der Regel nicht notwendig, so daß Verdünnungsfehler vermieden werden. Nur bei sehr kleinen Frühgeborenen ist für eine exakte Dosierung eine Verdünnung notwendig, die dann jedoch genau gekennzeichnet sein muß.

Zusätzlich zum „Narkoseset" sollte ein „Notfallset" griffbereit sein. Folgende Zusammenstellung ist empfehlenswert:

Atropin:	0,5 mg unverdünnt: 1-ml-Spritze
Adrenalin:	1 mg $\hat{=}$ 1 ml + 9 ml NaCl 0,9%ig: 10-ml-Spritze
Natriumbikarbonat:	5 ml NaHCO$_3$ 8,4%ig + 5 ml Aqua pro injectione: 10-ml-Spritze
Kalziumglukonat:	10%ig: 1-ml-Spritze

Bei jeder Narkose im Kindesalter sollte ein venöser Zugang gelegt werden. Dazu können entweder 23-gg.- bzw. 25-gg.-Stahlkanülen oder 22-gg.- bzw. 24-gg.-Plastikverweilkanülen verwendet werden. Auf eine gute Sicherung des intravenösen Zugangs mit vorbereiteten Pflasterstreifen ist zu achten. Für die „Kopftröpfe" hat sich auch die Befestigung mit Gipsstreifen bewährt. Die Dosierung der intraoperativ notwendigen Flüssigkeitszufuhr sollte bei kleinen Kindern mit genau arbeitenden Infusionspumpen oder Motorspritzen vorgenommen werden. Die Vorbereitung dieser Geräte sowie der dazugehörigen Infusionssysteme sollte gewährleistet werden. Für große Kinder genügen auch Drosselklemmen.

Schutz vor Wärmeverlust

Den besten Schutz vor Auskühlung der kleinen Kinder bietet die Erhöhung der Umgebungstemperatur.
Folgende Temperaturen sind empfehlenswert:

Früh- und Neuge-		Kleinkinder	24–26 °C
borene	28–30 °C	Schulkinder	22–24 °C
Säuglinge	26–28 °C		

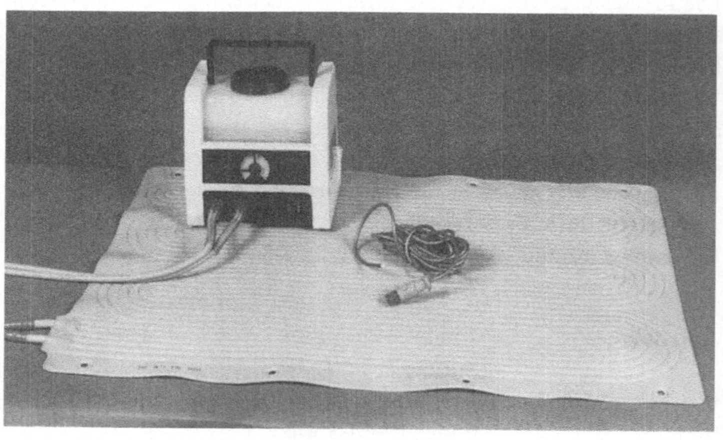

Abb. 6.1. Wärmematte und Temperatursonde

Zudem sollten bei Säuglingen und Kleinkindern Wärmematten (Abb. 6.1) verwendet werden. Dabei sind aus Sicherheitsgründen Wassermatten vorzuziehen, da Verbrennungen, wie sie bei elektrischen Heizmatten auftreten können, vermieden werden.

Alternative Verfahren sind Infrarotstrahler oder die „hot air mattress" (Hatch 1985). Genaue Aufmerksamkeit muß der Vermeidung unnötiger Wärmeverluste gewidmet sein. Zu frühes Entkleiden ist ebenso zu vermeiden wie eine großflächige, nasse Hautdesinfektion. Einen guten Schutz gegen Wärmeverluste bietet intraoperativ eine Plastik-OP-Folie. Durch die Isolation der Kinder in Metallfolien wird dagegen lediglich ein Wärmeverlust durch Abstrahlung verhindert. Eine zusätzliche Wärmezufuhr ist nicht möglich, sie wird sogar behindert.

Literatur siehe S. 164.

Ausrüstung und Instrumentarium

T. FÖSEL

Zubehör zur Beatmung. Für kleine Kinder sind totraumarme Masken, wie die Rendell-Baker-Masken, am besten geeignet. Sie müssen in altersentsprechend verschiedenen Größen vorhanden sein (Abb. 6.2).

Oropharyngeale Tuben. Guedel-Tuben in den Größen 000–2 sollen vorhanden sein. Sie dienen zum Freihalten der Atemwege bei tiefer Narkose oder als Beißschutz bei Intubationsnarkosen.

Zubehör zur Intubation (s. Kap. Intubation.)

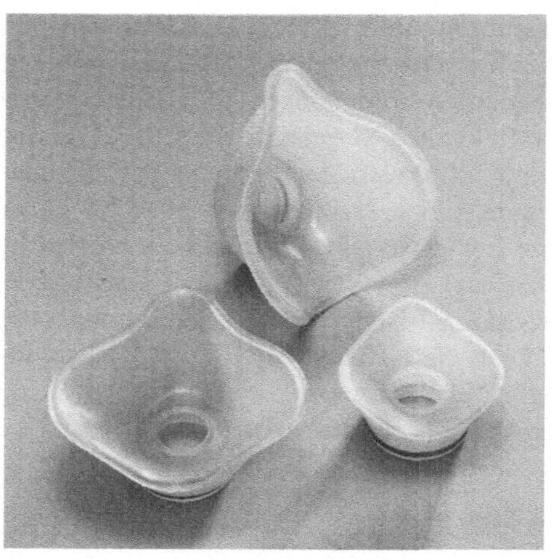

Abb. 6.2. Totraumarme Masken für Kinder. (Aus: Altemeyer K-H, Fösel Th, Breucking E, Ahnefeld FW [1984] Narkosen im Kindesalter. Willy Rüsch AG, Waiblingen)

Narkosesysteme

Für das Kindesalter werden Narkosesysteme gefordert, die einen kleinen Totraum haben, einen sehr niedrigen exspiratorischen Widerstand aufweisen und bei denen die Narkosegasbeseitigung gelöst ist (Altemeyer 1985). Zusätzlich ist die Anfeuchtung und Vorwärmung des Inspirationsgases (Smith 1980) sowie eine integrierte Atmungsüberwachung wünschenswert.

Offene Narkosesysteme, wie z. B. die Schimmelbusch-Maske, sind heute obsolet, geschlossene Narkosesysteme befinden sich wegen der aufwendigen Überwachungsmaßnahmen noch im Versuchsstadium. So werden heute überwiegend halboffene Spülgassysteme, halboffene Ventilsysteme und modifizierte Kreissysteme in der Kinderanästhesie verwendet.

Halboffene Systeme

Modifikation des Ayre-T-Stücks

Im angelsächsischen Bereich wird überwiegend die Modifikation
von Jackson-Rees, in Deutschland die von Kuhn verwendet. Auch
das Bain-System gehört zu den Spülgassystemen. Bei allen Spülgassystemen muß der Frischgasfluß wesentlich über dem Atemminutenvolumen liegen, um eine Rückatmung zu vermeiden. Für *spontan*atmende Kinder gilt als Richtwert für den Frischgasfluß der
3fache Wert des altersentsprechenden Atemminutenvolumens, bei
*be*atmeten Kindern kann der Frischgasfluß geringfügig herabgesetzt werden, wenn hyperventiliert wird.

Alle Spülgassysteme haben keine Ventile, so daß die Störanfällig-
keit sehr gering ist, jedoch kann die Narkosegasabsaugung und ein
integriertes Monitoring nur über Zusatzeinrichtungen durchgeführt
werden, die die einfache Handhabung und die Störungsfreiheit
beeinträchtigen. Nur beim Bain-System ist die Narkosegasabsaugung in das System integriert. Für die Anwärmung und Anfeuchtung des Inspirationsgases müssen Zusatzeinrichtungen installiert
werden.

Ventilsysteme

Es sind eine Vielzahl von Systemen mit Nichtrückatemventilen
(z.B. Leigh, Fink, Ruben) beschrieben, die aber im deutschen
Sprachraum keine große Verbreitung gefunden haben. Das Paedi-
System, das das Ambu-Paedi-Ventil zur Grundlage hat, wurde häufiger eingesetzt.

Bei den halboffenen Ventilsystemen sind In- und Exspiration durch
Ventile getrennt, so daß keine Rückatmung stattfindet. Dadurch
entfällt der Einfluß des Frischgasflusses auf die CO_2-Elimination.
Der Frischgasfluß muß mindestens in Höhe des Atemminutenvolumens liegen. Die Narkosegasbeseitigung und teilweise auch die
Beatmungsüberwachung sind integriert. Jedoch ist eine Anwärmung und Anfeuchtung nur durch Zusatzeinrichtungen zu erreichen. Beim Paedi-System ist eine strikte Altersbegrenzung auf
4 Jahre einzuhalten, da bei den physiologischen Atemstromstärken
der größeren Kinder der Exspirationswiderstand exponentiell
anwächst. Ferner ist auch die Vorwärtsleckage der Ventile zu be-

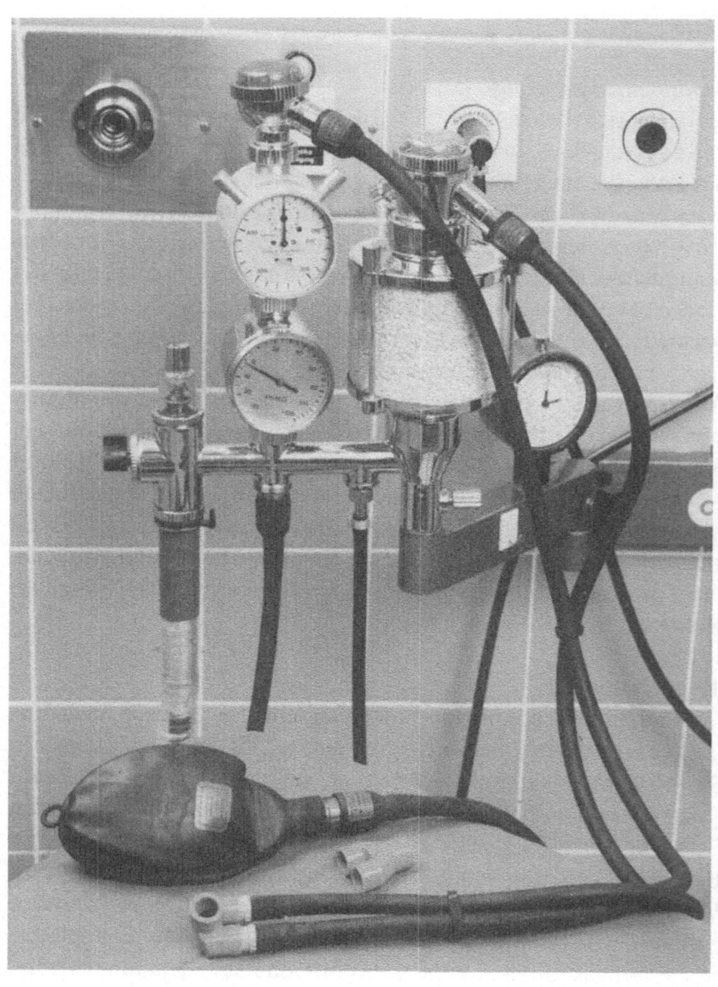

Abb. 6.3. Kreissystem. (Aus: Altemeyer K-H, Fösel Th, Breucking E, Ahnefeld FW [1984] Narkosen im Kindesalter. Willy Rüsch AG, Waiblingen)

achten. Auch beim Paedi-System sind Zusatzeinrichtungen für die Anwärmung und Anfeuchtung des Inspirationsgases erforderlich.

Kreissysteme

Im Kreissystem (Abb. 6.3) sind In- und Exspirationsschenkel durch 2 Ventile getrennt, die CO_2-Elimination erfolgt durch Absorption von CO_2 im Atemkalk. Je nach Höhe des Frischgasflusses und des Atemminutenvolumens rezirkuliert ein Teil der Exspirationsluft. Dadurch sind die inspiratorischen Narkosegaskonzentrationen nicht identisch mit denen des Frischgases. Je höher der Frischgasfluß, desto mehr nähern sich die inspiratorischen Konzentrationen denen des Frischgases. Als Vorteile der Kreissysteme gelten der niedrigere Narkosegasverbrauch, die einfache Anwendung von Überwachungsmöglichkeiten zur Beatmung, die Narkosegasbeseitigung und die Anwärmung und Anfeuchtung des Inspirationsgases bei Verwendung eines CO_2-Absorbers. Gerade dieser Gesichtspunkt ist für die Anwendung bei kleinen Kindern wichtig. Bei Verwendung eines Kreissystems im Kindesalter ist eine geringe Systemcompliance, ein kleiner Totraum der Konnektoren sowie ein geringer Exspirationswiderstand notwendig.

Verwendet man das im Erwachsenenalter häufig eingesetzte Dräger-Kreissystem 7 A oder 8 mit speziellen, drahtverstärkten Latexschläuchen („Ulmer Kinderset"), so beträgt die Systemcompliance bei Einsatz eines CO_2-Absorbers von 750 ml Inhalt nur 1,2 ml/mbar. Spezielle Konnektoren, die mit diesem Schlauchsystem geliefert werden, haben einen Totraum von 5 ml beim Winkelstück bzw. 3 ml beim Y-Stück. Bei Konnektion mit dem Tubus reduziert sich der Totraum auf 2,4 ml beim Winkelstück bzw. 0,5 ml beim Y-Stück. Der Exspirationswiderstand beträgt bei einem Fluß von 5 l/min 0,4 mbar ($\cong$ 40 Pa) bzw. bei einem Fluß von 15 l/min 1,5 mbar ($\cong$ 15O Pa) (Altemeyer 1985). Diese Werte liegen deutlich unter den altersentsprechenden ISO-Normen. Als weiterer Vorteil des Kreissystems hat sich die einfache und jedem Anästhesisten vertraute Handhabung erwiesen.

Das so modifizierte Kreissystem ist im gesamten Bereich der Kinderanästhesie einschließlich der Frühgeborenen einsetzbar.

Narkosebeatmungsgeräte

Für die Narkosebeatmungsgeräte, die universell in allen Bereichen eingesetzt werden können, werden folgende Eigenschaften verlangt:

- variables Hubvolumen von 10–750 ml,
- stufenlose Atemfrequenzregulierung zwischen 10 und 70/min,
- variables Atemzeitverhältnis von 1:1 bis 1:3,
- PEEP von 0–15 mbar ($\triangleq$ 0–1,5 kPa),
- einfache und schnelle Umschaltung von Hand- auf Maschinenbeatmung.

Respiratoren im halboffenen System

„Continuous-flow"-Geräte

Diese weitverbreiteten Respiratoren (z. B. Loosco-Amsterdam-Infant-Ventilator, Babylog N) arbeiten nach dem Prinzip der Okklusion eines kontinuierlichen Flusses. Sie funktionieren daher druckbegrenzt und zeitgesteuert. Diese mechanisch einfachen und relativ preiswerten Respiratoren haben neben den Problemen der Spülgassysteme auch den Nachteil, daß eine volumenkonstante Beatmung nicht möglich ist. Wegen des hohen Frischgasverbrauches sind sie nur im Säuglings- und Kleinkindalter einsetzbar.

Volumenkonstante Respiratoren

Mit Universalgeräten (z. B. Siemens Servo C) ist eine volumenkonstante Beatmung auch bei kleinsten Säuglingen möglich. Jedoch müssen zusätzliche Einrichtungen zur Anfeuchtung und Anwärmung der Narkosegase geschaffen werden. Sie sind sehr teuer in der Anschaffung, so daß ein Einsatz nur in speziellen Bereichen (z. B. Herzoperationen) gerechtfertigt erscheint.

Respiratoren für das halbgeschlossene Kreissystem

Für die maschinelle Beatmung am halbgeschlossenen Kreissystem werden überwiegend Geräte mit Atembalg eingesetzt. Durch Verwendung eines kleinen Balges kann das Atemminutenvolumen reduziert werden.

Bei Verwendung dieser Beatmungsgeräte ist darauf zu achten, ob Fluß, Atemfrequenz und Atemzeitverhältnis Einfluß auf das Hubvolumen nehmen, wie es z. B. beim Ventilog oder beim Spiromat (Dräger) der Fall ist. Beim AV 1 (Dräger) ist das Hubvolumen vom Frischgasfluß, dem Atemzeitverhältnis oder der Atemfrequenz entkoppelt. Bei Verwendung eines kleinen Atembalgs liegt das kleinste abgegebene Hubvolumen etwa bei 25 ml, bei den übrigen Geräten je nach Frischgasfluß, Atemzeitverhältnis oder -frequenz bei 40 ml oder darüber.

Literatur siehe S. 164.

Überwachung der Vitalfunktionen

T. FÖSEL

Intraoperativ müssen die Vitalfunktionen Atmung, Herz und Kreislauf, Temperatur, Wasser-Elektrolyt-Haushalt sowie Stoffwechsel überwacht werden [3]. Die Unterscheidung zwischen Standardmaßnahmen, die bei jeder Anästhesie durchgeführt werden sollten, und Zusatzmaßnahmen, deren Einsatz sich nach Art und Größe des operativen Eingriffs und nach dem präoperativen Zustand des Kindes richtet, hat sich für den rationellen Einsatz der Überwachungsmaßnahmen als sinnvoll erwiesen. Für Neugeborene sind besondere Maßnahmen zu treffen.

Atmung

Standardmaßnahmen

- Beobachtung der Hautfarbe und der Atemexkursionen.
- Kontinuierliche Auskultation mit Hilfe des präkordialen oder ösophagealen Stethoskops (Abb. 6.4).

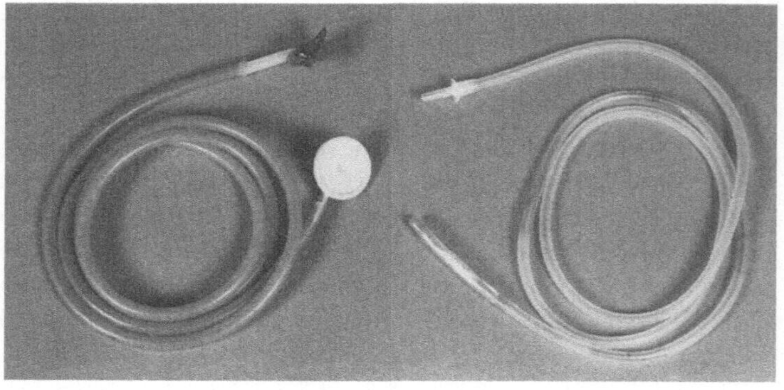

Abb. 6.4. Präkordiales Stethoskop *(links)* und Ösophagusstethoskop *(rechts)*

- Messung und Überwachung des Beatmungsdrucks.
- Messung der inspiratorischen Sauerstoffkonzentration (bei Spülgassystemen nur in der Frischgaszufuhr möglich).

Zusatzmaßnahmen

Messung des Exspirationsvolumens

Mit handelsüblichen Verfahren ist eine genaue Messung erst ab
einem Atemminutenvolumen von 4 l/min möglich. Für die Messung kleinerer Volumina müssen aufwendigere Verfahren wie z. B.
der Pneumotachograph eingesetzt werden. Zudem ist die Einstellung der Beatmung mit Hilfe .des Atemminutenvolumens nur ein
grober Anhalt, bei längerdauernden Beatmungen sollte die Ventilation mit Hilfe einer Blutgasanalyse oder der endexspiratorischen
CO_2-Messung überwacht werden.

Endexspiratorische CO_2-Messung – Kapnometrie
Bei ungestörten Ventilations-Perfusions-Verhältnissen in der Lunge
weicht der endexspiratorisch gemessene pCO_2 vom arteriellen nur
um etwa 2 mm Hg ($\triangleq$ 267 Pa) ab. Damit eignet sich unter diesen
Voraussetzungen die endexspiratorische CO_2-Messung zur kontinuierlichen und nichtinvasiven Ventilationsüberwachung. Meßgeräte,

130

wie z. B. das „Capnometer" der Firma Hewlett-Packard, das auch bei hohen Frequenzen und kleinen Hubvolumina eine ausreichende Meßgenauigkeit aufweist, können bei Verwendung kleiner Küvetten sogar im Neugeborenenalter eingesetzt werden. Bei der Verwendung von Spülgassystemen können durch Vermischung mit dem Frischgasfluß falsch-niedrige Werte angezeigt werden, deshalb ist nur bei Ventilsystemen mit einer guten Übereinstimmung zwischen dem endexspiratorisch gemessenen CO_2 und dem arteriellen CO_2 zu rechnen.

Diagnostisch kann die endexspiratorische CO_2-Messung eingesetzt werden, wenn mit Luftembolien gerechnet werden muß. Ein plötzlicher Abfall des endexspiratorischen pCO_2 bei unveränderter Ventilation ist dann nahezu pathognomonisch.

Die endexspiratorische pCO_2-Messung kann auch zur Früherkennung einer malignen Hyperthermie herangezogen werden, wenn bei volumenkonstanter Beatmung der endexspiratorische pCO_2 rasch ansteigt. Ferner kann die endexspiratorische pCO_2-Messung auch als Dekonnektionsalarm eingesetzt werden.

Messung der Sauerstoffsättigung – Pulsoxymetrie
Mit Hilfe der unterschiedlichen Infrarotabsorption von Oxyhämoglobin und reduziertem Hämoglobin wird die arterielle Sauerstoffsättigung kontinuierlich und nichtinvasiv überwacht. Voraussetzung für dieses Verfahren ist eine funktionierende periphere Zirkulation. Damit dient die Pulsoxymetrie auch der Kreislaufüberwachung. Bei der Sättigungsbestimmung können Methämoglobin oder CO-Hämoglobin falsch-hohe Werte vortäuschen. Um von der Sauerstoffsättigung auf den Partialdruck zu schließen, müssen Einflüsse auf die Sauerstoffdissoziationskurve wie fetales Hämoglobin, Temperatur oder Säure-Basen-Haushalt mitberücksichtigt werden.

Transkutane O_2- und CO_2-Messung
Diese Verfahren stellen z. Z. wegen der Vielzahl von Störmöglichkeiten im operativen Bereich noch keine Routineverfahren dar.

Blutgasanalyse
Sie stellt das Standardverfahren für die Überwachung der Oxygenation und Ventilation dar, ist aber ein invasives und diskontinuierliches Verfahren.

Herz- und Kreislauffunktionen

Standardmaßnahmen

- Klinische Überwachung: Pulskontrolle, Mikrozirkulation (Kapillarpuls!).
- Kontinuierliche Auskultation: präkordiales oder ösophageales Stethoskop.
- Unblutige Blutdruckmessung: im Neugeborenen- und Säuglingsalter ist sie nur apparativ (z.B. oszillometrisch oder mit Ultraschall) möglich, ab dem Kleinkindalter kann auch konventionell nach Riva Rocci gemessen werden (Abb. 6.5).
- Messung der Volumensubstitution mit Hilfe graduierter Spritzen oder der Federwaage.
- Messung der Volumenverluste.

Zusatzmaßnahmen

EKG-Monitor
Im Kindesalter sind bei herzgesunden Kindern hämodynamisch wirksame Rhythmusstörungen sehr selten, so daß der Einsatz eines EKG-Monitors (Abb. 6.6) bei kurzfristigen Eingriffen nicht unbedingt notwendig erscheint, da das EKG fast ausschließlich zur Frequenzanzeige benutzt wird. Empfehlenswert ist der Einsatz des EKG-Monitors, wenn mit reflektorisch ausgelösten Rhythmusstörungen, wie z.B. bei Strabismusoperationen, zu rechnen ist, außerdem natürlich bei Kindern mit einem Vitium cordis oder einer Myokarditis.

Kontinuierliche arterielle Druckmessung
Durch direkte Kanülierung einer Arterie und Verbindung mit einem Druckaufnehmer kann der Blutdruck in allen Altersstufen kontinuierlich gemessen werden. Als Punktionsorte kommen A. radialis, A. brachialis, A. dorsalis pedis, A. femoralis in Frage. Bei Früh- und Neugeborenen kann oft noch eine Nabelarterie katheterisiert werden. Ischämische oder infektiöse Komplikationen müssen gegen die Vorteile einer kontinuierlichen Blutdruckanzeige

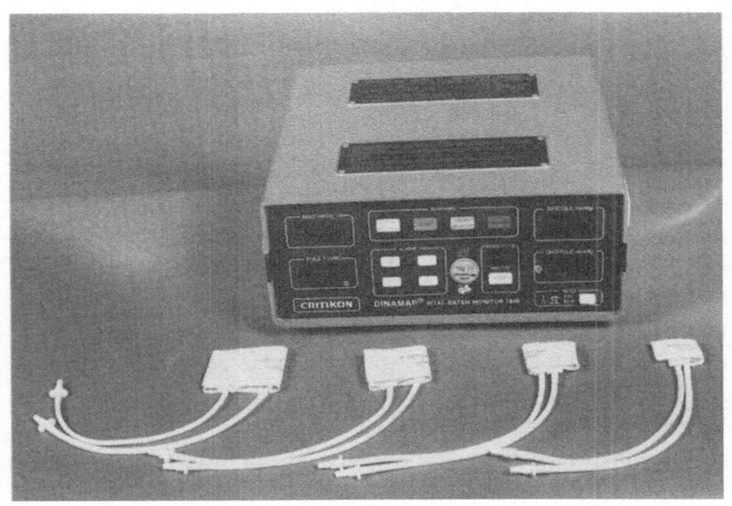

Abb. 6.5. Dinamap-Blutdruckmeßgerät mit Manschetten für Früh- und Neugeborene sowie für Säuglinge

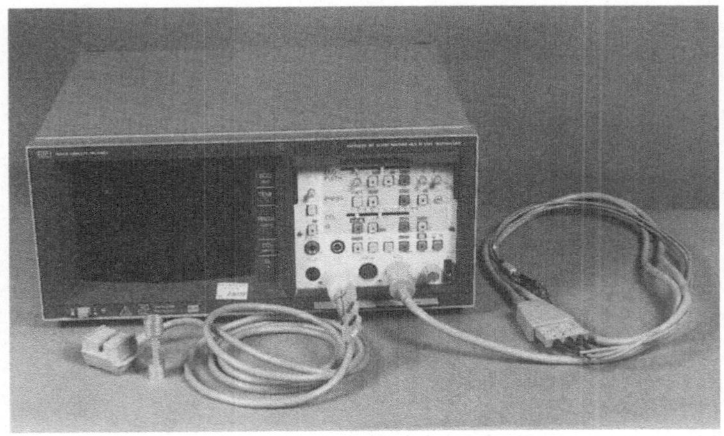

Abb. 6.6. EKG-Monitor mit integrierter CO_2- und O_2-Messung

abgewogen werden. Als Indikation für die arterielle Blutdruckmessung gelten Operationen mit plötzlich auftretenden großen Blutverlusten oder die Notwendigkeit häufiger arterieller Blutgasanalysen.

Zentralvenöse Druckmessung
Durch die Einführung eines Katheters in die obere Hohlvene kann der zentralvenöse Druck gemessen werden. Zugangswege sind – wie im Erwachsenenalter – die V.jugularis interna oder externa, die V.subclavia oder eine periphere Vene in der Ellenbeuge. Der zentralvenöse Druck unterliegt durch intraoperative Lagerung, Beatmung, durch Druck auf das Abdomen oder den Thorax erheblichen Schwankungen, die bei der Interpretation der gemessenen Werte berücksichtigt werden müssen.
Besonderheiten bei Neugeborenen: Bei der Interpretation der gemessenen Puls- und Blutdruckwerte müssen die altersentsprechenden Werte beachtet werden.

Temperatur

Standardmaßnahme. Kontinuierliche rektale oder ösophageale Temperaturmessung.

Literatur siehe S.164.

Endotracheale Intubation

T.FÖSEL

Anatomische Besonderheiten

Für die Auswahl des Instrumentariums und die Durchführung der Intubation sind die anatomischen Besonderheiten im Kindesalter zu berücksichtigen. Der kurze Hals und der große Kopf beeinträchtigen die Beweglichkeit. Die relativ große Zunge nimmt im Mund-

134

und Rachenraum viel Platz ein. Die relativ große, V-förmige Epiglottis steht um einen Wirbelkörper höher als beim Erwachsenen, so daß die Einsicht in den Larynxeingang erschwert sein kann. Die Stimmbänder sind fleischig. Die engste Stelle im Bereich der Trachea befindet sich subglottisch. Vom Larynxeingang bis zur Carina beträgt die Tracheallänge beim Säugling 4 cm, beim Kleinkind 5 cm und beim Schulkind 6 cm.

Instrumentarium

Laryngoskop

Im Säuglingsalter empfiehlt sich ein gerader Spatel mit endständiger Lichtquelle, da dadurch eine bessere Einstellung des Larynxeingangs erfolgen kann. Es sind verschiedene Modelle verfügbar (Miller, Saling, Anderson, Magill, Robertshaw). Eine endständige Kaltlichtquelle erzeugt wesentlich bessere Lichtverhältnisse als die üblichen batteriegespeisten Glühbirnen.

Alternativ können auch im Neugeborenenalter gebogene Spatel, wie der Macintosh-Spatel (s. Abb. 6.7), verwendet werden. Jenseits des 1. Lebensjahres ist diese Form am gebräuchlichsten.

Trachealtuben

Auswahl der richtigen Größe

Zu kleine Tuben bewirken einen zu hohen Atemwegswiderstand, zu große Tuben können leicht Trachealschäden durch Drucknekrosen verursachen. Deshalb ist die Auswahl des richtigen Tubus von großer Bedeutung.

Bei neueren Tuben ist die Wandung so dünn, daß bei gleichem Außenumfang der Innendurchmesser um 0,5 mm weiter ausfällt. Bei diesen Tuben nimmt man für die Auswahl der altersentsprechenden Größe die Angabe in Charr. In jedem Fall sollten aber Tubusgrößen ober- und unterhalb der gewählten Tubusgröße bereitliegen. Als Kriterium für die richtige Tubusgröße wird das Auftreten einer hörbaren Leckage bei einem Beatmungsdruck von 20–30 mbar ($\triangleq$ 2–3 kPa) angesehen.

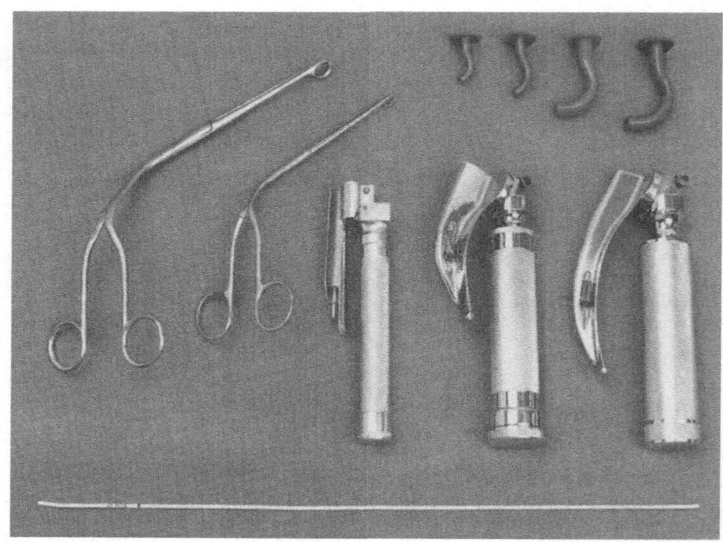

Abb. 6.7. Intubationszubehör; *oben* Guedel-Tuben in den Größen 000–1; *Mitte* (von links nach rechts) Magill-Zange (groß), Magill-Zange (klein), Foregger-Spatel, Macintosh-Spatel (klein), Macintosh-Spatel (groß); *unten* Führungsstab mit flexibler Spitze. (Aus: Altemeyer K-H, Fösel Th, Breukking E, Ahnefeld FW [1984] Narkosen im Kindesalter. Willy Rüsch AG, Waiblingen)

Tabelle 6.1. Trachealtubengrößen (Anhaltswerte)

Gewicht [kg]	Alter	Durchmesser	
		[mm]	[Charr]
Unter 2,5	Frühgeborene	2,5	12
2,5–5	Neugeborene	3,0	14
5–8	ca. ½ Jahr	3,5	16
8–10	ca. 1 Jahr	4,0	18
10–15	ca. 2–3 Jahre	4,5	20
15–20	ca. 4–5 Jahre	5,0	22

Bei größeren Kindern kann als Anhaltswert auch folgende Faustregel gelten: 18 + Alter = Außenumfang des Tubus in Charr.
Die Umrechnung von Außenumfang des Tubus auf Innendurchmesser erfolgt nach der Formel: (Außenumfang − 2):4 = Innendurchmesser.

Auswahl des Tubusmaterials

Thermoplastische Tuben passen sich der Trachealwand am besten an und irritieren die Schleimhaut am wenigsten. Sie sind deshalb bei Säuglingen und Kleinkindern vorzuziehen. Bei größeren Kindern können auch resterilisierbare Gummituben verwendet werden, bei denen der Innendurchmesser jedoch bei gleichem Außenumfang kleiner ausfällt als bei Tuben aus thermoplastischem Material. Dasselbe gilt auch für drahtverstärkte Latextuben (Typ Woodbridge).

Tubusformen

Am gebräuchlichsten ist die Magillform (Abb. 6.8), die relativ leicht einzuführen ist. Außerdem kann die endotracheale Absaugung problemlos durchgeführt werden. Präformierte Tuben, wie der Oxford-Tubus, der RAE- oder CAT-Tubus sind zwar gegen Dislokation besser gesichert, jedoch sind sie manchmal schwerer plazierbar. Die endotracheale Absaugung kann erschwert sein. Der speziell für Kinder entwickelte Cole-Tubus mit einer sich verjüngenden Spitze war als Tubus von geringem Widerstand besonders für Kinder entworfen. Jedoch ist der Atemwegswiderstand durch Turbulenzen erhöht, außerdem entstehen sehr leicht Drucknekrosen, so daß dieser Tubus heute obsolet ist (Hatch 1978). Unabhängig von der Form des Tubus sollte die Einführtiefe gekennzeichnet sein. Diese Markierung beträgt bei Säuglingen 2 cm, bei Kleinkindern 3 cm und bei Schulkindern 4 cm. Dabei bleibt, unabhängig vom Alter, im Normalfall ein Sicherheitsabstand von etwa 2 cm zur Carina.
Doppellumentuben für seitengetrennte Beatmung sind erst ab einer Größe von 28 Charr vorhanden und damit erst ab einem Patientenalter von etwa 10 Jahren einsetzbar.

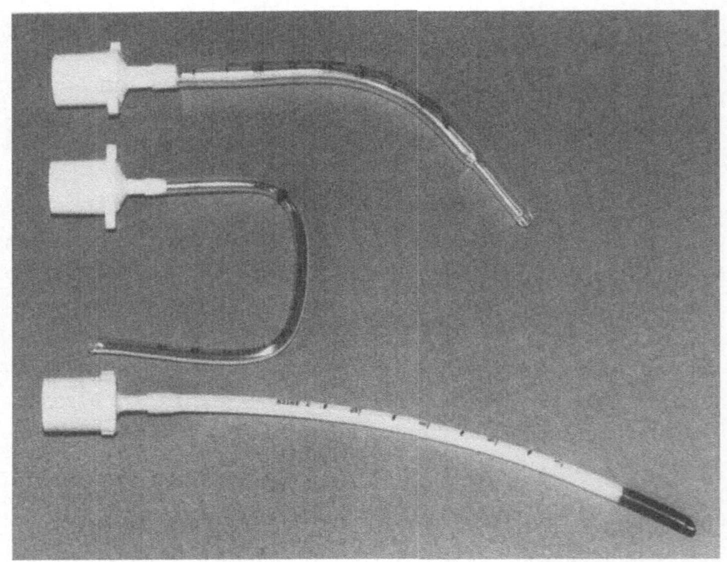

Abb. 6.8. Tuben für das Kindesalter: *oben* Cole-Tubus; *Mitte* CAT-Tubus; *unten* Magill-Tubus

Zusatzinstrumentarium

Kleine Magillzangen sind als Intubationshilfe nur selten notwendig. Sie sollten aber ebenso bereitliegen wie verformbare Führungsstäbe aus plastischem Material mit flexibler Spitze (s. Abb. 6.7).

Indikation zur Intubation

Indikationen für die Intubation sind:

- Säuglinge unter 6 Monaten,
- alle Risikokinder,
- nicht sicher nüchterne Kinder,
- Narkosen über 30 min,

138

- spezielle Lagerung (Bauchlage, Seitenlage),
- Eingriffe in Kopf- und Halsbereich.

Im Zweifelsfall sollte immer intubiert werden!

Abklärung von Intubationshindernissen

Bei der Voruntersuchung der Kinder empfiehlt es sich, gezielt nach Intubationshindernissen zu fahnden. Prädisponierend für eine schwierige Intubation sind Kinder mit kraniozephalen Mißbildungen, aber auch mit Prognathie oder Retrognathie. Läßt sich die Rachenhinterwand gut einsehen, ist nicht mit größeren Intubationshindernissen im Mund- und Rachenbereich zu rechnen. Große Tonsillen, wie sie im Kleinkindesalter häufig auftreten, können die Intubation erschweren. Ein inspiratorischer Stridor ist ein deutlicher Warnhinweis für eine Enge im Bereich des Larynx oder der Trachea (Bonfils 1985).

Durchführung der Intubation

Neugeborene in den ersten Lebenstagen können evtl. nur mit Sedierung und ohne Relaxierung intubiert werden. In allen übrigen Fällen sollte die Intubation am besten mit Relaxierung durchgeführt werden. Eine Ausnahme davon bilden zu erwartende Intubationshindernisse.
Für die routinemäßige Intubation zur Narkose ist der orotracheale Weg zu wählen (Abb. 6.9). Im Gegensatz zur nasotrachealen Intubation ist die orotracheale zügiger durchzuführen, die Gefahr, keimhaltiges Material in die Trachea zu verschleppen ist wesentlich geringer, außerdem entfällt die Möglichkeit der Verletzungen von Nasenschleimhaut oder großen Adenoiden. Ist dagegen eine längere Nachbeatmung geplant, empfiehlt sich die primäre nasotracheale Intubation, da der Tubus sicherer fixiert werden kann und besser toleriert wird als bei orotrachealer Intubation.
Wichtig für eine problemlose Durchführung der Intubation ist die sorgfältige Lagerung des Kopfes. Dieser wird in Mittelstellung gebracht und am besten mit einem Ring oder einem Tuch unterlegt.

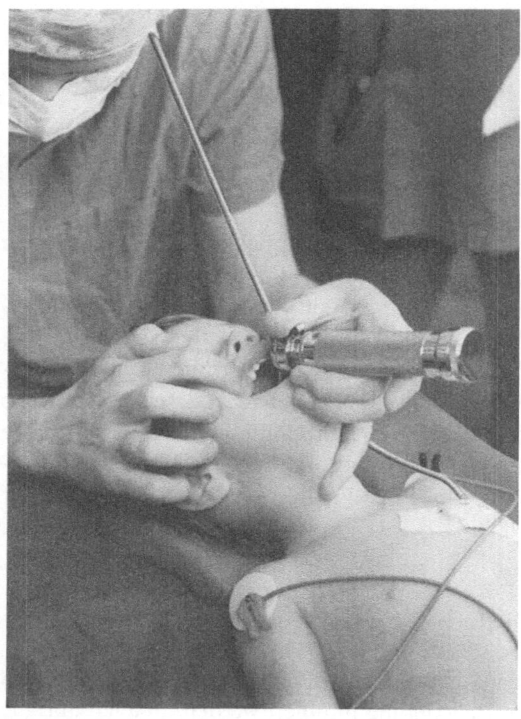

Abb. 6.9. Durchführung der Intubation. (Aus: Altemeyer K-H, Fösel Th, Breucking E, Ahnefeld FW [1984] Narkosen im Kindesalter. Willy Rüsch AG, Waiblingen)

Durch die so erhaltene, verbesserte Jackson-Position läßt sich der Kehlkopf meist am besten einstellen.

Mit dem Laryngoskop geht man am rechten Zungenrand ein und sucht sich die Epiglottis als Orientierungshilfe auf. Mit geraden Spateln läßt sich die Epiglottis „aufladen" und so der Larynxeingang direkt einsehen. Dieses Verfahren wird am häufigsten im 1. Lebensjahr durchgeführt. Bei der Intubation mit dem Macintosh-Spatel geht man in die glossoepiglottische Falte ein und übt einen leichten Zug am Zungengrund aus. Dadurch hebt sich die Epiglottis vom Larynxeingang ab, so daß dieser dann einsehbar wird. Der

140

Tubus wird unter Sichtkontrolle bis zur altersentsprechenden Markierung eingeführt. Nach der Intubation entfernt man das Laryngoskop und schließt den Tubus an das Narkosebeatmungssystem an. Vor und nach der Tubusfixation erfolgt eine sorgfältige auskultatorische Kontrolle über den Hauptbronchien und in der mittleren Axillarlinie. Ebenso ist eine Auskultation über dem Magen erforderlich. Gerade bei kleinen Kindern kann bei ösophagealer Fehlintubation auskultatorisch eine korrekte Tubuslage vorgetäuscht werden, wenn nur über den Hauptbronchien auskultiert wird. Außerdem muß neben der Auskultation immer noch die Inspektion der Thoraxexkursionen und der Hautfarbe hinzugezogen werden.

Maßnahmen bei schwieriger Intubation

Als Erstmaßnahme wird die Kopfstellung geändert, wobei man zuerst kinnwärts flektieren sollte und erst bei Erfolglosigkeit eine Retroflexion durchführt. Man läßt sich den Kehlkopf am besten von außen entgegendrücken. Mit Hilfe von unterschiedlich geformten Spateln kann eine bessere Einstellung des Larynxeingangs versucht werden. Eventuell müssen auch alternative Intubationstechniken, wie die retromolare Intubation, die blindnasale Intubation oder die bronchoskopische Intubation zur Anwendung kommen (Fösel et al. 1985).

Literatur siehe S. 164.

Inhalationsanästhesie

J. HOLZKI

Die Wirkung der Inhalationsanästhetika weicht im Organismus des Kindes deutlich von der im Erwachsenenorganismus ab. Die Abweichung ist um so stärker, je kleiner das Kind ist. Dies ist durch experimentelle Daten und Modellanalysen gut belegt (Salanitre

1982) und findet seinen Ausdruck in der höheren MAC[1] bzw. ED_{50}[2], die beispielsweise für das Neugeborene bei Halothan 1,08 bzw. 1,20 und für den jungen Erwachsenen 0,76 bzw. 0,94 Vol.% beträgt.

Dies darf aber nicht dahingehend interpretiert werden, daß das Kleinkind die Inhalationsanästhetika besser verträgt und etwa eine Überwachung der Nebenwirkungen (Herz-Kreislauf-Depression) nicht so wichtig sei.

Nicht selten werden junge Anästhesisten nach hausüblichem Rezept angehalten, bei Säuglingen die Narkose mit einer hohen Konzentration eines Inhalationsnarkotikums einzuleiten und ohne Relaxierung zu intubieren. Als Reaktion auf die gelungene Intubation werden einige kräftige Beatmungshübe getätigt, die zur Pulslosigkeit beim Kind führen können.

Die schnelle Aufnahme und der höhere „Bedarf" an Inhalationsnarkotika führt besonders beim Kleinkind zur schnellen und schwer kalkulierbaren Änderung in der Narkosetiefe mit den entsprechenden Änderungen im Herzzeitvolumen. Daher muß die Überwachung von Herzfrequenz und Blutdruck im Kleinkindalter besonders genau sein. Hohe Halothankonzentrationen zur Einleitung der Narkose und Muskelerschlaffung zur Intubation sind kaum als sicher zu bezeichnen. Die Gabe von Atropin (0,02 mg/kg KG) verhindert den Abfall des systolischen Blutdrucks nicht vollständig, hält aber das Herzzeitvolumen ausreichend hoch (Frequenzerhöhung). Für den Organismus des Kindes ist es günstiger, die Inhalationsanästhetika in mittleren Dosen anzuwenden und zur Muskelerschlaffung die entsprechenden Relaxanzien einzusetzen.

Trotz der aufgezählten Gefahren erfreuen sich die Inhalationsnarkotika mit Recht in der Kinderanästhesie großer Beliebtheit. Dies ist v.a. darauf zurückzuführen, daß ein Großteil der Narkosen für

---

[1] MAC = minimale anästhetische Konzentration, bei der 50% der Patienten bei Hautschnitt noch reagiert (Gregory 1983).

[2] ED_{50} = effektive Dosis 50 als mittlere Gaskonzentration im endexspiratorischen Gasgemisch, bei der sich 50% der Patienten bei der Hautinzision bewegen (Nicodemus et al. 1969).

kleine Eingriffe durchgeführt werden. Die Vorteile der guten Steuerbarkeit durch Abatmen der Anästhetika sind nicht von der Hand zu weisen.

Lachgas (N₂O)

Wegen seiner Geruchlosigkeit, seiner geringen Wasserlöslichkeit sowie seiner guten hypnotischen und analgetischen Wirkung ist Lachgas nach wie vor das am häufigsten verwendete Narkotikum in der Kinderanästhesie. Es läßt sich mit allen Inhalationsnarkotika kombinieren, brennt nicht und ist damit technisch sehr sicher. Das Risiko bei der Lachgasanwendung ist die Gefahr einer zu geringen Sauerstoffbeimischung.
Bei Kindern im 1. Lebensmonat ist Lachgas manchmal wenig wirksam. Die Ursache ist nicht genau bekannt (Smith 1980). Dennoch verstärkt es die Wirksamkeit der üblichen Inhalationsnarkotika. 70% N₂O haben beim jungen Erwachsenen den gleichen Effekt wie 0,7 MAC Halothan, beim Neugeborenen wie 0,5 MAC Halothan. Trotz der geringen Nebenwirkungen des N₂O müssen folgende Nachteile deutlich hervorgehoben werden:
N₂O ist im Blut besser löslich als der Stickstoff der Luft. Daher kommt es zur Überdehnung aller lufthaltigen Hohlräume (Eger 1965). Im Neugeborenenalter besteht besonders bei der nekrotisierenden Enterokolitis mit ihren Gasbläschen in der Darmwand die Gefahr, daß sie sich unter Lachgasanästhesie schnell vergrößern und die Durchblutung der Darmwand zunehmend beeinträchtigen. Weitere Kontraindikationen im Neugeborenenalter liegen beim interstitiellen Emphysem, bei Zwerchfellhernien und allen abgeschnürten Darmschlingen (Volvulus).
Die Wirkungen auf das Herz-Kreislauf-System werden als gering angesehen, bei Hypovolämie kommt es aber zu deutlichen Herz-Kreislauf-Depressionen, auch bei größeren Kindern. Bei Frühgeborenen wird bei alleiniger Lachgasanästhesie (70% N₂O) der Barorezeptorreflex unterdrückt, d.h., beim Blutdruckabfall kommt es nicht zum kompensierenden Herzfrequenzanstieg. Der Effekt entspricht etwa 0,5 MAC Halothan (Gregory 1983). Bei Hirnverletzungen, die keine intrakranielle Druckerhöhung zur Folge haben, kann

N$_2$O eingesetzt werden, beim Schädel-Hirn-Trauma mit Druckanstieg verbietet sich die Anwendung von N$_2$O.

Die Lymphozytendepression unter N$_2$O ist ohne praktische Bedeutung. Aborte, Hodenschädigung, Krebsgefahr sind bei Langzeitexposition nachgewiesen worden (zit. nach Smith 1980). Die Absaugung der Narkosegase aus dem OP sollte aber nicht nur deshalb erfolgen.

Halothan

Trotz neuerer Substanzen aus der Reihe der halogenierten Kohlenwasserstoffe ist Halothan noch immer das am weitesten verwendete Inhalationsnarkotikum im Kindesalter. Vor allem bei der Maskeneinleitung ist es wegen der fehlenden Atemwegsirritation unübertroffen. Es kommt bereits bei geringen Konzentrationen zur Atemdepression, die durch Schmerzreiz noch durchbrochen werden kann. Eine Indikation zur assistierten Beatmung ist deshalb immer gegeben. Von allen halogenierten Kohlenwasserstoffen hat Halothan die beste bronchodilatatorische Wirkung; beim Asthmapatienten ist es das Narkotikum der 1. Wahl.

Halothan führt zur kardiovaskulären Depression mit direkter negativ-inotroper Wirkung auf das Myokard. Unabhängig davon wird der Baroreflex deprimiert und vermindert weiter das Herzzeitvolumen, es wirkt direkt auf den Sinusknoten des Herzens (Pulsverlangsamung), der periphere Gefäßwiderstand wird gesenkt. Besonders in Kombination mit Lachgas ist die Analgesie so gut, daß man bei der Dosierung selten toxische Werte erreicht. Bei längerdauernder Anästhesie erholt sich die Herz-Kreislauf-Funktion wieder, wahrscheinlich aufgrund einer erhöhten Sympathikusaktivität. Dies ist besonders im frühen Kindesalter sehr günstig.

Halothan sensibilisiert auch beim Kind das Myokard für Adrenalin, so daß letzteres bei der Halothannarkose am besten vermieden wird. Der intrakranielle Druck wird durch Halothan erheblich erhöht, was seinen Einsatz beim Schädel-Hirn-Trauma limitiert.

Die periphere Gefäßdilatation führt zur erheblichen Abkühlung. Dadurch wird Halothan im Blut um so stärker gelöst, womit sich bei gleichem Halothanspiegel die Anästhesie vertieft und die Herz-

144

Kreislauf-Depression verstärkt. Eine Abkühlung läßt sich in der Neugeborenenanästhesie oft nicht vermeiden, so daß nach langdauernder Halothannarkose beim hypothermen Patienten die Indikation zur Nachbeatmung gegeben ist. Die Anästhesie wird überraschenderweise auch bei der Hyperthermie von über 39 °C vertieft, z. B. auch bei maligner Hyperthermie. Für diese Erscheinung gibt es bisher keine Erklärung (Eger 1965). Die Herz-Kreislauf-Depression ist bei der Hyperthermie sogar stärker ausgeprägt als bei der milden Hypothermie.

Halothan wurde mit akuter Lebernekrose, „Halothanhepatitis" und weiteren toxischen Reaktionen in Verbindung gebracht, die genauen Untersuchungen nicht standhielten. 10–23% des inhalierten Halothans werden metabolisiert und können zur Enzyminduktion oder gar Fluoridabspaltung führen.

Im Kindesalter sind die Vorteile von Halothan offensichtlich, die Nachteile treten im Gegensatz zum höheren Lebensalter praktisch nicht in Erscheinung. Hervorzuheben ist die fehlende Irritation der Atemwege, die auch eine sehr schnelle Einleitung der Anästhesie über die Maske erlaubt. Die Herz-Kreislauf-Depression ist zwar ausgeprägt, läßt sich aber durch die Gabe von 0,02 mg/kg KG Atropin zur Prämedikation ausgleichen. Barash et al. (zit. nach Smith 1980) fanden bei Halothananästhesie ohne Atropinprämedikation einen durchschnittlichen Abfall des Herzzeitvolumens auf 72%, bei Atropinprämedikation einen Anstieg um 47%.

Eine Halothantoxizität vor der Pubertät besteht praktisch nicht, ist aber nicht ganz auszuschließen (1 Fall auf mehrere 100000 Anästhesien). Halothan wird weltweit bei ca. 90% aller Kinderanästhesien eingesetzt.

Als relative Kontraindikationen erwiesen sich Herzinsuffizienz, Trauma und schwerkranke Zustände, große Blutverluste, Sepsis oder anderen Erkrankungen, die die Leberfunktion beeinflussen, häufige Operationen, langdauernde Operationen, Herzarrhythmien. Absolute Kontraindikationen bestehen bei Leberinsuffizienz und bei hyperthermen Reaktionen.

Enfluran

Enfluran ist ein halogenierter Kohlenwasserstoff mit ähnlicher Wirkung wie Halothan. Als wesentlicher Vorteil wird die geringe Metabolisierungsrate von 2,6% der zugeführten Menge angesehen. Mit einer MAC von 1,3 liegt der anästhetische Bedarf höher, die Atemwegsirritation ist etwas größer, das postoperative Erbrechen häufiger als bei Halothan. Ungeklärt bleibt die klinische Bedeutung der auffälligen EEG-Veränderungen unter Enfluran, die mit Krampfaktivitäten identisch sind. Krampfanfälle unter Anästhesie sind bisher nicht beschrieben worden, auch wenn die EEG-Veränderungen bei Hyperventilation und nach Abschalten der Zufuhr zunehmen. Enflurane erhöht wie die übrigen halogenierten Kohlenwasserstoffe den intrakraniellen Druck und ist zur Anästhesie bei Schädel-Hirn-Trauma nicht geeignet. Der intraokulare Druck wird wie von den anderen halogenierten Kohlenwasserstoffen gesenkt, besonders bei Hyperventilation. Einen Vorteil gegenüber dem Halothan bietet Enfluran im Kindesalter nicht.

Isofluran

Isofluran ist ein Isomer von Enfluran, die MAC ist 1,7 für Neugeborene und 1,38 für Erwachsene. Auffallend sind der unangenehme Geruch und der Hustenreiz bei der Narkoseeinleitung. Die Metabolisierungsrate ist noch geringer als beim Enfluran. Die Sensibilisierung des Myokards gegenüber Adrenalin fehlt fast vollständig und nimmt bei tiefer Narkose weiter ab. Die Myokarddepression ist geringer als bei Halothan, die Senkung des peripheren Widerstands größer, die Herz-Kreislauf-Depression ist insgesamt geringer. EEG-Veränderungen wie bei Enfluran treten nicht auf.
Von klinischer Bedeutung ist die ausgeprägte Muskelrelaxation. Beim intubierten Patienten ist sie von Vorteil. Maskennarkosen werden mit Isofluran fast unmöglich, weil selbst kurze Narkosen als kontrollierte Beatmung über die Maske enden (eigene Beobachtung). Die Vorteile von Isofluran liegen in der etwas besseren Steuerbarkeit und der fast fehlenden Metabolisierung (Wren 1986). Einen echten Vorteil gegenüber Halothan bietet Isofluran im Kin-

desalter ebenfalls nicht, bestenfalls beim herzinsuffizienten Patienten. Beim Asthmapatienten ist Isofluran wegen der starken Atemwegsirritation sogar kontraindiziert.

Von großem Interesse sind für klinisch tätige Kinderanästhesisten Vergleiche zwischen den 3 am häufigsten angewandten halogenierten Kohlenwasserstoffen. Horne und Ahlgren präsentierten bereits 1973 vor der American Society of Anesthesiologists folgende Untersuchung:

Tabelle 6.2. Beschwerden bei der Anwendung von halogenierten Kohlenwasserstoffen als Anästhetika. (Nach Herne u. Ahlgren 1973: zit. in Smith 1980, S. 123)

	Halothan [%]	Enfluran [%]	Isofluran [%]
Erregung bei Einleitung	25	60	53
Inspiratorische Apnoe	7	10	16
Husten bei Einleitung	5	16	27
Laryngospasmus	1	5	12
Klonische Bewegungen	0	4	0
Aufwachdelirium	8	37	19

Nach eigener Erfahrung ist das Aufwachdelirium bei Enfluran überaus lästig und tritt besonders häufig nach Tonsillektomien auf. Diese Erfahrung wurde im klinischen Alltag mehrfach bestätigt. Von Bedeutsamkeit ist eine jüngst erschienene Arbeit von Fisher et al. (1985), bei der zusätzlich der Kopfschmerz nach Enfluran deutlich herausgearbeitet wurde.

Tabelle 6.3. Reaktionsdauer und Beschwerden bei Halothan, Enfluran und Isofluran. (Nach Fisher et al. 1985)

		Halothan	Enfluran	Isofluran
Einleitung [min]		2,7	3,2	3,3
Ausleitung [min]		6,2	4,7	6,2
Entlassung aus dem Aufwachraum [min]		22,3	21,5	25,1
Laryngospasmus		4	2	23
Erregtheit	(%	13	33	34
Husten intraoperativ	Patien-	0	5	20
Husten in der Aufwachphase	ten)	19	9	40
Kopfschmerz		0	9	0

Auch in dieser Arbeit wird die jedem Kinderanästhesisten geläufige Erfahrung unterstrichen, daß es derzeit keinen sinnvollen Ersatz für Halothan gibt.

Äther

Dieses klassische Inhalationsnarkotikum ist im mitteleuropäischen Raum aus der Kinderanästhesie verschwunden. Es wird noch häufig in den Ländern der 3. Welt angewendet und ist aufgrund seiner großen therapeutischen Breite ein ausgezeichnetes Anästhetikum in den Händen von angelernten Laien. In unseren Bereichen wird Äther gelegentlich noch beim schweren Asthma-Anfall verwendet, da er eine ausgesprochene Bronchorrhöe verursacht.

Cyclopropan

Wegen der Explosionsgefahr wird dieses Anästhetikum meines Wissens nur noch in einer kinderanästhesiologischen Abteilung in Europa regelmäßig angewendet. Der Vorteil liegt in der fehlenden Geruchsbelästigung, schnellen Narkoseeinleitung und geringen Herz-Kreislauf-Depression.

Literatur siehe S. 164.

Intravenöse, intramuskuläre und rektale Techniken

F. J. KRETZ

Kindsein ist ein Sein im Werden. Bei der Narkoseeinleitung müssen physiologische, besonders aber auch psychologische Besonderheiten des jeweiligen Kindesalters berücksichtigt werden. Aufgabe des Anästhesisten ist es, eine psychisch traumatisierende Narkoseeinleitung und ihre möglichen psychopathologischen Folgen (Phobien,

148

regressives Verhalten, Veränderungen des Sozialverhaltens, Schlaf-
störungen) zu vermeiden.
Bei der Wahl des Narkoseeinleitungsverfahrens müssen folgende
Faktoren bedacht werden:

- Alter des Kindes,
- Prämedikation,
- postoperative Phase: Ambulante Operation? Stationäre Weiter-
  behandlung? Verlegung auf Intensivstation? Nachbeatmung?

Der Wunsch des Kindes ist bedeutsam und sollte – soweit möglich
– berücksichtigt werden. Eine nicht zu unterschätzende Einfluß-
größe sind auch die jeweiligen lokalen Verhältnisse und die Organi-
sation des Operationsplans (schnelle Operationsfolge bei kurzen
Operationszeiten, Umstellen des Operationsprogramms bei grippa-
len Infekten, Notfällen etc.).
Zwischen Prämedikation und Narkoseeinleitung gibt es eine
„Grauzone" von Verfahren, die oft nicht eindeutig der Prämedikation oder der Narkoseeinleitung zuzuordnen sind, obwohl dies für
das Wohl des Kindes zwingend notwendig ist. Dies betrifft v. a. die
intramuskuläre Applikation von Methohexital und Ketanest sowie
die rektale Applikation von Methohexital, Midazolam und Ketanest. Diese Verfahren sind Narkoseeinleitungsverfahren mit allen
Konsequenzen. Man braucht z. B. geschultes Personal und eine
adäquate apparative Ausstattung, da die gleichen Symptome auftreten wie nach äquipotenter intravenöser Injektion dieser Narko-
seeinleitungsmittel.

Applikationsformen und ihre Indikationen

Elektiveingriffe

Säuglinge
Die Prämedikation besteht im Säuglingsalter in der intramuskulä-
ren oder i. v.-Applikation von Atropin. Eine Narkoseeinleitung ist
auf inhalativem, intravenösem, intramuskulärem und rektalem Applikationsweg möglich.

Kleinkinder (2.-6. Lebensjahr)

Das Kleinkindalter ist eine psychisch besonders empfindliche Phase. Narkoseeinleitung und Operation bedeuten eine Trennung von Mutter, Vater oder anderen Bezugspersonen, zu denen eine starke Bindung besteht. Das Krankenhaus, insbesondere der Operationssaal, ist eine neue Umgebung, die Angst einflößt. In die medizinischen Notwendigkeiten besteht keine Einsichtsfähigkeit.

Die Entscheidung, welches Narkoseverfahren zu wählen ist, muß auf dem Hintergrund der Prämedikation getroffen werden.

Die Erfahrung im klinischen Alltag zeigt jedoch, daß aufgrund der raschen Operationsfolge oft nicht ausreichend Zeit besteht, die Latenzzeit bis zum Wirkungseintritt der Prämedikation abzuwarten. Organisatorische Kriterien der Prämedikation sind daher besonders wichtig.

Als Alternative bieten sich die Maskeneinleitung mit einem Inhalationsnarkotikum, die intravenöse, die intramuskuläre und die rektale Narkoseeinleitung an – jeweils ohne Prämedikation. Die Maskeneinleitung kann auch ohne Prämedikation bei geschickter Führung des Kindes durch einen einfühlsamen Anästhesisten ein schonendes Narkoseeinleitungsverfahren darstellen. Es wird jedoch auf wenige Kinder begrenzt bleiben. Gleiches gilt für die intravenöse Narkoseeinleitung ohne vorherige Prämedikation. Heftige Gegenwehr des Kindes und die kindlichen Venenverhältnisse können dieses Unterfangen rasch zum Scheitern verurteilen. Einfacher ist die intramuskuläre Narkoseeinleitung, zu der jedoch auch die von vielen Kindern gefürchtete „Spritze" notwendig ist.

Die rektale Narkoseeinleitung kommt der kleinkindlichen Mentalität sicher am nächsten. Die rektale Applikation eines Medikamentes ist den meisten Kindern vertraut. Allein schon die Versicherung, daß die rektale Applikation nicht schmerzhaft ist, sondern nur ähnlich unangenehm wie Fiebermessen, hat für die meisten Kinder eine beruhigende Wirkung. Die rektale Narkoseeinleitung kann außerdem in Anwesenheit von Mutter, Vater oder anderen Bezugspersonen erfolgen, somit entfällt neben dem Injektions- auch der Trennungsschmerz und das Erstickungsgefühl, wie es viele Kinder bei der Maskennarkoseeinleitung ohne adäquate Prämedikation empfinden. Die Erfahrung zeigt jedoch, daß etwa 20% der Kinder auch eine rektale Applikation kategorisch ablehnen. Nachteilig ist die personalintensive Überwachung prä- und postoperativ bei langen Nachschlafzeiten. Angesichts der schlechten Steuerbarkeit der Narkoseeinleitung und der möglichen Gefährdung des Kindes in der Phase des Nachschlafes verwundert es nicht, daß sich auch kritische Stimmen zur routinemäßigen rektalen Narkoseeinleitung von Kleinkindern geäußert haben (Kaiser u. Al-Rafai 1985; Thülig et al. 1985).

Schulkinder (7.–14. Lebensjahr)
Bei diesen Kindern ist die intramuskuläre Prämedikation und die intravenöse Narkoseeinleitung das übliche Vorgehen. Dies sollte jedoch nicht daran hindern, auch bei den jüngeren Schulkindern auf Ängste und Wünsche Rücksicht zu nehmen und gegebenenfalls eine Narkoseeinleitung per Maske oder auf rektalem Applikationsweg vorzunehmen.

Narkoseeinleitung bei geistig behinderten Kindern
Die Narkoseeinleitung bei geistig behinderten Kindern ist meist problematisch. In Abhängigkeit von ihrer geistigen Retardierung sind diese Kinder nur schwer zugänglich, oft psychomotorisch unruhig, manchmal aggressiv. Die Punktion einer Vene ist meist nur unter massiver Gewaltanwendung möglich. Eine Alternative bietet die intramuskuläre Narkoseeinleitung mit Methohexital, eine elegante Narkoseeinleitung die rektale Applikation von Methohexital oder Midazolam.

Anwendung der Narkoseeinleitungsmittel

Barbiturate

Thiopental

Intravenös. Die Dosierung beträgt 4–6 mg/kg KG, der Wirkungseintritt ist wie im Erwachsenenalter prompt, der Verlust von Bewußtsein und Lidreflex tritt innerhalb von Sekunden ein. Neben einem geringgradigen Blutdruckabfall und einem Herzfrequenzanstieg kommt es meist zu einer Apnoe, die eine assistierte Beatmung notwendig macht.

Rektal. Es handelt sich um eine schon in den 30er Jahren geübte Applikationsweise, Dosierung 30-40 mg/kg; wegen der langen Nachschlafzeit (2 h) gilt die rektale Applikation von Thiopental heute als obsolet.

Methohexital

Intravenös. Als Dosierungsrichtlinie wird 1-2 mg/kg angegeben. Verlust von Bewußtsein und Lidreflex erfolgen ähnlich prompt wie bei Thiopental. 20% der Kinder klagen über einen Injektionsschmerz, die Kreislaufwirkungen sind blande, eine kontrollierte Beatmung aufgrund einer Apnoe notwendig.

Intramuskulär (Bauer-Miettinen u. Palas 1980). Dazu muß die Dosis auf 5-6 mg/kg erhöht werden. Der Wirkungseintritt wird mit 5-10 Minuten angegeben. 10% der Kinder schlafen nicht ein, werden aber soweit sediert, daß eine Maskennarkoseeinleitung problemlos möglich ist. Berichtet wird von einer geringen Inzidenz an Bradykardien, Singultus und motorischer Unruhe in der Einschlafphase. Die Aufwachzeit beträgt bei Kurzzeiteingriffen (weniger als 30 min) 10-30 min. Für eine adäquate Analgesie in der postoperativen Phase muß angesichts der fehlenden analgetischen Komponente im Narkoseeinleitungsverfahren gesorgt werden.

Rektal (Budd et al. 1965; Kraus et al. 1985; Kretz u. Piepenbrock 1983; Liu et al. 1985). Die Dosierung beträgt 20-25 mg/kg. Der Wirkungseintritt ist nach 5-15 min zu erwarten. Mit einer Versagerquote von 5-10% ist zu rechnen. In der präoperativen Phase klagen 20-25% der Kinder über Unannehmlichkeiten wie Stuhldrang, Stuhlgang, Schmerzen im Analbereich; Stuhlgang beeinflußt das Einschlafverhalten nicht. Wegen motorischer Unruhezustände und einer möglichen Verlegung der Atemwege durch die zurückfallende Zunge ist eine konsequente Überwachung der kleinen Patienten notwendig. Intraoperativ kann es - sofern auf die zusätzliche rektale Applikation von Atropin (0,02-0,03 mg/kg) verzichtet wird - zur Hypersalivation kommen. Postoperativ fällt bei Kurzzeiteingriffen eine lange Nachschlafzeit auf (15-60 min); sie ist abhängig von der Schmerzhaftigkeit des Eingriffs. Die fehlende analgetische

Komponente des rektalen Narkoseeinleitungsverfahrens mit Methohexital macht sich postoperativ in Unruhezuständen bemerkbar. Günstig sind die Gabe von ben-u-ron als Suppositorium unmittelbar postoperativ (250 mg) oder Regionalanaesthesieverfahren (siehe S.158ff.).

Die Blutspiegel erreichen nach rektaler Applikation die gleichen Werte wie nach intravenöser Applikation des Mittels in dazu adäquater Dosierung. Die Bioverfügbarkeit liegt bei 20%. Die Wirkdauer wird nicht wie bei der intravenösen Applikation durch die Verteilung limitiert, sondern durch die Elimination. Dies begründet auch die lange Nachschlafzeit.

Etomidat

Intravenös (Kay 1976). Bei einer Dosierung von 0,2 mg/kg ist ein rascher Wirkungseintritt zu erreichen, bei einem Teil der Kinder sind jedoch Nachinjektionen notwendig. 20% der Kinder klagen über Injektionsschmerzen, 10% zeigen Myoklonien. Fentanyl senkt die Häufigkeit von Myoklonien, aber nicht die des Injektionsschmerzes.

Rektal. Erfahrungsberichte über die Wirksamkeit in einer Dosierung von 6,5 mg/kg KG liegen vor (Linton u. Thornington 1983). Dies konnte nicht bestätigt werden (Kretz et al. 1986). Aufgrund der unzuverlässigen Wirkung muß eine rektale Narkoseeinleitung mit Etomidat abgelehnt werden.

Benzodiazepine

Diazepam

Intravenös. Die Dosierung beträgt 0,3 mg/kg KG. Allerdings sind sehr starke Dosierungsunterschiede beschrieben. Die kardiovaskulären Nebeneffekte sind sehr gering, selten benutzt wird es wegen der langen Wirkdauer.

Rektal (Kretz et al. 1985). Selbst in einer hohen Dosierung von 1,5 mg/kg KG ist eine Narkoseeinleitung nicht möglich. Besonders im Kleinkindesalter zeigt sich in zahlreichen Untersuchungen eine unzureichende Wirkung von Diazepam und eine hohe Inzidenz paradoxer Reaktionen.

Midazolam

Intravenös (Cole 1982). Die Dosierung dieses wasserlöslichen Benzodiazepins wird mit 0,15 mg/kg KG angegeben. Der überwiegende Teil der Kinder schläft innerhalb von 60 s ein. Die Wirkungen auf die Atmungs- und Herzkreislauffunktion sind bland. Aufgrund der kurzen Halbwertszeit ist mit einem raschen Erwachen der Kinder aus der Narkose zu rechnen.

Rektal. In einer Dosierung von 0,5 mg/kg KG schlafen die Kinder zwar nicht ein, verhalten sich aber ruhig und distanziert, zeigen häufig nach 7–10 min einen Stimmungsumschwung von traurig-ängstlicher zu heiter-gelassener Gestimmtheit und tolerieren die Maskennarkose problemlos, die Versagerquote liegt allerdings bei 10–15%. Bei der rektalen Applikation von Midazolam könnte man am ehesten noch von einer Prämedikation sprechen, wenn nicht das sediert-distanzierte Kind bisweilen zu torkelnden, unkoordinierten Bewegungen neigen würde, die es gefährden. Gleichzeitig sind Blutspiegel nachweisbar, die jenen nach einer intravenösen Applikation von Midazolam in einer Dosierung von 0,15 mg/kg beim Erwachsenen entsprechen. Deshalb muß auch hier von einer Narkoseeinleitung gesprochen werden. Die Inzidenz unerwünschter Wirkungen ist gering, insbesondere kommt es weder zu Stuhldrang, Stuhlgang und Analschmerzen, noch zu einer zentralen Atemdepression oder zu einer Verlegung der Atemwege durch die zurückfallende Zunge. Aufgrund der fehlenden analgetischen Komponente im Narkoseeinleitungsverfahren ist auch nach rektaler Applikation mit Midazolam auf eine ausreichende postoperative Analgesie zu achten.

Flunitrazepam

Intravenös (Brock-Utne et al. 1980). Als Benzodiazepin mit relativ langer Halbwertszeit (8-10 h) ist ein Einsatz auf Langzeiteingriffe limitiert. In einer Dosierung von 0,03 mg/kg kommt es nach 20 s zum Bewußtseinsverlust und nach 60 s zum Lidschlußverlust.

Rektal. Erfahrungen über die rektale Applikation zur Narkoseeinleitung liegen nicht vor.

Ketamin

Intravenös. Das Phenzyklidinderivat Ketamin hat im Gegensatz zu den bisher genannten Substanzen eine starke analgetische und eine schwächere hypnotische Wirkung. Der Wirkungseintritt ist prompt, die analgetische Wirkung dauert 5-8 min. Die Dosierung beträgt 1-2 mg/kg, Repetitionsdosen mit der Hälfte der Dosierung sind möglich.

Die pharyngealen und laryngealen Reflexe sind gedämpft, aber noch vorhanden, was jedoch kein Grund ist, das Nüchternheitsgebot zu mißachten. Herzfrequenz, Herzminutenvolumen und Blutdruck steigen um 20-30% an, diese sympathoadrenerge Stimulierung dauert 10 min. Eine stärkergradige Hypersalivation zwingt zur gleichzeitigen Gabe von Atropin. Diese Hypersalivation ist möglicherweise auch ein Grund für die hohe Inzidenz von Husten (40%) und Laryngospasmen (20%) nach Ketanestnarkosen. Ketanest führt auch bei Kindern zu einer Erhöhung des intrakraniellen und intraokulären Druckes. Zur Prophylaxe von unangenehmen Träumen eignet sich auch im Kindesalter Diazepam (0,15-0,2 mg/kg KG), ohne daß allerdings eine sichere Prophylaxe möglich ist [im Kindesalter wird die Bestimmung der Häufigkeit unangenehmer Träume und psychopathologischer Folgen immer ein schwieriges methodisches Problem bleiben (Meyers u. Charles 1978)]. Nach Wiederholungsnarkosen ist mit einer Toleranzentwicklung zu rechnen (Byer u. Gould 1981). Die Nachschlafzeit nach Ketaminmononarkosen beträgt 30-50 min. Es empfiehlt sich, die Kinder vor sensorischen Reizen (Lärm, Licht etc.) abzuschirmen, um nicht unangehme Träume zu triggern.

Indikation für eine Ketanestanästhesie, die mit Diazepam ergänzt wird, sind Verbandswechsel, Repositionen, Katheterplazierung und diagnostische Eingriffe. Zur Narkoseeinleitung kann es auch benutzt werden. Kontraindikationen bestehen bei Kindern mit erhöhtem intrakraniellem Druck, perforierten Augenverletzungen und dekompensierten Herzfehlern. Bei bestimmten Herzfehlern (Fallot-Tetralogie) ist es jedoch das Einleitungsmittel der Wahl.

Intramuskulär. Diese Applikationsform bietet sich an, wenn eine Venenpunktion nicht möglich ist (Kind im Schockzustand; ausgeprägte Verbrennungen). Dosierung: 7–8 mg/kg KG; Wirkungseintritt: 3–5 min, Wirkungsdauer 20 min.

Rektal (Idvall et al. 1963). In einer Dosierung von 6–10 mg/kg KG tritt nach 7–15 min eine ausgeprägte Sedierung ein. Die Herzkreislauf- und Atmungsparameter bleiben – im Gegensatz zur parenteralen Applikation – im Normbereich, die Inzidenz an Laryngospasmen ist geringer. Postoperativ besteht eine ausreichende Analgesie. Die Aufwachzeit beträgt im Durchschnitt 36 min, die Blutspiegel bleiben noch über Stunden auf einem hohen Niveau. Zur Prophylaxe unangenehmer Träume ist jedoch auch bei dieser Applikationsform die vorherige rektale Gabe von Diazepam, zur Prophylaxe einer Hypersalivation die rektale Gabe von 0,02 mg/kg KG Atropin notwendig.

Neuroleptanästhesie

Grundsätzlich ist die Inhalationsanästhesie wegen der guten Steuerbarkeit die Narkose der Wahl im Kindesalter. Das Kindesalter schlechthin als Kontraindikation für eine Neuroleptanästhesie zu bezeichnen wäre jedoch falsch.
Indikationen sind z. B. gegeben, wenn

- der intrakranielle Druck (ICP) erhöht ist,
- ein Fall von maligner Hyperthermie beim Kind oder einem Angehörigen bekannt ist,
- die Leberfunktion eingeschränkt ist.

Relative Indikationen bieten polytraumatisierte Kinder sowie Kinder, bei denen aus operativen Gründen eine Nachbeatmung geplant ist (Zwerchfellhernie, Ösophagusatresie, Omphalozele, etc.). Dabei kommt aber meist mit der Kombination Fentanyl-Relaxans-Lachgas/Sauerstoff eine Modifikation der Neuroleptanästhesie zur Anwendung. Auf die Gabe von DHB wird angesichts der Gefahr einer extrapyramidal-motorischen Symptomatik im Kindesalter verzichtet (Häufigkeit nach Neuroleptanästhesie 2,5%). Als Dosierungsempfehlung gilt:

- Fentanyl: Initialdosierung 0,005–0,01 mg/kg; Erhaltungsdosis 0,001 mg/kg,
- Droperidol: 0,15–0,3 mg/kg.

Ein mögliches, aber ungewöhnliches Verfahren ist die kontinuierliche intravenöse Zufuhr von Fentanyl, was den Fentanylverbrauch bis zu 50% verringert.
Vorteile der Neuroleptanästhesie sind:

- die Stabilität der Kreislauffunktion bei Normovolämie,
- die fehlende Beeinträchtigung der myokardialen Kontraktilität,
- der fehlende ICP-Anstieg.

Bei 20% der Kinder kommt es nach Fentanylapplikation zu einer Thoraxrigidität, die die Atmung und Beatmung erschwert und eine Relaxation notwendig macht. Gefürchtet ist postoperativ die Atemdepression, durch die besonders Neugeborene und Säuglinge gefährdet sind. Eine engmaschige Überwachung auf einer Intensivstation ist deshalb nach Neuroleptanästhesie im Neugeborenen- und Säuglingsalter unumgänglich. Eine Antagonisierung mit Naloxon (Dosierung: 0,001–0,005 mg/kg i.v.) ist möglich. Bei 25% aller Kinder kommt es nach einer Neuroleptanästhesie zum Erbrechen (Literatur bei Wölfel 1985).

Literatur siehe S.164.

Regionalanästhesieverfahren

J. HAUSDÖRFER

Grundsätzlich sind Regionalanästhesieverfahren beim Kind in ähnlicher Anzahl und Ausführung wie beim Erwachsenen möglich, wobei jedoch bestimmte Zusatzbedingungen, wie z. B. eine ausreichende Sedierung, vorgegeben sein müssen. Ein enthusiastischer Einsatz der Regionalanästhesie im Kindesalter ist aber in Deutschland nicht zu verzeichnen (Lanz 1984; Sprotte 1985).

Die kindliche Psyche setzt besonders im Vorschulalter einer Regionalanästhesie im Wachzustand sehr enge Grenzen. Derartige Verfahren sollten daher im Beisein der Eltern bzw. einer Bezugsperson durchgeführt werden. Selbst größere kinderanästhesiologisch tätige Abteilungen werden sich dabei auf einige typische und vor allen Dingen einfache Blockaden beschränken, da nur so die erforderliche Routine und Erfolgsrate gewährleistet werden kann (Hoffmann et al. 1983).

Allgemeine Überlegungen

Vom 1. Lebensjahr bis zur Pubertät können Lokalanästhetika wie Mepivacain, Lidocain und Bupivacain bis zu den bei Erwachsenen auf das Körpergewicht bezogenen Höchstdosen appliziert werden. Die im frühen Kindesalter nachgewiesene geringere Plasmaproteinbindung der Lokalanästhetika wird ausgeglichen durch ein wesentlich größeres Verteilungsvolumen und eine höhere Krampfschwelle für diese Medikamente. Sprotte (1985) kommt aufgrund entsprechender Überlegungen für Lidocain und Mepivacain zu einer Höchstdosierung von 7 mg/kg KG und für Bupivacain von 3 mg/ kg KG, jeweils unter Zumischung von Adrenalin 1:200000. Der zugesetzte Vasokonstriktor tritt vorteilhaft bei der höheren regionalen Durchblutung mit beschleunigter Resorption und bei der gegenüber Erwachsenen wesentlich aufgelockerten Gewebsstruktur in Erscheinung. Zudem ist die intravasale Applikation einer adrenalinhaltigen Testdosis über die sofort auftretende Tachykardie sicher erkennbar.

Die in der Erwachsenenanästhesie gültigen Kontraindikationen der Regionalanästhesie sind auch im Kindesalter zu beachten. Hier gilt vor allem Infektionen und Kontaminationen an der Injektionsstelle auszuschließen. Bei bestehenden neurologischen Störungen ist vor der indizierten Anwendung einer Regionalanästhesie der stationäre Dauerschaden einwandfrei zu dokumentieren. Gerinnungsstörungen haben besonders beim rückenmarknahen Verfahren als Kontraindikation zu gelten. Eine allgemeine Sepsis und Bakteriämie im frühen Kindesalter erlaubt diesen Eingriff ebenfalls nicht. Die beim Erwachsenen drohende Kreislaufbeeinträchtigung durch Sympathikusblockade ist bei Kindern wesentlich weniger ausgeprägt. Die parenterale Flüssigkeitsvorgabe ist aber nach längerdauernder Nahrungskarenz auch in dieser Altersgruppe angezeigt.

Die Durchführung einer Regionalanästhesie erfordert wie beim Erwachsenen bestimmte Überwachungsverfahren (Blutdruck- und Pulsmessung, EKG, Überwachung der Atmung und des Bewußtseinszustands), die Möglichkeit, intravenös über eine liegende Kanüle Medikamente sofort zur Wirkung zu bringen, sowie eine suffiziente Ausrüstung zur sofortigen Behebung von Atmungs- und Kreislaufstörungen.

Als Kinderanästhesist wird man seinem kleinen Patienten die Regionalanästhesie erst ab dem Schulalter im Wachzustand zumuten wollen. Vorher ist eine starke bis stärkere Sedierung, besonders bei der Anlage der Blockade, sehr zu empfehlen. Bewährt hat sich dabei die rektale Anwendung von 20–30 mg/kg KG Methohexital, die in vielen Fällen eine Narkose einleitet. Wichtig ist dabei die Überwachung der vitalen Parameter bei den zur Blockade besonders gelagerten Kindern. Zur Fortführung einer adäquaten Sedierung während des eigentlichen operativen Eingriffs eignet sich Midazolam i.v. in einer Dosierung von 0,1 mg/kg KG/h. Ältere Kinder tolerieren dieses Vorgehen unter 0,3 mg/kg KG Midazolam oral ausgezeichnet.

Bei der *Indikation* zur Regionalanästhesie steht das nichtnüchterne und das erkältete Kind im Vordergrund, das sich zu größeren Eingriffen an den oberen oder unteren Extemitäten notfallmäßig einer chirurgischen Intervention unterziehen muß. Bei einer gewissen Routine und einer einigermaßen häufigen Exposition sollten wenigstens die axilläre Plexusblockade und die kaudale Periduralanästhesie zum Rüstzeug auch des Kinderanästhesisten gehören, besonders nachdem es sich um technisch sehr einfache Verfahren handelt. Nach Schulte-Steinberg (1978) und Sprotte (1985) sind Komplikationen in der Regionalanästhesie so selten, daß diese gegenüber der Gefährdung des erkälteten oder nichtnüchternen Kindes durch eine Allgemeinnarkose sehr günstig abschneidet. Die gute muskuläre Relaxation und die optimale Durchblutung besonders bei Replantationseingriffen und bei der Anlage eines arteriovenösen Shunts in der Nephrologie sind so vorteilhaft, daß selbst unter Vollnarkosebedingungen eine zusätzliche axilläre Plexusblockade diskutabel ist. Die Kaudalanästhesie weist in Kombination mit einer Allgemeinnarkose ebenfalls erhebliche Vorzüge auf, wenn man an die geringere Nozizeption, die Einsparung von Narkotika mit verminderter Organbelastung sowie an die gute postoperative Analgesie denkt. Bei Eingriffen am Penis (Hypospadieoperationen, Zirkumzision) in Allgemeinnarkose stellt die Aufwachphase mit dem auf das Kind einstürmenden postoperativen Schmerz für alle Beteiligten eine derartige Belastung dar, daß die in Narkose, jedoch präoperativ angelegte Kaudalanästhesie ausdrücklich bei der Groß-II-Operation wieder gewünscht wird, sofern die Groß-I-Operation unter für das Kind schonenden Bedingungen abgelaufen ist.

Die genannten Techniken sind heute derart weitgehend auf die Bedürfnisse der Kinderanästhesie abgestellt, daß die Anlage der in Frage kommenden Blockade innerhalb von Minuten möglich ist (Hoffmann et al. 1983). In diesem Zusammenhang sei besonders auf die günstigen Eigenschaften der „immobilen Nadel" mit kurzem Anschliff hingewiesen (Zenz u. Glocker 1981). Die erstrebenswerte Komplikationsarmut ist bei der Anwendung der lumbalen Periduralanästhesie im Kindesalter nicht immer gegeben, es sei denn, es handelt sich um eine Institution, die häufig auf derartige Techniken angewiesen ist (postoperative Schmerzausschaltung bei sehr großen abdominothorakalen Eingriffen und zur präfinalen Tumorschmerzbehandlung bei Nervenkompression). Die Spinalanästhesie ist bei Kindern im Vorschulalter ebenfalls nicht etabliert. Verfahren zur supraklavikulären Blockade des Plexus brachialis ähneln denen bei Erwachsenen. Die bei Kindern sehr hoch stehende Lungenkupula und die damit verbundene Gefahr eines Pneumothorax sollte berücksichtigt werden.

Die stark sedierten oder anästhesierten Kinder befinden sich in Seitenlage mit an die Brust angezogenen Beinen. Man sollte sich dabei der Assistenz einer kundigen Kraft versichern, die die vitalen Parameter des ungewöhnlich gelagerten Kindes einwandfrei überwachen kann.

Die Gegend um den Hiatus sacralis wird mit angewärmter farbiger Desinfektionslösung großflächig und gründlich von oben nach unten abgewaschen. Die geplante Injektionsstelle wird sodann mit einem trockenen sterilen Tupfer von überschüssigem Desinfektionsmittel befreit. Die Hand des Anästhesisten tastet zwischen dem 4. Sakralwirbelfortsatz und den beiden Cornua sacralia den als typisches Grübchen imponierenden Hiatus sacralis. Damit der sitzende Anästhesist die Nadel mit der rechten Hand führen kann, sollte das Kind für ihn in Augenhöhe auf der linken Seite liegen. Mit Hilfe der heute üblichen kurz angeschliffenen Nadel ist eine „Loss-of-resistance"-Technik möglich (Zenz u. Glocker 1981).

Das sterile Instrumentarium umfaßt eine 17-gg.-Nadel für die Lokalanästhesie, eine Hämolanzette sowie eine 2-ml-Spritze mit 1%igem Lidocain. Über der Membran des Hiatus sacralis wird eine Hautquaddel gesetzt und die Haut mit der Lanzette inzidiert. Im Säuglings- und Kleinkindalter wird dann die 24-gg.-Nadel mit kurzem Anschliff, bei den älteren Kindern die entsprechende 22-gg.-Nadel, ohne Berührung der äußeren Hautschichten an das Ligamentum sacrococcygeale herangeführt und mit einem deutlichen „Klick" hindurchgestoßen. Der Anschliff der Nadel sollte dabei parallel zur Lamina anterior des Os sacrum zu liegen kommen, was bedeutet, daß die Nadel in Richtung Neuraxis etwa 45° zur Hautoberfläche geneigt eingeführt und stabilisiert wird. Ein weiteres Einschieben der Nadel in den Sakralkanal ist bei Kindern bis zum 7. Lebensjahr nicht nötig, da das lockere Fett- und Bindegewebe bis zu diesem Alter die Flüssigkeitsausbreitung nicht behindert. Im allgemeinen ist der Durasack, unabhängig vom Stand des Rückenmarks, nach unten in Höhe des 2. Sakralforamens begrenzt. Beim Neugeborenen wurde jedoch ein Fall beschrieben, wo der Durasack bis zum 4. Sakralforamen herabreichte (Zenz u. Glocker 1981). Nach Sprotte (1985) empfiehlt es sich, ½ des erforderlichen

Volumens als adrenalinhaltige Kochsalzlösung langsam vorweg zu
verabreichen. Die Injektion erfolgt nach Aspiration mit der Technik
der „immobilen Nadel", d. h. über den flüssigkeitsgefüllten Verbindungsschlauch und über die von der Hilfskraft geführten Spritze.
Die Testdosis sollte bei unveränderter Herzfrequenz die extravasale
Lage der Nadel bestätigen. Die Injektion der restlichen ⅔ des
errechneten Volumens adrenalinfreien Lokalanästhetikums erfolgt
gegen den Druck des linken Daumenballens, um damit den freien
Einstrom der Flüssigkeit in den Sakralkanal zu dokumentieren.
Zur Volumenberechnung bewährt sich die Formel:
0,1 ml/Lebensjahr/spinales Segment.
Bei den üblicherweise vorgesehenen Blockaden über 10 Segmente
ergibt sich vereinfacht: ml/Lebensjahr, mit einer Mindestdosierung
von 3 ml (Schulte-Steinberg 1978). Bei Säuglingen und Kleinkindern empfiehlt sich die Gabe von 0,25%igem Bupivacain, das dann
im Schulalter auf 0,5%iges Bupivacain verstärkt werden kann. Die
Gegenrechnung mg/kg KG zur Ermittlung der Höchstdosis ist in
jedem Fall obligat.

Technik der axillären Plexusanästhesie

Wiederum ist der Einsatz der „immobilen Nadel" mit kurzem
Anschliff sowie der Rückgriff auf das „Loss-of-resistance"-Phäno-
men die tragende Komponente dieser Technik.
Nach Erfüllung der üblichen Vorbedingungen und ausreichender
Sedierung wird das Kind in Rückenlage zu einer Rotationsabduk-
tion des Armes von 90° gebracht. Die hoch in der Axilla gut zu
tastende Pulsation der A. axillaris ist ein wichtiger Orientierungs-
punkt für eine erfolgreiche Blockadetechnik. Nach gründlicher
großflächiger Desinfektion wird der sterile Handschuhe tragende
Anästhesist möglichst hoch in der Axilla oberhalb der pulsierenden
Arterie eine lokalanästhesierende Hautquaddel setzen und mit
einer sterilen Lanzette die Haut inzidieren. Daraufhin wird bei kleineren Kindern mit der 24-gg.-, bei größeren mit der 22-gg.-Kurz-
schliffnadel ein „Loss-of-resistance"-Phänomen, verbunden mit
einem deutlichen „Klick" beim Vorschieben der Nadel in die
Gefäßnervenscheide ausgelöst. Beim Injizieren der adrenalinhalti-

gen anästhetikafreien Testdosis (⅓ der Gesamtmenge) werden gelegentlich dumpfe Druckparästhesien von weniger sedierten Kindern angegeben. Auf das Auslösen einschießender Parästhesien wird zur Schonung des Nervengewebes auf jeden Fall verzichtet. Die Technik erfordert die senkrechte Einführung der Kanüle zum Plexusverlauf, um intraneurales Einspritzen sicher zu vermeiden (Zenz u. Glocker 1981). Die Injektion des 1,0- bis 1,5%igen Lokalanästhetikums (Mepivacain oder Lidocain) erfolgt nach der obligaten Aspiration über den Verbindungsschlauch und die von der Hilfskraft geführten Spritze. Der Anästhesist hat lediglich die Aufgabe, die Nadel mit einer Hand zu stabilisieren und durch den Druck des Zeigefingers der anderen Hand das Abfließen der Lösung nach distal zu verhindern. Die Gesamtmenge des Lokalanästhetikums orientiert sich an der Höchstdosis und dürfte bei älteren Schulkindern mit 25 ml in jedem Fall ausreichend sein. Die Angaben von Lanz (1984) lassen darauf schließen, daß die Körpergröße den entscheidenden Faktor für das zu wählende Anästhetikavolumen darstellt. Folgende einfache Berechnung gibt mehr oder weniger grobe Anhaltspunkte:
Bis 4 Jahre teilt man die Körpergröße (cm) durch 12, bis 8 Jahre durch 10 und bis 16 Jahre durch 7, um einen Näherungswert zu erhalten (Zenz u. Glocker 1981). Dem Injizieren in mehrere Richtungen kommt heute keine Bedeutung mehr zu, da es lediglich darum geht, die Gefäßnervenscheide mit einem ausreichenden Volumen an Lokalanästhetikum aufzufüllen. Eine Verletzung von Nervenfaszikeln und Blutgefäßen ist damit (und seit Verwendung der kurzgeschliffenen Nadeln) nicht mehr zu erwarten.

Rolle des Anästhesisten

Bei allen Formen der Leitungs- und Regionalanästhesie ist der Anästhesist auch ausführender Arzt, nicht so bei der sehr wertvollen Interkostalblockade am offenen Thorax. Hier kann der Anästhesist mittelbar durch Anweisung an den Chirurgen die Applikation von 0,25%igem Bupivacain an die unter diesen Umständen sichtbaren Interkostalnerven veranlassen. Der Anästhesist hat dabei sicherzustellen, daß die Höchstdosen nicht überschritten und eine ausreichende Anzahl von Rippensegmenten dorsal der vorderen Axillarlinie mit je 1–5 ml Lokalanästhetikum blockiert werden. Dem Anästhesisten obliegt es dabei, an diese Möglichkeit der postoperativen Analgesie zu denken, was ihm die kleinen Patienten bei der kurzfristig folgenden Extubation und schmerzfreien Abhustmöglichkeit zu danken wissen.

Die in dem kurzen Abriß dargestellten allgemein üblichen Blockaden im Kindesalter haben sich über die Zeit technisch derart vereinfacht, daß die Grundforderung, sich erst am Erwachsenen mit dem Vorgehen absolut vertraut zu machen, unter guter Anleitung relativiert werden darf: auch in der Kinderanästhesie können Auszubildende ohne Erwachsenenerfahrung erstmals an die sehr nützlichen Blockadetechniken herangeführt werden. Als weiterführender Text empfiehlt sich „Regionalanästhesie bei Kindern" von Singler (1983).

Literatur

Altemeyer KH (1985) Narkose- und Überwachungssysteme für die Kinderanästhesie. In: Bergmann H, Brückner JB, Gemperle M, Henschel WF, Meyerhofer O, Meßmer K, Peter K (Hrsg) Springer, Berlin Heidelberg New York Tokyo (Anästhesiologie und Intensivmedizin, Bd 170)

Bauer-Miettinen U, Palas T (1980) Narkoseeinleitung im Kindesalter durch intramuskuläre Verabreichung von Methohexital. Anästh Intensivther Notfallmed 15: 237–241

Bonfils P (1985) Die schwierige Intubation. Klin Anästhesiol Intensivther 26: 59

Brock-Utne JG, Norbury AG, Holloway AM, Downing JW (1980) Flunitrazepam for the intravenous induction of anaesthesia in children. SAfv Med J 986/87

Budd DC, Dornette WHL, Wright JF (1965) Methohexital for rectal basis narcosis. Anaesth Analg 44: 223–225

Byer DE, Gould AB (1981) Development of tolerance of ketamin in an infant undergoing repeated anesthesia. Anesthesiology 54: 255–256

Cole WHJ (1982) Midazolam in paediatric anaesthesia. Anaest Intensive Care 10: 36

Eger E et al. (1965) Hasards of nitrous oxide anesthesia in bowel obstruction and pneumothorax. Anesthiology 26: 61

Fisher DM et al. (1985) Comparison of enflurane, halothane, isoflurane for diagnostic and therapeutic procedures in children with malignancies. Anesthesiology 63: 647–650

Fösel T, Altemeyer KH, Berg-Seiter S, Schultz M, Wick C, Heinrich H (1985) Intraoperatives Monitoring im Kindesalter. Medizintechnik 105: 190

Gregory GA (1983) Pediatric Anesthesia. Churchill Livingstone, New York

Hatch DJ (1978) Tracheal tubes and connectors used in neonates – dimensions and resistance to breathing. Br J Anaesth 50: 959

Hatch DJ (1985) Paediatric anaesthetic equipment. Br J Anaesth 57: 672

Hatch DJ, Sumner E (1981) Neonatal anaesthesia. Arnold, London

Hoffmann P, Schockenhoff B, Wagner U (1983) Axilläre Blockade des Plexus axillaris im Kindesalter. Reg Anästh 6: 86

Idvall J, Halasek J, Stenberg P (1963) Rectal ketamin for induction of anaesthesia in children. Anaesthesia 38: 60–64

Kaiser H, Al-Rafai S (1985) Wie sicher ist die rektale Narkoseeinleitung in der Kinderanesthesie? Anaesthesist 34: 359–360

Kay B (1976) A clinical assessment to the use of etomidate in children. Br J Anaesth 48: 207–211

Kraus G, Frank S, Knoll R, Prestele H (1984) Pharmakokinetische Untersuchungen nach intravenöser, intramuskulärer und rektaler Narkoseeinleitung mit Methohexital bei Kindern. Anaesthesist 33: 266–271

Kretz FJ, Piepenbrock S (1983) Narkoseeinleitung bei Kleinkindern durch rektale Applikation von Methohexital. In: Kühn K, Hausdörfer J (Hrsg) Prämedikation im Kindesalter. Springer, Berlin Heidelberg New York, S 40–44

Kretz FJ, Liegl M, Heinemeyer G, Eyrich K (1985) Die rektale Narkoseeinleitung bei Kleinkindern mit Diazepam und Midazolam. Anaesth Intensiv Care 10: 343–346

Kretz FJ, Gonzalez I, Striebel HW (1986) Die rektale Narkoseeinleitung mit Etomidat bei Kleinkindern. Anaesthesist 35/2: 128

Lanz E (1984) Blockaden des Plexus brachialis im Kindesalter. In: Kühn K, Hausdörfer J (Hrsg) Regionalanästhesie im Kindesalter. Springer, Berlin Heidelberg New York Tokyo, S 23

Linton DM, Thornington RE (1983) Etomidate as a rectal induction agent. S Afv Med J 64: 376–379

Liu LMP, Gandreault P, Friedman PA, Goudsouzian NG, Liu LP (1985) Methohexital plasma concentrations in children following rectal administration. Anesthesiology 62, 5: 567–570

Meyers EF, Charles O (1978) Prolonged adverse reactions to ketamine in children. Anesthesiology 49: 39–40

Mutz N, Geyer A, Fitzal S, Ilias W, Scherzer W (1979) „Loss-of-Resistance" bei der Plexus Axillaris Blockade. Reg Anästh 2: 12

Nicodemus HF, Nassiri-Rahimi C, Bachmann L, Smith TC (1969) Median effective doses (ED 50) of halothan in adults and children. Anesthesiology 31: 344

Salanitre E (1982) Some aspects of pediatric anesthesia. In: Steward DJ (ed) Excerpta Medica, Amsterdam Oxford Princeton pp 21–55

Schulte-Steinberg O (1978) Die Regionalanästhesie im Kindesalter. In: Ahnefeld FW et al. (Hrsg) Lokalanästhesie. Springer, Berlin Heidelberg New York, S 146

Singler RC (1983) Pediatric regional anesthesia. In: Gregory GH (ed) Pediatric anesthesia. Churchill Livingstone, New York Edinburgh London Melbourne, pp 481

Smith RM (1980) Anesthesia for infants and children. Mosby, St. Louis Toronto London, pp 111–112

Sprotte G (1985) Regionalanästhesie im Kindesalter. In: Kretz FJ, Eyrich K (Hrsg) Anästhesie im Kindesalter. Springer, Berlin Heidelberg New York Tokyo, S 106

Thülig B, Reinhold P, Radig C, Bohn G, Wedy L (1985) Methohexital rektal – die Narkoseeinleitung der Wahl bei Kindern. Anästh. Intensivther Notfallmed 6: 316

Wölfel D (1985) Neuroleptanalgesie im Neugeborenen- und Säuglingsalter. In: Kretz FJ, Exrich K (Hrsg) Anästhesie im Kindesalter. Springer, Heidelberg Berlin New York, S 63–70

Wren WS (1986) Volatile Anästhetika in der Pädiatrie – heute und morgen. In: Peter K, Brown BR, Martin E, Norlander O (Hrsg) Inhalationsanästhetika. Springer, Berlin Heidelberg New York Tokyo (Anästhesiologie und Intensivmedizin Bd 184), S 266–272

Zenz M, Glocker R (1981) Eine neue „Immobile Nadel" zur Plexus-Anästhesie. Reg Anästh 4: 29

Teil 7: Anästhesie bei speziellen Eingriffen

P. DANGEL, K. MANTEL, G. KRAUS, U. KLEINHEISTERKAMP

Anästhesie bei Eingriffen in der Neugeborenenperiode

P. DANGEL

Neugeborenenchirurgie

Die Chirurgie des Neugeborenen befaßt sich einerseits mit der Palliation oder der Korrektur der angeborenen Mißbildungen. Diese erfordern oft sehr eingreifende und risikoreiche Operationen. Andererseits gibt es auch einfache, kurzdauernde Eingriffe (wie z. B. die Operation von Leistenhernien), die häufig an „gesunden" ehemaligen Frühgeborenen ausgeführt werden müssen, für welche die präoperative Nahrungskarenz, der Transport in den Operationsraum, die Exposition an eine kühle Umgebung, die Anästhesie und die postoperative Phase ein viel größeres Risiko darstellen als die Operation selbst.

Zustände bei Neugeborenen, welche schon in den ersten Lebenstagen eine operative Korrektur und/oder eine Narkose erfordern können:

1. Angeborene Mißbildungen:

Obere Luftwege:	Pierre-Robin Syndrom, Choanalatresie.
Tiefe Luftwege:	Mißbildungen von Larynx. Trachea, Bronchien, Paresen des N. Recurrens, lobäres Emphysem, zystisch-adenomatöse Pneumopathie.
Magen, Darm:	Ösophagusatresie, Ösophagotrachealfistel, angeborene Zwerchfellhernie, Darm- und

	Analatresien, Omphalozele, Gastroschisis, Mekoniumperitonitis, Mekoniumileus.
Harnorgane:	Hydronephrose, Blasenektopie.
Kreislauforgane:	Zyanotische Herzfehler mit ungenügender Durchmischung, Aortenisthmusstenose, Ventrikelseptumdefekt, vaskulärer Ring, offener Ductus Botalli.
ZNS:	Myelomeningozele, Enzephalozele, Hydrozephalus.

2. Perinatal erworbene Zustände:
Ruptur von Leber, Milz, Niere, Nebenniere, Ösophagusperforation.

3. Postnatal erworbene Zustände:
Nekrotisierende Enterokolitis, hypertrophische Pylorusstenose, Volvulus, Mekoniumpfropfsyndrom.

4. Tumoren:
Hämangiome, Lymphangiome, Steißteratome, bösartige Tumoren (Wilms-Tumor, Neuroblastom).

Die Bedeutung einer geeigneten personellen, apparativen und baulichen Infrastruktur wird leider vielfach noch unterschätzt. Operationen an Frühgeborenen und an kranken Neugeborenen sollten nur dort durchgeführt werden, wo eine neonatologische Intensivstation, spezialisierte Kinderchirurgen und pädiatrische Anästhesisten für die Vorbereitung und die Durchführung des Eingriffs sowie für die Nachbehandlung zur Verfügung stehen.

Das Neugeborene

Frühgeborenes	Gestationsalter < 37 Wochen,
Termingeborenes	Gestationsalter 37–42 Wochen,
Übertragung	Gestationsalter > 42 Wochen.

Die Neonatalperiode ist (historisch) definiert als die Zeit von der Geburt bis zum vollendeten 28. Lebenstag. Der Anästhesist wird bei der Beurteilung der Risikoverhältnisse besser diejenige Zeitspanne als Neonatalperiode einstufen, während welcher die Adaptation an das extrauterine Leben stattfindet. Diese Periode dauert bei *kranken Neugeborenen* und bei *Frühgeborenen* länger als bei gesunden Termingeborenen. So kann es bei kleinen Frühgeborenen mit einem Geburtsgewicht von weniger als 1500–1800 g bis zum Alter von 48 postkonzeptionellen Wochen z. B. zu Problemen mit der Atemregulation kommen.

Spezifische Probleme der Neugeborenenperiode sind:

– der Reifezustand der Atemfunktion,
– die Störungen des Übergangs vom fetalen zum extrauterinen Kreislauf,
– die metabolischen Besonderheiten des Glukose- und des Bilirubinstoffwechsels,
– die limitierte renale Eliminationsfähigkeit,
– die eingeschränkte Entgiftungsfunktion der Leber,
– die vom größeren Kind und Erwachsenen differente relative und absolute Größe der Flüssigkeitsräume,
– die leicht zu überfordernde Wärmeregulation,
– die noch unvollständige Retinavaskularisation und
– die Besonderheiten der Blut-Hirn-Schranke.

Zur *sicheren Anästhesieführung* bei Neugeborenen muß nicht nur ein der Körpergröße dieser Kinder angepaßtes Instrumentarium vorhanden sein, ebenso wichtig ist die Kenntnis der *physiologischen Daten* und der *pathophysiologischen Reaktionen* dieser Altersstufe.

Auch die Dosierung der Infusionsmenge und der Medikamente ist dem Reifezustand und dem Körpergewicht des betreffenden Neugeborenen genau anzupassen.

Vorbereitung und Prämedikation

Die Anästhesie darf erst nach Durchführung der zur Stabilisierung der Vitalfunktionen notwendigen Maßnahmen begonnen werden.

Ateminsuffiziente Neugeborene werden schon in der Intensivstation intubiert und beatmet, erst dann erfolgt der Transport in die

Operationsabteilung. Es ist z. B. unsinnig, ein hypoxisches und azidotisches Neugeborenes mit angeborener Zwerchfellhernie zu thorakotomieren, bevor die Blutgasanalyse akzeptable Werte ergibt (pH $> 7{,}20$, $p_aO_2 > 6{,}0$ kPa). Wenn ein Pneumothorax besteht, muß schon vor Anästhesiebeginn eine Drainage angelegt werden.

Auch bei Volumen-, Elektrolyt- und Flüssigkeitsdefiziten, bei Anämie, Gerinnungsstörung, metabolischer Azidose, Hypothermie und bei Hypoglykämie (Glukose $< 2{,}0$ mmol/l $\cong 36$ mg%) sind die Substitutionsmaßnahmen präoperativ durchzuführen.

Die Nüchternzeit soll, zur Vermeidung der präoperativen Hypoglykämie, nicht länger als 4 h sein.

Gestillte Neugeborene erhalten die letzte Brustmahlzeit 4 h vor Narkoseeinleitung. Mit der Flasche ernährte Neugeborene läßt man gesüßten Tee (10% Maltodextrinnährzucker) trinken. Bei erhöhtem Hypoglykämierisiko, wie z. B. bei allen kleinen Frühgeborenen, bei Untergewichtigkeit und auch bei Ernährungsunmöglichkeit, wird schon präoperativ eine intravenöse Infusion mit 5-10% Glukose und adäquatem NaCl-Gehalt begonnen.

Bei Neugeborenen mit Hyperbilirubinämie dürfen nur unaufschiebbare Eingriffe durchgeführt werden, denn Narkose und Operation erhöhen die Kernikterusgefahr. Hierbei ist der Gefahrenbereich (abhängig vom zusätzlichen Risiko):

- für Termingeborene: indirektes Bilirubin höher als 250-350 mol/l ($\cong 15$-20 mg%),
- für Frühgeborene: indirektes Bilirubin höher als 200-250 mol/l ($\cong 12$-15 mg%).

Bei Neugeborenen mit Bilirubinwerten nahe an der kritischen Grenze ist vor der Narkose eine Austauschtransfusion durchzuführen. Besteht eine Hypoproteinämie, ist die Gabe von 20% Humanalbumin indiziert.

Vor der eventuellen prophylaktischen oder therapeutischen Gabe von Antibiotika wird eine Blutkultur gemacht.

Ambulante Narkosen im Neugeborenenalter dürfen nur bei vollständig adaptierten, gesunden Kindern durchgeführt werden. Ehemalige Frühgeborene, auch wenn sie vor Narkosebeginn unauffällig erscheinen, neigen während der ersten Lebensmonate (bis zum Abschluß der 46.-48. postkonzeptionellen Woche), oft ohne Vorwarnung, zu gefährlichen postoperativen Apnoeanfällen. Die Gefahr besteht bis etwa 18 h nach Anästhesieende. Die Art der angewendeten Narkosetechnik scheint keinen Einfluß auf die Häufigkeit zu haben. Deshalb ist postnarkotisch bei solchen Kindern immer eine mindestens 24 h dauernde Überwachung mit Apnoemonitor im Inkubator (Pascucci et al. 1984; Rescorla u. Feld 1984; Steward 1982; Welborn et al. 1984) anzuschließen.

Eine *Prämedikation* verringert den Streß für das Neugeborene (und für den Anästhesisten!) und erleichtert durch Verminderung von Abwehrbewegungen und von Schreien die Einleitung der Narkose. Bei Neugeborenen und jungen Säuglingen wird die Prämedikation mit Vorteil parenteral appliziert. Eine *vagolytische Medikation* ist normalerweise nicht nötig. Sie ist kontraindiziert, wenn eine laryngeale oder bronchopulmonale Pathologie besteht. In den seltenen Fällen, welche eine vagolytische Vorbereitung erfordern, soll Atropin, 0,02 mg/kg, bei der Narkoseeinleitung i.v. verabreicht werden (Leighton u. Sanders 1976; Mirakhur 1979).

Bei Neugeborenen mit enteraler Obstruktion oder mit paralytischer Motilitätsstörung des Magen-Darm-Traktes, wie z.B. bei Sepsis, wird der Magen vor Narkosebeginn mit einer schonend eingeführten Sonde sorgfältig abgesaugt.

Zur Aufrechterhaltung der Körpertemperatur des Neugeborenen wird die Lufttemperatur im Operationsraum, je nach Gewicht und Reifezustand des Kindes, auf 27–30 °C erhöht. Das Kind kommt auf eine unter die Unterlage geschobene thermostatisierte, auf 38–40 °C eingestellte Wasserwärmematratze zu liegen und wird auch während der Vorbereitungsmaßnahmen, wenn immer möglich, warm zugedeckt. Elektrische Heizkissen dürfen wegen der Gefahr schwerer Verbrennungen niemals unter Patienten gelegt werden.

Narkoseeinleitung und Intubation

Es stehen entweder die intravenöse Einleitung oder die Einleitung mit Inhalation zur Verfügung.

Intravenöse Einleitung

Die rasch wirkende intravenöse Einleitungstechnik ist die sicherste
Methode bei allen Frühgeborenen, bei Neugeborenen in reduziertem Allgemeinzustand, bei solchen mit Aspirationsgefahr und wenn
schon ein venöser Zugang besteht. Sie führt zu einer deutlich geringeren Kreislaufdepression als die Inhalationsmethode. Die Venenpunktion ist für das wache Kind mit sog. „Scalpvenenbestecken"
vom Typ „Butterfly" am schonendsten. Eine gute analgetische Prämedikation ist vorteilhaft. Die Intubation erfolgt unter Muskelrelaxanzien. Für Operationen, welche eine Muskelentspannung benötigen, bieten sich die nichtdepolarisierenden Relaxanzien schon zur
Intubation an.

Medikamente:

Thiopental (Verdünnung: 5 mg/ml)   5,0 mg/kg i.v.
Pancuronium (Verdünnung: 0,1 mg/0,1 ml)   0,1 mg/kg i.v.
Alcuronium (Verdünnung: 0,2 mg/0,2 ml)   0,2 mg/kg i.v.
Vecuronium (Verdünnung: 0,1 mg/0,1 ml)   0,1 mg/kg i.v.
Atracurium (Verdünnung: 0,5 mg/0,1 ml)   0,5 mg/kg i.v.
Nur zur Intubation oder für nur wenige Minuten dauernde Ein-
griffe:
Succinylcholin   2,0 mg/kg i.v.

Wenn die nichtdepolarisierenden Relaxanzien unmittelbar *vor* dem
Barbiturat injiziert werden, wird die für die Intubation notwendige
Muskelerschlaffung innerhalb von 30–40 s nach dem Bewußtseins-
verlust erreicht.

Einleitung mit Inhalation

Die Einleitung mit Inhalation ist anspruchsvoller und erfordert
Erfahrung und viel Geschicklichkeit. Die Inhalationsanästhetika
bewirken bei Frühgeborenen und bei Neugeborenen in reduziertem
Allgemeinzustand eine signifikante Kreislaufdepression. Diese
kann schon eintreten, bevor die für die Intubation notwendige Narkosetiefe erreicht ist. Die Methode eignet sich deshalb nur für im

Umgang mit Neugeborenen erfahrene Anästhesisten und nur für problemlose, kräftige Säuglinge.

Bei dieser Technik wird dem Kind, zunächst ohne Maske, ein Lachgas-Sauerstoff-Gemisch (z. B. 3 l N_2O/1 l O_2) vor Mund und Nase geleitet und dann in langsam steigender Konzentration Halothan zugesetzt. Die Gaskonzentration kann, beginnend mit 0,5%, nach jedem 2.-3. Atemzug um 0,5% gesteigert werden. Nach Verlust des Bewußtseins wird zunächst assistiert, schließlich kontrolliert mit der Maske beatmet. Auch die Venenpunktion erfolgt erst nach Verlust des Bewußtseins. Die zur atraumatischen Intubation benötigte Muskelerschlaffung wird durch Vertiefung der Halothannarkose und Hyperventilation, oder durch Injektion eines Muskelrelaxans erzeugt. Bei Risikofällen und für wenig geübte Anästhesisten empfiehlt sich die letztere Variante.

Intubation

Neugeborene besitzen eine differenzierte Schmerzempfindung. Die früher empfohlene Wachintubation ist deshalb, genauso wie das Operieren am Neugeborenen ganz ohne Anästhesie, schon aus ethischen Gründen nicht vertretbar. Außerdem löst die Intubation bei ungenügender Narkosetiefe kräftige Abwehrbewegungen, Würgen, Pressen, Husten und Laryngospasmus aus. Dadurch kann Asphyxie hervorgerufen werden, und es besteht erhöhte Verletzungsgefahr für die zarten Schleimhäute von Pharynx und Larynx. Auch der Blutdruck steigt beim ungenügend sedierten Kind an, was beim Frühgeborenen das Risiko der Entstehung von Hirnblutungen erhöht. Die Intubation darf deshalb erst nach angemessener Vertiefung der Narkose und unter genügender Muskelerschlaffung ausgeführt werden.

Laryngoskopspatel

Es empfiehlt sich wegen der besonderen anatomischen Verhältnisse (durch die beim Neugeborenen relativ große Zunge verdeckter, vorn und kranial liegender Larynx) die Verwendung eines geraden Laryngoskopspatels (z. B. vom Typ „Foregger" oder „Miller").

Tabelle 7.1. Tubusmaße für die Neonatalperiode. (Mod. nach Krisha)

Gewicht [g]	Außendurchmesser [mm]	Charr	Innendurchmesser [mm]	Tubuslänge[a] [cm]	
				oral	nasal
< 1000	3,0	10	2,0	7,0	8,0
1000–1800	4,0	12	2,5	8,0	9,5
1800–3000	4,7	14	3,0	9,0	10,5
3000–4000	4,7	14	3,0	10,0	12,0
> 4000	5,3	16	3,5	11,0	13,0

[a] Die Längenmaße beziehen sich auf die Distanz von der Zahnleiste bzw. von der Nasenöffnung bis zur Tubusspitze.

Tubusmaterial

Es werden nur cufflose Kunststofftuben mit uniformem, altersgemäßem Durchmesser verwendet. Der Außendurchmesser des Tubus ist für den genügend dichten, aber noch atraumatischen Sitz im Krikoid verantwortlich, wo in diesem Alter die engste Stelle der Luftwege liegt. Die richtige Tubusdicke ist getroffen, wenn bei Beatmung mit einem Druck von 20–25 cm H_2O ($\hat{=}$ 2–2,5 kPa) Luft hörbar neben dem Tubus aus dem Larynx austritt (Tabelle 7.1). Im Abstand von 20–25 mm hinter der Tubusspitze soll eine deutlich sichtbare Marke die richtige Einführungstiefe bezeichnen. Eine sich über die ganze Länge des Tubus hinziehende cm-Einteilung ermöglicht es, die Einführungstiefe auch später, während der Narkose, noch zu kontrollieren.

Das zum Anschluß des Tubus an das Narkosesystem verwendete Verbindungsstück muß, zur Vermeidung zusätzlicher Erhöhung des Gasströmungswiderstands einen mindestens gleich großen Innendurchmesser haben wie der verwendete Tubus.

Technik der Intubation

Die Intubation wird durch Lagerung in „Schnüffelstellung", evtl. mit einem dünnen Kissen unter dem Kopf (nicht unter den Schultern!) und mit nur geringer Extension des Kopfes (Abb. 7.1a, b) stark erleichtert. Das Laryngoskop wird nicht nur am Griff, sondern zart am Winkel gehalten. Der kleine Finger der gleichen Hand kann dann durch Druck von außen auf den Kehlkopf den Einblick auf die Glottis verbessern. Die im Neugeborenenalter relativ große

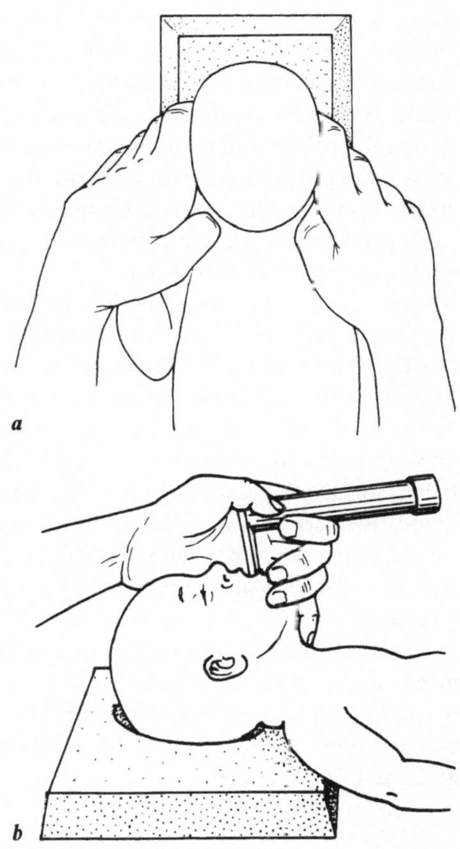

Abb. 7.1 a, b. Lagerung des Kopfes und Hilfestellung bei der Intubation. *a* Durch die Thenarseite der Hand wird die Schulter immobilisiert und gleichzeitig der Kopf durch Daumen und Zeigefinger zart median gehalten. (Nach Wilton u. Wilson 1965). *b* Die Schnüffelstellung wird durch eine Schaumstoffplatte mit Loch für den Hinterkopf erreicht; zu beachten ist auch die Stellung der linken Hand, deren Zeigefinger zart gegen den Larynx drückt

Zunge wird dabei nach links abgedrängt. Die Intubation gestaltet sich besonders atraumatisch, wenn die Epiglottis mit der Spatelspitze weder berührt noch aufgeladen wird.

Auch die nasale Intubation läßt sich beim Neugeborenen leicht durchführen. Wenn der Kopf nicht zu stark extendiert wird und bei Verwendung von nicht allzu weichem Tubusmaterial werden in der Regel keine besonderen Einführungshilfen benötigt. Die Verletzungsgefahr wird bei der Anwendung von Führungsdrähten und Einführungszangen stark erhöht.

Wegen der geringen Länge der Trachea des Neugeborenen gelangt der Tubus sehr leicht in endobronchiale Lage. Diese ungünstige Position muß vermieden werden, denn durch einseitige Lungenblähung kann es zum Barotrauma mit Pneumothorax kommen. Der Tubus wird deshalb immer nur so weit in die Trachea eingeführt, daß die erwähnte Markierung zwischen den Stimmbändern sichtbar bleibt. Die korrekte Lage der Tubusspitze wird mittels Auskultation, Beobachtung der Thoraxexkursionen und durch Palpation unmittelbar kranial des Sternums kontrolliert. Es ist zu beachten, daß die Tubuslage sich beim Neugeborenen bei Dreh- und Nickbewegungen des Kopfes um mehr als 25 mm verschiebt (Todres 1976). Die Kontrolle der Intubationstiefe hat deshalb immer in Mittellage des Kopfes zu erfolgen.

Nach Fixation des Tubus wird eine Magensonde eingeführt und das bei der vorangehenden Maskenbeatmung in den Magen gelangte Gas abgesaugt.

Narkoseunterhaltung, Beatmung und Narkosegerät

Unabhängig von der Art der Einleitung kann die Narkose als intravenöse Anästhesie, als Inhalationsanästhesie oder als Kombination beider Techniken weitergeführt werden. Unabhängig von der gewählten Technik ist die Sauerstoffdosierung dem Bedürfnis jedes Patienten anzupassen. Gesunde Neugeborene benötigen in der Regel keine höhere inspiratorische O_2-Konzentration als 0,25. Die Kombination mit Lachgas ist, weil dieses in alle lufthaltigen Räume des Körpers diffundiert, bei gewissen Zuständen kontraindiziert, wie z. B. bei der nekrotisierenden Enterokolitis. Man sollte deshalb an den Narkosegeräten grundsätzlich eine Dosierungsvorrichtung für Luft zur Verfügung haben.

Bei der v. a. für Neugeborene geeigneten „Liverpool-Methode" wird das genügend stark analgetisch prämedizierte, vollständig relaxierte Kind mit Lachgas-Sauerstoff-Gemisch beatmet. Der Sauerstoffanteil richtet sich nach den individuellen Bedürfnissen des Patienten. Er beträgt bei ungestörter kardiopulmonaler Funktion in der Regel nicht mehr als 25–30 %. Die Technik setzt viel Erfahrung und Geschick voraus. Die geforderte „Hyperventilation" ist ohne unerwünschte respiratorische Alkalose nur zu erreichen, wenn bei Anwendung eines Spülgassystems (z. B. des „Kuhn-Systems") ein Frischgaszustrom von nicht mehr als 200 ml/kg KG/min eingestellt wird. Bei Beatmung mit anderen Beatmungssystemen (Kreisteil) ist es schwieriger, die korrekte alveoläre Ventilation zu treffen. Die Originalmethode verlangt einen ständigen Zusatz von 4–5 % Kohlensäuregas.

Mehrere Varianten der Neuroleptanalgesie wurden für Neugeborene empfohlen. Grundsätzlich können die bei der Anästhesie von Erwachsenen gebräuchlichen Medikamente, wie z. B. Fentanyl, Morphium und Diazepam, auch dem Neugeborenen gegeben werden. Diese Mittel eignen sich aber wegen der damit verbundenen starken und im Einzelfall in ihrer Dauer nicht voraussagbaren Atemdämpfung nur zur Narkoseführung bei langdauernden Eingriffen, wenn postoperativ ohnehin zunächst nicht sofort extubiert, sondern in einer Intensivstation weiterbeatmet und überwacht wird (Koehntop et al. 1986).

Neue Untersuchungen (Anand u. Aynsley-Green 1985) zeigen, daß Neugeborene, insbesondere Frühgeborene, überschießenden metabolischen Reaktionen ausgesetzt sind, wenn sie unter allzu oberflächlicher intravenöser Anästhesie operiert werden. Möglicherweise wird dadurch der postoperative Verlauf mit mehr Komplikationen belastet, als wenn solche Streßreaktionen durch Inhalationsanästhetika (Halothan) gedämpft bleiben.

Dosierungen für intubierte und beatmete Neugeborene (in mg/kg KG):

Fentanyl	0,01–0,05
Morphium	0,1 –0,2

Pethidin	1,0
Diazepam	1,0
Dehydrobenzperidol	0,1

Auch beim Neugeborenen kann eine reine Inhalationsanästhesie durchgeführt werden. Halothan hat dabei seine Stellung als Mittel der ersten Wahl behalten. Die minimalen anästhetischen alveolären Konzentrationen (MAC-Werte) der Inhalationsanästhetika Halothan und Isofluran sind bei Früh- und Neugeborenen deutlich niedriger als bei Säuglingen und älteren Kindern. Zudem verursachen Halothan und Isofluran in dieser Altersklasse eine besonders ausgeprägte Kreislaufdepression. Deshalb sind in der Neugeborenenanästhesie besonders hohe Anforderungen an die Sorgfalt der Kreislaufüberwachung (vom Moment der Narkoseeinleitung an!) und an die Qualität der Dosiergeräte zu stellen: die Verdampfer müssen auch im Bereich von 0,1–0,5 Volumenprozent zuverlässig dosieren; dies selbst bei niedrigem Gesamtgasfluß (bis zu nur 1 l/min [Cameron et al. 1984; Friesen u. Lichtor 1982]).

Da die zur Sicherung der Atemwege beim Neugeborenen obligatorische Intubation den Atemwiderstand erhöht und das Auftreten von Atelektasen begünstigt, und weil alle für die Narkose eingesetzten Medikamente die Spontanatmung dämpfen, werden Neugeborene während der Anästhesie immer beatmet (Jackson Rees 1950; Bush 1971). Die Beatmung kann manuell oder maschinell erfolgen. Wenn durch die Manipulationen der Operateure Druck im oder auf den Thorax oder im Oberbauch ausgeübt wird, empfiehlt sich die Handbeatmung, welche Widerstandsschwankungen bei jedem Beatmungsstoß sofort erkennen läßt. Bei langdauernden Eingriffen ist hingegen mit der maschinellen Beatmung eine konstantere Ventilation zu erzielen. Das präkordiale oder ösophageale Stethoskop gestattet das Erkennen der Wirksamkeit der Beatmung von Atemzug zu Atemzug auf akustischem Wege. In der Regel wird ein positiver endexspiratorischer Druck (PEEP) von $+5$ cm H_2O ($\triangleq +0{,}5$ kPa) zugeschaltet (Vivori u. Bush 1977).

Einige der bei Erwachsenen gebräuchlichen *Beatmungsapparate* eignen sich auch für die Beatmung von Neugeborenen und Säuglingen, wenn geeignete Schlauch- und Verbindungssysteme verwendet werden. Während längerer Anästhesien ist unbedingt ein

178

beheizter Luftbefeuchter mit möglichst kleinem kompressiblem Volumen in das Patientensystem einzubauen.

Regional- und Lokalanästhesie

Regional- und Lokalanästhesieverfahren haben beim Neugeborenen keine große Verbreitung gefunden. Früher wurden zwar gelegentlich sogar mittelgroße Eingriffe, wie z.B. Pyloromyotomien, in Lokalanästhesie durchgeführt. Zu jener Zeit fehlte allerdings in vielen Kliniken die Möglichkeit zur sicheren Narkoseführung bei Neugeborenen. Heute wissen wir, daß das kranke Neugeborene nicht fähig ist, seine Atemfunktion normal zu halten, wenn auf Abdomen und Thorax durch das Gewicht der Hände der Operateure und durch Wundhaken Druck ausgeübt wird. Die Lokalanästhesie wird deshalb als Alternative zur Allgemeinanästhesie nur noch bei kleinen Eingriffen, wie z.B. bei der Zirkumzision (Penisblock), und als kaudale (=sakrale) Anästhesie zur Schmerzausschaltung während der Operation, bzw. zur Verbesserung der postoperativen Analgesie z.B. nach Eingriffen am äußeren Genitale, in der perineo-analen Region und an den Hüftgelenken eingesetzt.

Die Meinung darüber, ob diese Praktiken sinnvoll seien, ist geteilt (Arthur u. McNicol 1986). Daß viele Autoren die Regionalanästhesie ohnehin in Narkose anlegen, läßt am Nutzen einer Zusatzanästhesie während des Eingriffs Zweifel aufkommen. Die damit angestrebte Dosisreduktion der für die Narkose verwendeten Pharmaka dürfte unbedeutend sein, wenn die Allgemeinanästhesie durch einen im Umgang mit Neugeborenen erfahrenen Anästhesisten gemacht wird. Aber auch die Notwendigkeit einer zusätzlichen Analgesie in der postoperativen Phase ist beim Neugeborenen fraglich. Es ist nicht gesichert, daß das ohnehin sehr geringe Bedürfnis dieser Altersklasse nach postoperativen Analgetika signifikant beeinflußt wird. Viele Neugeborenen benötigen nach Operationen von Leistenhernien oder nach Zirkumzisionen ohnehin nie ein Analgetikum, wenn sie nur frühzeitig wieder ernährt werden. Sie leiden offenbar stärker unter der Nahrungskarenz als unter dem Wundschmerz.

Immerhin: auch beim Neugeborenen ist es technisch möglich, ohne
großen Zeitaufwand und mit nur geringer Komplikationsrate,
gewisse kleinere Eingriffe in Lokalanästhesie durchzuführen. Am
häufigsten kommen wohl der Penisblock bei Zirkumzisionen und
die Sakralanästhesie bei den oben erwähnten Eingriffen zur
Anwendung.

Es sind verschiedene Dosierungsrichtlinien angegeben worden. Die
Applikation von 0,5 ml/kg Bupivacain 0,25% ($\hat{=}$ 1,25 mg/kg) bei
der Sakralanästhesie hat sich für die oben genannten Indikationen
gut bewährt. Als Maximaldosen bei Verwendung ohne Adrenalin-
zusatz werden für Lidocain 7 mg/kg und für Bupivacain 2 mg/kg
angegeben (Arthur u. McNicol 1986).

Überwachung und Wärmeerhaltung

Die vitalen Funktionen werden ständig mit Hilfe des präkordialen
Stethoskops (Atemgeräusche, Frequenz und Lautstärke der Herztöne), der Blutdruckmessung (Ultraschall- oder oszillometrische
Geräte), des kontinuierlich anzeigenden Thermometers und gegebenenfalls auch des EKG überwacht. Die Meßwerte werden mindestens alle 5 min protokolliert.

Zur Normalausrüstung gehören ein Oxymeter und ein Manometer
für den Beatmungsdruck.

Die Blutdruckmessung war früher beim Neugeborenen umständ-
lich und ungenau. Mit den neuen, auf oszillometrischer Technik
basierenden, in programmierbarem Intervall automatisch messen-
den Geräten (z.B. Dinamap 1846, Omega 1400) ist es leicht möglich, den Blutdruckverlauf schon ab Narkoseeinleitung zu verfol-
gen. Der Wahl der richtigen Manschettengröße kommt dabei
entscheidende Bedeutung zu. Während Operationen, welche häufige und rasche Änderungen der Hämodynamik bewirken, wie z.B.
bei Eingriffen im Thorax und an den großen Gefäßen, genügt allerdings nur die invasive Druckmessung mit Hilfe eines arteriellen
Zugangs.

Bei längeren Eingriffen sollte die Überwachung der Ventilation
quantitativ erfolgen. Es bieten sich dafür die endexspiratorische
Kapnometrie und die transkutane pCO_2-Messung an. Der Versuch,

die kleinen Atemzugs- oder Beatmungsminutenvolumina Neugeborener zu messen, stößt vorläufig auf die Grenzen der technischen Möglichkeiten der Spirometrie. Diese bei Erwachsenen wichtige Überwachung entfällt vorerst in der Neugeborenenanästhesie.

Die kontinuierliche Überwachung der Oxygenierung, beim Neugeborenen besonders bedeutungsvoll, ist technisch nicht unproblematisch. Die transkutane pO_2-Messung, in der neonatologischen Intensivstation bestens bewährt, liefert unter operativen Verhältnissen weniger gute Resultate. Meßfehler sind bei kühler Umgebungstemperatur, bei Kreislaufinsuffizienz infolge von Hypovolämie oder Herzversagen, beim Vorliegen von Ödemen und bei Druck auf die Elektrode (z. B. durch die Abdecktücher) möglich. Wenn man die daraus resultierenden falsch-tiefen Meßwerte nicht als solche erkennt, wird man das Sauerstoffangebot zu hoch wählen. Außerdem bewirken auch Lachgas und Halothan, durch Störung der Polarisation der Elektrode, Meßwertverfälschungen. Die kontinuierliche, nicht invasive Pulsoxymetrie ist in Erprobung. Es scheint, daß hypoxische Zustände damit auch bei Neugeborenen zuverlässig erkennbar werden. Gegen die durch Hyperoxie hervorgerufenen Gefahren allerdings bietet auch diese Technik keinen absoluten Schutz. Während großer Eingriffe verzichtet man deshalb nicht auf das Einlegen eines arteriellen Zugangs (A. radialis, Nabelarterie) und auf die intermittierende Bestimmung des arteriellen pO_2. Damit kann dann auch der arterielle Blutdruck kontinuierlich überwacht werden. Bei mit großem Blutverlust einhergehenden Operationen (z. B. in der Kardio-, Gefäß- und Tumorchirurgie) wird man zur Steuerung des Volumenersatzes auch den zentralen Venendruck messen. Die dafür benötigten zentralen Venenkatheter lassen sich selbst bei kleinsten Frühgeborenen einlegen (z. B. durch die V. subclavia).

Bei Narkosen, welche länger als etwa 1 h dauern, lassen intermittierend durchgeführte (arterielle) Blutgasanalysen Veränderungen der Ventilation (der Oxygenierung) und des Säure-Basen-Haushalts erkennen.

Wenn die Gefahr einer Hypoglykämie besteht, wird man auch regelmäßig den Blutzucker mit Hilfe von Teststreifen messen. Hypoglykämien treten bei Neugeborenen am häufigsten unmittelbar vor Narkosebeginn auf, z.B. nach ungebührend langer Nahrungskarenz.

Dem Wärmehaushalt ist besondere Aufmerksamkeit zu schenken. Kleine Kinder kühlen wegen ihrer im Verhältnis zur Körpermasse größeren Oberfläche und wegen der quantitativ beschränkten zusätzlichen Wärmeproduktion sehr rasch aus, ganz besonders, wenn sie in nasser Umgebung liegen. Sie benötigen zur Aufrechterhaltung der Normothermie eine höhere Umgebungstemperatur als größere Patienten. Frieren erfolgt ohne Muskelzittern und ist deshalb nicht sichtbar. Der Auskühlvorgang geht sehr rasch vor sich: unbekleidete Frühgeborene kühlen schon bei „normaler" Zimmertemperatur innerhalb von 10–15 min auf gefährliche Körpertemperaturen von 32–34 °C ab. Die Folgen unkontrollierter Auskühlung sind Ateminsuffizienz, Hypoglykämie, Entgleisung des Säure-Basen-Haushalts und erhöhte Mortalität. Die bei jeder Operation eines Neugeborenen durchzuführenden Maßnahmen zeigt folgende Übersicht:

Maßnahmen zur Verhütung von Auskühlung
- Lufttemperatur im Operationssaal 28–30 °C,
- Lagerung auf Wärmematte für Neugeborene (niemals auf elektrischen Heizkissen!),
- Kind möglichst dauernd mit warmen Tüchern zugedeckt halten,
- nach Hautdesinfektion sofort abtrocknen,
- abdecken mit wasserdichten Klebefolien aus Plastik oder Papier zum Schutz vor Feuchtigkeit,
- Inspirationsgas befeuchten und erwärmen bzw. pädiatrischen Kreisteil verwenden (Absorber im Inspirationsschenkel),
- kontinuierliche Überwachung der Körpertemperatur,
- postoperative Behandlung im vorgewärmten Inkubator.

Wenn alle genannten Vorkehrungen getroffen werden, bleiben auch die kleinsten Kinder wirksam vor dem Abkühlen geschützt. Zur Steuerung dieser Maßnahmen und auch zur Verhütung von akzidenteller Überhitzung wird die Körpertemperatur bei jeder Narkose kontinuierlich gemessen. Vorsicht: nicht alle elektrischen Thermometer sind gegen ungewollte Interferenz mit elektrochirurgischen Geräten geschützt. Verbrennungsgefahr! Die postoperative Behandlung prämaturer Neugeborener, solcher mit erhöhtem Risiko und nach größeren Eingriffen erfolgt immer im Inkubator.

Intraoperative Flüssigkeits- und Elektrolytzufuhr, Blutersatz

Zur Deckung des Grundbedarfs erhalten Neugeborene während der Anästhesie eine Mischinfusion von NaCl 50–75 mmol/l und Glukose 5%, Dosierung: 10 ml/kg/h. Die Infusionsgeschwindigkeit wird mit einem auf konstante Dosierung eingestellten Infusionsapparat geregelt.
Der Volumenersatz wird je nach Zustand des Kindes mit Ringer-Lösung, Plasma oder Konservenblut, bei längeren Eingriffen über eine 2. venöse Leitung, zugeführt. Der Volumenersatz wird schrittweise, mit einer 10-ml-Spritze, in Bolusgaben von 10–20 ml/kg ($\cong$ $^1/_{10}$ bis $^1/_5$ des Blutvolumens) zugeführt. Ringer-Lösung (z. B. Ringer-Bikarbonat) kann gegeben werden, solange der individuell festzulegende minimale Hämatokritwert nicht unterschritten ist. In der Regel wird zum Ersatz des verlorenen Blutvolumens das 2½- bis 3fache Volumen benötigt. Die Bluttransfusion ist bei Neugeborenen mit nicht normal verlaufender Adaptation an das extrauterine Leben indiziert, z. B. bei Atemnotsyndrom, bei zyanotischen Herzfehlern, bei Lungenerkrankungen und bei vorbestehendem erhöhtem Sauerstoffbedarf, sobald der Hämatokritwert tiefer als 0,45 liegt. In der Regel wird Erythrozytenkonzentrat mit einem Hämatokrit von um 0,7 verwendet. Zur Volumensubstitution wird dazu die gleiche Menge Ringer-Lösung infundiert. Neugeborenen sollte ausschließlich zytomegalievirusfreies Blut gegeben werden. Kräftige, gesunde, vollständig adaptierte Neugeborene benötigen diese hohe Sauerstofftransportkapazität nicht und ertragen Hämatokritwerte von 0,28–0,30, wie sie im 1. Trimenon häufig gesehen werden, problemlos. Plasma (Albumin 5%) wird bei Neugeborenen mit Hypoproteinämie eingesetzt, wenn das Gesamteiweiß tiefer als 4,0 g/l liegt und wenn mit weiteren Eiweißverlusten bzw. mit der Unmöglichkeit einer postoperativen enteralen Ernährung zu rechnen ist. Der Albumingehalt soll auch bei Neugeborenen mit Hyperbilirubinämie nicht tiefer als 4,0 g/l absinken.

Zur Antagonisierung der nichtdepolarisierenden Muskelrelaxanzien werden Atropin 0,02 mg/kg und Neostigmin 0,08 mg/kg in der Mischspritze intravenös gegeben.

Die Extubation wird nur bei kräftigen, gesunden Neugeborenen schon bei Operationsende durchgeführt. In allen anderen Fällen, z. B. bei kleinen Frühgeborenen und nach großen Eingriffen, verlassen die Kinder den Operationssaal relaxiert, intubiert und beatmet. Sie werden dann in der Intensivstation unter gut kontrollierten Bedingungen und ohne Zeitdruck, oft unter Zwischenschaltung einer kürzeren oder längeren Phase von IMV- und CPAP-Atmung, extubiert.

Für die Extubation muß die Relaxation vollständig abgeklungen sein (Nervenstimulator!). Zur Vermeidung des v.a. von Anfängern in Kinderanästhesie gefürchteten Laryngospasmus soll noch vor dem Erreichen des Exzitationsstadiums extubiert werden. Neugeborene neigen besonders stark zu Husten, Pressen, Würgen und zu Laryngospasmus, wenn der Tubus erst in einem zu oberflächlichen Narkosestadium entfernt wird. Nach der Extubation kann, wenn nötig, mit der Maske beatmet werden, bis die Spontanatmung genügt.

Technisches Vorgehen bei der Extubation

Nach Absaugen von Mund und Rachen und nach einigen kräftigen Beatmungsstößen werden die Lungen mit einem Druck von etwa 25 cm H_2O ($\triangleq$ 2,5 kPa) gebläht, am besten mit einem Gemisch von Luft und Sauerstoff (O_2-Konzentration 0,4). Reiner Sauerstoff ist möglichst zu vermeiden, um einerseits die Bildung von Atelektasen, andererseits Augenschäden nicht zu provozieren. Bronchiales Absaugen, wenn überhaupt, wird vor (nicht während) der Extubation durchgeführt; anschließend erfolgt vor der Extubation nochmals eine gute Blähung der Lungen.

Die postoperative Überwachung erfolgt bei allen Risikoneugeborenen im Inkubator. Dies gilt ganz besonders für Frühgeborene, bei denen postoperativ bis zur Vollendung der 48. postkonzeptionellen

Woche mit Störungen des Atemantriebs (Apnoeanfällen) gerechnet werden muß. Frühgeborene sollen deshalb in dieser kritischen Periode auch zur Durchführung von kleinen chirurgischen Eingriffen hospitalisiert werden. Anästhesie und Operation dürfen nur in einer Klinik stattfinden, in welcher Überwachung in einer neonatologischen Intensivstation und Beatmungsbehandlung möglich sind (Gregory u. Steward 1983; Letty et al. 1983; Rescorla u. Feld 1984; Steward 1982).

Zur Verhütung der Aspiration von Mageninhalt werden die Kinder in Bauchlage gelegt. Bauchlage ist auch nach den abdominellen Eingriffen meistens problemlos möglich und verbessert bei gestörter Atmung die ventilatorischen Parameter (Wagaman et al. 1979). Zur Kontrolle des Mageninhalts legt man eine Magensonde und aspiriert wiederholt mit einer Spritze. Bei Bedarf ist ein Dauersog von 25–30 cm H_2O ($\hat{=}$ 2,5–3 kPa) an die Magensonde anzuschließen.

Falls das Kind enteral ernährt werden kann, darf nach unkomplizierten Eingriffen bei Rückkehr zum Wachzustand und vorhandenen Vitalreflexen und fehlendem Restvolumen im Magen ein Ernährungsversuch gemacht werden. Nach größeren Eingriffen wird man während der ersten postoperativen 24 h ohnehin eine Infusionsbehandlung durchführen und auf die enterale Ernährung verzichten.

Neugeborene benötigen im Vergleich zu älteren Kindern wenig Analgetika. Sie leiden viel mehr unter Hunger und Durst als unter postoperativen Schmerzen. Wenn eine analgetische Behandlung nötig ist, erhalten Neugeborene Pethidin, 1,0 mg/kg i.m. oder 0,5 mg/kg i.v. Bei dauernder Unruhe kann auch Diazepam, 0,5–1,0 mg/kg i.v. eingesetzt werden.

Literatur siehe S. 225.

Operation von Mißbildungen bei Neugeborenen

P. DÄNGEL

Ösophagusatresie

Relativ häufige Fehlbildung, 1 auf 2000–3000 Geburten. Störung der Entwicklung des tracheoösophagealen Septums in der 4.–6. Schwangerschaftswoche. Von den verschiedenen Formen (Abb. 7.2) kommen IIIa und IIIb am häufigsten vor (zusammen gegen 90%). Die Diagnose sollte bei der 1. Sondierung unmittelbar nach der Geburt gestellt werden: Unmöglichkeit den Magen zu sondieren, anhaltender Speichelfluß, nicht selten deutliches Atemnotsyndrom (ANS), typischer sonorer Husten, oft geblähtes Abdomen.

Gefahren

Aspiration von Speichel und Nahrung (deshalb keine Kontrastmitteldarstellung des oberen Blindsackes!), Regurgitation von saurem Magensaft durch die distale ösophagotracheale Fistel, Überblähung des Magens beim Schreien und bei der Beatmung, auch noch nach der Intubation. Gelegentlich Kombination mit anderen Miß-

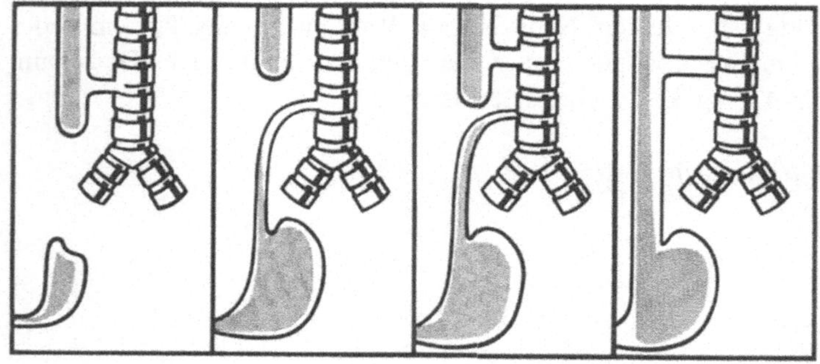

Abb. 7.2. Schematische Darstellung einiger Formen von Ösophagusatresie und Ösophagotrachealfistel

186

bildungen: Zystenniere, Nierenagenesie, Ventrikelseptumdefekt, rechts deszendierende Aorta, weitere intestinale Obstruktionen, Tracheomalazie.

Prognose

Gute Aussicht auf vollständige Heilung, aber abhängig von der Schwere eventueller Zusatzmißbildungen. Die Prognose ist schlechter, wenn die Diagnose erst nach Nahrungsaspiration gestellt wird.

Vorgehen

Es handelt sich nicht um eine Notfallsituation. Vor der Operation müssen Atmung und Kreislauf unter Kontrolle gebracht werden. Bis zum Narkosebeginn keine Ernährungsversuche, intravenöse Ersatztherapie, Bauchlage, Absaugen von Mund und Rachen in Intervallen von 15–30 min, bei Lungenpathologie wiederholte arterielle Blutgasanalysen. Bei Ateminsuffizienz: Intubation, Relaxation, kontrollierte Beatmung; Bauchlage vermindert die Gefahr der Magenblähung auch bei Beatmung.

Anästhesie (nur in kinderchirurgischem Zentrum!)

Vorgewärmter Operationssaal; i.v.-Einleitung, Relaxation, Intubation, kontrollierte Beatmung, am besten manuell (besonders während der Manipulationen an der Lungenwurzel). Vermeiden von zu tiefem Sitz der Tubusspitze, welche sogar in die manchmal sehr breite Fistel eindringen kann; bei zu großem Verlust von Beatmungsvolumen in den Magen Tubuslage verändern, Relaxation vertiefen, Beatmungsfrequenz erhöhen. Unterhalt der Narkose als Neurolept-, Liverpool- oder Inhalationsanästhesie mit Halothan, F_IO_2 nach individuellem Bedarf des Patienten. Es ist von Vorteil, zuerst eine Bronchoskopie durchzuführen, um den Sitz der Fistel(n) festzustellen und gleichzeitig einen Ureterkatheter Ch. 3 von der Trachea durch die Fistel bis in den Magen vorzuschieben. Der

Chirurg findet so die Verbindung zwischen Trachea und Ösophagus rascher, und bei Bedarf kann Mageninhalt abgesaugt werden. Sicherer i. v.-Zugang, am besten zentraler Venenkatheter, da postoperativ zunächst parenterale Ernährung benötigt wird. Monitoring: präkordiales Stethoskop an der linken Thoraxseite; F_IO_2; Beatmungsdruck; rektale Temperatur; arterieller Zugang via A. radialis oder Nabelarterie (bei vorbestehendem ANS oder bei anderen kardiopulmonalen Problemen sowie bei Frühgeborenen); Blutdruckmessung oszillometrisch, mit Dopplertechnik oder besser intraarteriell; wenn möglich, transkutane Messung des pCO_2; evtl. transkutane Messung des pO_2 (siehe S. 131, 180, 181); Pulsoxymetrie; wiederholte Blutgasanalysen.

Postoperativ. Fortführung der Beatmung in einer neonatologischen Intensivstation, *niemals unter Zeitdruck im Operationssaal extubieren!* Dauersog - 25 cm H_2O am Pleuradrain (bei extrapleuralem Zugang Sogstärke maximal − 5 cm H_2O).

Omphalozele

Unvollständiger Rückzug der Nabelschleife in die Bauchhöhle in der 10.–12. Schwangerschaftswoche, 1 Fall auf 3000–6000 Geburten. Das in seiner Größe sehr variable Darmkonvolut liegt in einem (selten rupturierten) dünnen Sack.

Gefahren

Ileussymptomatik mit Aspirationsgefahr; gestörte Bauchpresse, deshalb Neigung zu bronchopulmonalen Komplikationen, evtl. mit ANS; Peritonitisgefahr bei Perforation; häufig weitere Fehlbildungen des Intestinums, des Herzens, des Urogenitalsystems; Hypoglykämietendenz bei Wiedemann-Beckwith-Syndrom mit Makroglossie; frühzeitiges Auftreten von Störungen des Wasser- und Elektrolythaushalts, Gefahr der Hypovolämie; Frühgeburtlichkeit; Zwerchfellhernie.

Prognose

Gute Aussicht auf vollständige Heilung, aber abhängig von der
Schwere evtl. vorhandener Zusatzmißbildungen.

Vorgehen

Magensonde mit Dauersog oder intermittierendes Absaugen mit
Spritze alle 15 min., keine Ernährungsversuche; i.v.-Ersatztherapie;
Korrektur einer eventuellen Hypovolämie; Sack ständig mit Koch-
salzkompressen befeuchten, Sorge für Erhaltung der Körpertemperatur.

Anästhesie (nur in kinderchirurgischem Zentrum)

Vorgewärmter Operationssaal; i.v.-Einleitung, Intubation, Relaxation, kontrollierte Beatmung manuell (besonders während der
Reposition des Darmes ins Abdomen), sonst maschinell. Unterhalt
als Neurolept-, Liverpool- oder Inhalationsanästhesie mit Halothan. Verzicht auf N_2O zur Vermeidung von zusätzlicher Blähung
des Intestinums. F_IO_2 nach individuellem Bedarf. Sicherer
i.v.-Zugang, am besten zentraler Venenkatheter, da postoperativ
langdauernde parenterale Ernährung nötig Monitoring: präkordiales Stethoskop; F_IO_2; Beatmungsdruck; rektale Temperatur; Blutdruckmessung oszillometrisch oder mit Doppler, besser kontinuierliche Messung intraarteriell (besonders während der Reposition des
Darmes ins Abdomen); bei Kreislaufproblemen Messung des
ZVD; EKG; falls möglich transkutane Messung des pCO_2; evtl.
transkutane pO_2-Messung (siehe S.131, 180, 181); Pulsoxymetrie;
wiederholte Blutgasanalysen.

Besonderes

Wenn durch den steigenden intraabdominellen Druck bei der
Rückverlagerung des Darms, trotz optimaler Muskelrelaxation,
Kreislauf- oder Beatmungsprobleme auftreten, darf nicht das ganze

Darmkonvolut reponiert werden. In diesem Fall wird der Chirurg sich entschließen, den nicht reponierbaren Darm nur mit Haut oder mit Hilfe einer Silasticfolie zu decken. Erfahrungsgemäß läßt postoperativ erhöhter abdomineller Druck schon nach wenigen Stunden nach. Es darf deshalb auch unter zunehmender Spannung reponiert werden, solange der Kreislauf und die Beatmung problemlos sind. Das Freiliegen des Darmes bewirkt Verdunstungsverluste und Auskühlung. Hypovolämie vermeiden, alle Maßnahmen zur Erhaltung der Körpertemperatur einsetzen!

Postoperativ. Fortführung von Beatmung und Relaxation in einer neonatologischen Intensivstation; *niemals unter Zeitdruck im Operationssaal extubieren!* Dauersog an die Magenverweilsonde; Elektrolyt-Kontrolle, parenterale Ernährung.

Gastroschisis

Häufigkeit 1 auf 30000 Geburten. Paraumbilikaler Defekt der vorderen Bauchwand, das Intestinum ist bereits intrauterin vorgefallen und zeigt Veränderungen der fetalen Peritonitis; kein Bruchsack. Gewöhnlich keine zusätzlichen Fehlbildungen.

Gefahren

Wärmeverlust, Wasser- und Elektrolytverlust, Albuminverlust durch den freiliegenden Darm; Gefahr von Peritonitis und Sepsis.

Prognose

Gute Aussicht auf vollständige Heilung.

Vorgehen, Anästhesie, postoperative Behandlung

Wie für Omphalozele.

Dringlichster Notfall in der gesamten Neugeborenenchirurgie; dringlich ist allerdings nicht die Operation, sondern die Wiederherstellung normaler Atem- und Kreislaufverhältnisse. Hemmungsfehlbildung in der 8.–10. Schwangerschaftswoche, häufiger links als rechts. Es gibt verschiedene Typen. Häufigkeit 1 auf 3000 Lebendgeborene. Ein oft großer Teil des Intestinums, nicht selten auch die Milz oder gar Teile der Leber, liegen im Thorax. Das Mediastinum ist auf die Gegenseite verschoben. Die Lunge auf der betroffenen Seite ist immer, diejenige der Gegenseite häufig hypoplastisch; beide Lungen sind komprimiert. Unmittelbar bei oder kurz nach der Geburt tritt bei meist zunächst lebensfrisch geborenem Kind ein sich evtl. rasch verstärkendes ANS mit Tachypnoe, Zyanose, Hypoxie, Azidose auf, welches sich in wenigen Minuten bis zur Unmöglichkeit der Spontanatmung steigern kann. Eingefallenes Abdomen, Darmgeräusche und im Röntgenbild sichtbare Darmschlingen im Thorax. Die günstigsten Fälle zeigen manchmal tage- oder wochenlang keine schwere Atemnot.

Vorgehen

Sofort Einlegen einer Magensonde und Anschluß an einen Dauersog bzw. intermittierendes Absaugen mit einer Spritze. Blutgasanalyse (arteriell!). Bei Ateminsuffizienz niemals längere Maskenbeatmung, sondern Relaxation, Intubation und kontrollierte Beatmung. Der wechselnde Sauerstoffbedarf verlangt eine gute Überwachung des arteriellen pO_2 mittels transkutaner Elektrode und/oder durch arteriellen Zugang (A. radialis, Nabelarterie). Korrektur der durch die Asphyxie evtl. bedingten Hypovolämie und Azidose. Die Beatmung kann große Probleme bereiten: die manchmal notwendigen hohen Beatmungsdrücke können einen Pneumothorax, in der Regel zuerst auf der Seite des Enterothorax, bewirken. Manchmal ist die Anwendung einer hohen Beatmungsfrequenz günstiger, weil diese niedrigere Drücke erzeugt. Bei andauernder Hypoxie trotz ausreichender Ventilation besteht eine ungenügende Lungenperfusion und ein Rechts-links-Shunt durch Foramen ovale und Ductus

Botalli. Hyperventilation, evtl. auch die pulmonale Vasokonstriktion dilatierende Pharmaka, können günstig wirken.

Die Erfahrung zeigt, daß der meist vom Abdomen her ausgeführte chirurgische Eingriff nicht absolut dringlich ist. Vor Erreichen mindestens einer deutlichen Verbesserung der respiratorischen Situation kann ohnehin nicht operiert werden. Wenn das Kind sich gut beatmen läßt, besteht andererseits auch keine unmittelbare Operationsindikation. Der chirurgische Eingriff bringt mit der Reposition des Darmes aus dem Thorax ins Abdomen und dem Verschluß des Zwerchfells allein nicht immer die erwartete Verbesserung der Atmung. Im Gegenteil: ein Teil der Patienten atmet vor der Operation noch problemlos, die Atmung verschlechtert sich aber unter dem Eingriff oder bald danach. Dies ist nicht erstaunlich, denn die Ursache der Atemstörung liegt mehr in der hypoplastischen Lunge und im Rückfall in die fetale Zirkulation als (nur) in der mechanischen Behinderung.

Prognose

Die Überlebenschance beträgt etwa 50%. Entscheidend sind der Schweregrad der Lungenhypoplasie und die sachgemäße Erstbehandlung. Kinder, bei denen sich diese Fehlbildung erst relativ spät bemerkbar macht, und solche, bei denen keine große Atemproblematik besteht, zeigen einen günstigeren Verlauf.

Anästhesie (nur in kinderchirurgischem Zentrum)

Vorgewärmter Operationssaal, i.v.-Einleitung, Relaxation, Intubation, maschinell kontrollierte Beatmung. Unterhalt als Neurolept-, Liverpool- oder Inhalationsanästhesie; letzterer ist der Vorzug zu geben, da sie eine pulmonale Vasodilatation bewirkt. F_IO_2 nach individuellem Bedarf. *Verzicht auf N_2O.* Sicherer venöser Zugang. Am besten zentraler Venenkatheter, da postoperativ meistens längerdauernde Infusionstherapie notwendig ist. Nicht alle Chirurgen legen ein Pleuradrain ein. Monitoring: präkordiales (evtl. ösophageales) Stethoskop; Blutdruckmessung oszillometrisch oder mit

Doppler, besser mittels arteriellem Zugang; rektale Temperaturmessung; EKG; wenn möglich, transkutane Messung des pCO_2; evtl. transkutane pO_2-Messung (siehe S. 131, 180, 181); Pulsoxymetrie; häufige präduktale arterielle Blutgasanalysen. Probleme: Versuche zur Blähung der hypoplastischen Lunge unterlassen! Druckanwendung kann zum Pneumothorax führen! Die Größe des Rechts-links-Shunts und damit die Höhe des Sauerstoffbedarfs können rasch und häufig wechseln!

Postoperativ. Fortführung der Beatmung in einer neonatologischen Intensivstation. *Niemals Extubationsversuch im Operationssaal.* Falls ein Pleuradrain eingelegt wurde, soll auf der Seite des Enterothorax gar nicht oder nur mit einem Sog von -1 bis -2 cm H_2O ($\triangleq -0,1$ bis $-0,2$ kPa) gesaugt werden. Es sollen keine Anstrengungen zur Blähung der hypoplastischen Lunge oder zur Verlagerung des Mediastinums in die Mittellage unternommen werden!

Literatur siehe S. 225.

Spezielle diagnostische und therapeutische Eingriffe

K. MANTEL

Eingriffe im Bereich der oberen Atemwege

Eingriffe im Bereich der oberen Atemwege – otorhinolaryngologische Operationen, Endoskopien, Bronchographien – stellen nicht selten hohe Anforderungen an die Anästhesie und sollten von einem routinierten Team durchgeführt werden. Häufig handelt es sich nämlich um kleine und zusätzlich atemgestörte Patienten. Außerdem müssen hier Operateur und Anästhesist ein und denselben manchmal sehr engen Weg „begehen".
Meist sind kurze, geplante Eingriffe erforderlich, für die sich die Inhalationsnarkose mit einem Gemisch aus Halothan, Lachgas und Sauerstoff anbietet. Für die Intubation wird ein kurzwirkendes

Muskelrelaxans verwendet. Injektionsnarkosen bieten sich dagegen bei größeren Kindern („gute" Venen, Anlegen einer Infusion vor der Narkose) und bei längeren Eingriffen an – etwa bei der Extraktion alter „eingewachsener" Bronchialfremdkörper. Für die Relaxierung kommen hier die länger wirkenden, nicht-depolarisierenden Relaxanzien in Frage. Diese Narkosen erfordern eine gute postoperative Überwachung auf einer Wach- oder Intensivstation.

Die fortlaufende Registrierung von pO_2 und pCO_2 über Hautelektroden ermöglicht eine lückenlose Kontrolle von Oxygenierung und Ventilation. Man ist überrascht, welch erstaunliche Abweichungen nach oben und unten bei bronchologischen Eingriffen zu dokumentieren sind.

Laryngotracheoskopie (Stützautoskopie)

Die Endoskopie von Hypopharynx, Larynx und Trachea kann ohne Verwendung eines Bronchoskops mit einem Kaltlichtlaryngoskop und einer starren Hopkins- oder Luminafiberoptik durchgeführt werden. Diese Technik der direkten Endoskopie allein mit einer großen Optik liefert im Detail überzeugend besser zu beurteilende Befunde, insbesondere im Vergleich zum flexiblen Fiberendoskop. Für längere Eingriffe an Larynx und Trachea wird das Kaltlichtlaryngoskop an eine Bruststütze angekoppelt (Stützautoskopie). Sie wird beim Kind so auf ein Tischchen aufgesetzt, daß das Laryngoskop jetzt bei stets gut dargestelltem Larynxeingang fixiert bleibt (Mantel 1979).

Hierbei sind 3 Narkoseverfahren praktisch erprobt:

1. Spontanatmung. Kinder ohne wesentliche Behinderung der Atmung – meist sind es Säuglinge mit angeborenem, inspiratorischem Stridor – inhalieren das Narkosegas erst über die Maske und anschließend, während des kurzen Eingriffs, über einen Nasen-Rachen-Tubus. Er ist an das Narkosebeatmungssystem angeschlossen. Zweckmäßig ist es, gleichzeitig mit einem Larynxspray eine Lokalanästhesie dieser Region durchzuführen. Dieses Verfahren erlaubt bei erhaltener Spontanatmung die Funktionsdiagnostik des Larynx, insbesondere der Stimmbänder, sowie der Trachea. Die Untersuchung erfolgt in Intubationsbereitschaft.

2. Apnoetechnik. Kinder mit deutlicher Atembehinderung (erheblicher Stridor, atemsynchrone Brustwandeinziehungen) werden relaxiert, mit einem nicht zu großen Tubus orotracheal intubiert und mit dem Narkosegas kontrolliert beatmet. Durch die Hyperventilation gewinnt man Zeit, um nach der Extubation in Apnoe mit der starren Fiberoptik in der oben beschriebenen Weise die Endoskopie durchzuführen: wechselweise Intubation der Trachea mit dem Endotrachealtubus und der Optik (Thal 1972).

3. Injektorbeatmung. Die manuelle oder maschinelle Injektorbeatmung über eine dünne, starre Kunststoffsonde mit einem Lachgas-Sauerstoff-Gemisch bringt dem Operateur zusätzliche „Bewegungsfreiheit". Sie empfiehlt sich bei längeren Eingriffen im Larynxbereich, weil die Injektorsonde den Operateur wenig behindert. Die Injektorsonde kann durch die Glottis translaryngeal oder beim Kanülenkind, via Tracheostoma, transtracheal eingeführt werden. Auch die Punktion der Trachea mit einem Kavakatheterbesteck unter gleichzeitiger laryngealer Lagekontrolle mit der Optik ist möglich. Der gekürzte Kavakatheter in der Trachea dient dann als Injektorsonde (Dangel 1985, persönliche Mitteilung). Bei vorgeschädigten Lungen und hochgradigen Atemwegsstenosen besteht bei der Injektorbeatmung ein vermehrtes Pneumothoraxrisiko, insbesondere, wenn die hier passiv erfolgende Ausatmung bei Beginn einer erneuten Einatmung noch nicht beendet ist. Dann muß die Injektorbeatmung manuell erfolgen. Da die Beatmung nur mit einem Lachgas-Sauerstoff-Gemisch möglich ist, muß sie mit einem Injektionsnarkotikum kombiniert werden. Gleichzeitig sollte ein nichtdepolarisierendes, längerwirkendes Muskelrelaxans verwendet werden. Fortlaufende Registrierung von pO_2 und pCO_2 über Hautelektroden haben gezeigt, daß es zu einem langsamen Anstieg des pCO_2 kommt (Stoeckel 1984). Dies macht eine Korrektur am Narkoserespirator notwendig: Der Beatmungsdruck muß erhöht werden.

Das starre Kinderbronchoskop ist heute so konstruiert, daß damit einmal in bekannter Weise die Handhabung, außerdem aber auch, nach Einsetzen einer Injektordüse in den Beatmungssatz, die Injektorbeatmung, und zwar wahlweise manuell oder maschinell möglich wird. Das Umrüsten auf die Injektorbeatmung läßt sich bewerkstelligen, auch wenn das Bronchoskop in der Trachea liegt. Dabei bleibt das Rohr zum Operateur hin für die Ausatmung immer geöffnet. So kann dieser am stets offenen Endoskop arbeiten, während für die herkömmliche, intermittierende Handbeatmung in den „Operationspausen" besonders die kleinen Bronchoskope (Neugeborenenbronchoskop, Säuglingsbronchoskop) nach proximal hin verschlossen werden müssen, um die kleinen Patienten ausreichend ventilieren zu können.

Schon beim nächstgrößeren Rohr, dem Kleinkinderbronchoskop, wird es dann aber möglich, auch am offenen Endoskop die Lungen zu blähen, wenn man den Frischgasfluß ausreichend erhöht. Ein Nachteil besteht darin, daß besonders der Operateur den Narkosegasen ausgesetzt ist. Wie bei der Laryngotracheoskopie macht auch bei der Bronchoskopie die Injektorbeatmung eine Kombinationsnarkose notwendig.

Bei der Fiberbronchoskopie soll diese Beatmungstechnik möglich sein, wenn für die Gaszufuhr zum Injektorverfahren ein freier Kanal des Fiberendoskops gewählt wird. Bei Schulkindern kann das Fiberendoskop in Analogie zum Erwachsenen über einen Endotrachealtubus in die Atemwege eingeführt werden. Für Kinder erscheint das flexible Fiberbronchoskop aus folgenden Gründen wenig geeignet:

1. In diesem Alter befindet sich das bronchologische Arbeitsfeld mehr proximal, d.h. vorwiegend in dem mit der starren Fiberoptik und dem herkömmlichen Bronchoskop mühelos einsehbaren Bereich der Atemwege.

2. Die Beatmung über das starre Bronchoskop ist wirkungsvoller als die Ventilation über eine Injektorsonde (Fiberbronchoskop).

Das starre Bronchoskop erlaubt eine selektive Bronchographie, wenn das Bronchographiefüllrohr, wie zuvor die Fiberoptik, in das

Endoskop eingeführt wird. In gleicher Weise wie mit einem Bronchographiekatheter erfolgt die Kontrastmittelinstallation. Vorteil der Bronchographie über das Metallrohr ist, daß sich dieses schneller dirigieren läßt, die Bronchographie also rascher durchführbar ist und das anschließende Absaugen des Kontrastmittels auch wieder über dieses Füllrohr, ebenfalls rasch, möglich wird (Thal 1972).

Fremdkörperextraktion

Risikoreich können Fremdkörperbronchoskopien bei Kleinkindern und Säuglingen sein, weil im Moment der Extraktion des Fremdkörpers Ventilation und Oxygenierung der Patienten unterbrochen sind. Bei chronischen Fremdkörpern kommt als zusätzliches Problem das schwer entzündlich veränderte Operationsgebiet – eitrige Bronchitis – hinzu, d.h. die Sicht des Operateurs ist durch Schleim, Eiter und Blut behindert. Dauert eine solche therapeutische Bronchoskopie länger, so drohen dem Kind Hypoxie und Hyperkapnie. Die Eingriffe erfordern daher eine besonders enge Zusammenarbeit des versierten Kinderanästhesisten mit einem geschickten, kooperativen Operateur und einer erfahrenen Bronchoskopieschwester, also ein bestens eingearbeitetes Team.
Für die Überwachung solcher Risikopatienten hat sich die fortlaufende Registrierung der transkutanen Blutgase über 2 (neuerdings eine) kombinierte Hautelektrode besonders bewährt.
Um bröckelige Fremdkörper (Erdnüsse, Tabletten u.a.) im Ganzen extrahieren zu können, wurde eine zangenlose Extraktionstechnik erarbeitet. Hierbei wird der Fremdkörper in das übergroße Bronchoskop eingehülst. Im Moment der Extraktion befindet sich der gut relaxierte Patient dann noch in Kopftieflage (Mantel 1986).

Komplikationen. Blutung und Minderbelüftung der Lungen sind die wesentlichen Komplikationen bei Fremdkörperextraktionen. Gelegentlich kann es bei chronischen Fremdkörpern und langer Extraktion auch zu einem Pneumothorax kommen. Bei guter und anhaltender Relaxierung sind glottisches oder subglottisches Ödem auch nach mehrmaligem Wechsel des Bronchoskops selten. Postoperativ wird nach jeder Fremdkörperextraktion eine Röntgenthoraxaufnahme angefertigt. Die Risikopatienten werden nach längeren, schwierigen Extraktionen postoperativ auf eine Wach- oder Intensivstation aufgenommen.

Kruppsyndrom

Dies sind akut entzündliche Atemwegserkrankungen, die mit einer Einengung von Larynx und Trachea einhergehen. Dabei entsteht der für diese Erkrankungen typische erworbene, inspiratorische Stridor. Von besonderer Bedeutung sind die fälschlich als Pseudokrupp bezeichnete, virale, stenosierende Laryngotracheitis und die gefürchtete, akute, bakterielle Epiglottitis.
Die sL führt selten, die E in der Regel zu schwerster inspiratorischer Dyspnoe mit Erstickungsgefahr. Hier muß der erstbehandelnde Arzt das Kind in Reanimationsbereitschaft in die Klinik begleiten. Präklinisch sind bei dem nach Luft ringenden Patienten 1) die Spatelinspektion des Rachens und 2) jegliche Injektionen absolut kontraindiziert, denn sie können bei schwerst Atemgestörten zum reflektorischen Herzstillstand führen. Weiter dürfen in dieser Phase keine Sedativa verabreicht werden, denn bei hochgradig dyspnoischen Patienten kann es dadurch zum vollständigen Sistieren der Atmung kommen. Notfalls muß bei den kleinen Patienten sofort eine Mund-zu-Mund- oder Mund-zu-Mund-und-Nase-Beatmung (Neugeborene und Säuglinge) vorgenommen werden. Der Arzt sollte versuchen, ein solches Kind für die Intubation in ein Krankenhaus zu transportieren, weil dort die Möglichkeiten für eine derartig erschwerte Intubation besser sind.
Das entzündliche Ödem der Glottis bei der sL bzw. deren Verlegung durch die ödematöse Epiglottis bei der E („Kugelventil") erschweren fast immer die Intubation. Eine orotracheale Notintubation wird hier ganz wesentlich erleichtert, wenn man einen modifizierten Metallblasenkatheter verwendet (Mantel 1975/76).
In der Klinik bietet sich für die Intubation die Inhalationsnarkose an. Mit dem Metallblasenkatheter kann dann die Glottis schonend aufbougiert und der Patient über den liegenden Metalltubus zunächst beatmet werden. Bei der Epiglottitis läßt sich mit dem Instrument der kugelige Kehldeckel anheben und der Larynxein-

198

gang notfalls blind finden. Nach der Hyperventilation über den Metallblasenkatheter gelingt dann im nächsten Schritt in der Regel die nasotracheale Intubation.

Seit 1970 (Jordan 1970) hat sich in der Klinik bei der Behandlung der Larynxstenose durch akut entzündliches oder ödematöses Gewebe – stenosierende Laryngitis, Extubationsstridor nach Intubationsnarkosen – als Alternative die maschinelle Maskenüberdruckbeatmung mit 100% O_2 und gleichzeitige Vernebelung eines schleimhautabschwellenden Epinephrinrazemats bewährt (Mantel 1975/76). So konnte die Intubationsquote deutlich reduziert werden.

Verbrühungen und Verbrennungen

Bei den thermischen Läsionen bietet sich für die notwendigen Repetitionsnarkosen (Verbandwechsel, Hauttransplantationen) die Ketamin-Diazepam-Injektionsnarkose an. Dem als Notarzt tätigen Anästhesisten kann dieses Verfahren auch für die präklinische Versorgung solcher Unfallpatienten empfohlen werden: Hier eignet sich besonders die intramuskuläre Injektion. Dabei müssen alle Vorkehrungen einer Vollnarkose beachtet werden.

Dosierung
- Ketamin intramuskulär: Kleinkind: 10 mg/kg KG i.m.
  Schulkind: 7 mg/kg KG i.m.
- Ketamin intravenös: 2–3 mg/kg KG i.v.
  (als Repetitionsdosis: 2 mg/kg KG i.v.)
- Ketamin als Infusion: 25 mg/kg KG/h
  (Infusionspumpe)
- Diazepam (am Ende des Eingriffs): 0,5 mg/kg KG i.v.

Kooperative Kinder wünschen sich bei Wiederholungsnarkosen gerne dieses Vorgehen.
Unbedingt ist zu beachten, daß bei den Verbrennungspatienten nicht mit Succinylcholin relaxiert wird.

Infusionsbehandlung

Früh drohen bei thermischen Läsionen hypovolämischer Schock, schwerste Elektrolyt- und Stoffwechselentgleisungen sowie Azidose. Daher muß die Infusionsbehandlung rasch eingeleitet werden. Der venöse Zugang ermöglicht es außerdem, bei Bedarf laufend Analgetika und Sedativa zu applizieren, denn diese Verletzungen sind sehr schmerzhaft. Hier bewährt sich die Kombination von 1,5 mg/kg KG Dolantin i.v. mit 1,5 mg/kg KG Neurocil i.v.
Der Flüssigkeitsbedarf eines frisch verunglückten Kindes ist hoch. Präklinisch ist eine Infusionsgeschwindigkeit von 20 ml/kg KG/h zu empfehlen. Als Infusionslösung sollte ein Gemisch einer Elektrolytlösung mit 5%iger Glukose, beispielsweise physiologische Kochsalzlösung und 5%ige Glukoselösung zu gleichen Teilen gegeben werden oder eine im Handel erhältliche Infusionslösung.
In der Klinik setzt sich die nachfolgende Infusion aus dem altersentsprechenden *Erhaltungsbedarf* und der Menge zusammen, die sich aus der Ausdehnung der Verbrennung errechnen läßt *(„Verbrennungsbedarf")*:

a) *Erhaltungsbedarf:*

bis 10 kg KG:	100 ml/kg KG/Tag
10–20 kg KG:	80 ml/kg KG/Tag
über 20 kg KG:	60 ml/kg KG/Tag

b) *Zusätzlicher „Verbrennungsbedarf":*
1. Tag: 5 ml · kg KG · % verbrannte Fläche
2. Tag: 3 ml · kg KG · % verbrannte Fläche
3. Tag: 1 ml · kg KG · % verbrannte Fläche

Dies sind jedoch nur Richtwerte! Je nach den regelmäßig erhobenen Kontrollwerten müssen sie korrigiert werden. Neben der Überwachung der Vitalgrößen werden folgende Parameter engmaschig kontrolliert:

Kontrollwert	*Häufigkeit*
Harnmenge	stündlich
spezifisches Gewicht	stündlich
Hämatokrit	3- bis 6stündlich
zentraler Venendruck	1- bis 3stündlich

Blutgase   3- bis 6stündlich
Körpergewicht   täglich
Serumelektrolyte   2mal täglich
Blutzucker   2- bis 4mal täglich
Röntgenthorax   täglich

Noch so häufige Laborkontrollen können jedoch nicht das erfahrene Verbrennungsteam ersetzen, weshalb schwere und schwerste kindliche Verbrennungen in entsprechenden Zentren behandelt werden.

Adenotonsillektomie

Diese Patienten leiden nicht selten an rezidivierenden, therapieresistenten oberen Atemweginfekten und kommen u.U. mit einem floriden Infekt zur Operation. Bei kleinen Kindern können, wenn Tonsillen und Adenoide sehr groß sind, im Schlaf Apnoe-Anfälle auftreten (Steward 1985). In der Anamnese werden hier Zeichen der supraglottischen Atemwegsobstruktion geschildert. Diese Säuglinge und Kleinkinder können nicht ambulant operiert werden.
Wegen der Gefahr einer Gerinnungsstörung sollte man auf präoperative Gabe von Salizylaten verzichten.

Narkose

Die Operationen werden unter Intubationsnarkose durchgeführt. Bei manifesten Infekten und erheblich vergrößerten Tonsillen ist mit einer erschwerten Intubation zu rechnen. Hier ist es zweckmäßig, sich noch vor der Intubation orientierend den Larynxeingang in ausreichend tiefer Narkose einzustellen. Im Einzelfall kann dann ein kleinerer Tubus gewählt werden, nach Möglichkeit ein Spiraltubus, der nicht abknickt und eine blockbare Manschette hat.

Postoperative Phase

Vor der Extubation des wachen Kindes muß die Mundhöhle vorsichtig und sorgfältig freigesaugt werden, damit nicht Blutreste während der Extubation einen Laryngospasmus auslösen können. Weil postoperativ Blutungen und Apnoe-Anfälle auftreten können, müssen die Kinder in dieser Phase ununterbrochen gut überwacht werden. Eine in dieser Phase auffällige Unruhe eines blassen Kindes könnte der Hinweis auf eine Blutung sein. Wegen der möglichen Gerinnungsstörung sollte auch postoperativ auf Salizylate verzichtet werden.

Nachblutung

Vor einer notwendigen Wundrevision nach Tonsillektomie wegen Nachblutung müssen Gerinnungsstatus und gekreuztes Blut vorhanden sein. Es ist mit einem blutgefüllten Magen zu rechnen. Die Narkoseeinleitung erfolgt wie beim Ileus.

Abdominelle Eingriffe

Aufgrund der physiologischen Besonderheiten von Neugeborenen, Säuglingen und Kleinkindern kann das akute Abdomen dieser Altersstufe noch stärker als bei größeren Kindern und Erwachsenen durch schwere Stoffwechselentgleisungen, metabolische Azidose und Volumenmangel kompliziert werden. Außerdem drohen Hypoproteinämie, Anämie und Hypothermie. Erst nach Ausgleich dieser Störungen sind die kleinen Patienten narkose- und operationsfähig.

Präoperative Maßnahmen

Es werden die üblichen Laborwerte (Elektrolyte, Gesamt-Eiweiß, Blutgase, Blutbild, Gerinnungsstatus, Blutzucker) bestimmt und Defizite ausgeglichen. Als Richtwerte für den Flüssigkeitsersatz bei Dehydratation können folgende Zahlen gelten (Steward 1985).

Tabelle 7.2. Flüssigkeitsersatz bei leichter, mittlerer und schwerer Dehydratation

Grad der Dehydratation	Defizit des Körpergewichts [%]	Notwendige Substitution [ml/kg KG]
Leicht	5	50
Mittel	10	100
Schwer	15	150

Das Natriumdefizit errechnet sich aus der Differenz von Soll- und Istwert. Die erforderliche Menge des benötigten Natriums kann nach folgender Formel ausgeglichen werden:

$$\text{Fehlendes Natrium (mmol)} = \text{Na}^+ - \text{Defizit (mmol)} \cdot 0{,}6 \cdot \text{kg KG}$$

Die Azidosebehandlung mit Natriumbikarbonat orientiert sich an dem Wert des negativen Basenüberschusses (BE): Die Hälfte des nach folgender Formel errechneten Defizits wird zunächst substituiert:

$$\text{Fehlendes Bikarbonat} = \text{BE} \cdot \text{kg KG} \cdot 0{,}3 \text{ (bei Säuglingen: 0,4).}$$

Anschließend wird der Säure-Basen-Status erneut kontrolliert.
Vor der Operation müssen ausreichend Blutbestandteile bereitgestellt werden.
Schon auf Station wird ein zuverlässiger venöser Zugang (Kunststoffkanüle) gelegt und eine weitlumige Magensonde geschoben. Beim aufgetriebenen Bauch erleichtert die Oberkörper-hoch-Lagerung dem Kind die Atmung. Symptome der durch den Zwerchfellhochstand bedingten Atemnot sind: Tachypnoe, Tachykardie und Dyspnoe. Solche Kinder dürfen präoperativ nur vorsichtig sediert werden: Bei zu tiefer Sedierung droht die Ateminsuffizienz.

Beim akuten Abdomen wird die Ileuseinleitung mit orotrachealer „Blitzintubation", Krikoiddruck und laufendem Sauger durchgeführt. Neugeborene, Säuglinge und Kleinkinder werden nach Präoxygenierung mit einem Sauerstoff-Narkosegas-Gemisch ohne Lachgas (Gefahr einer weiteren Blähung der Darmschlingen) und ohne Relaxierung orotracheal mit einem eher großen Tubus – bessere Abdichtung der Trachea – intubiert. Keinesfalls sollte eine Maskenbeatmung durchgeführt werden, denn wie nach einer Relaxierung kann es so zur gefürchteten Aspiration von Mageninhalt kommen (Mendelson-Syndrom).

Für Überwachung und Bilanzierung werden intraoperativ folgende Zugänge benötigt:

1. Zentraler Zugang (ZVD-Messung) und 2 periphere, venöse Zugänge (Kunststoffkanülen).
2. Manschette für die indirekte Blutdruckmessung. Bei Neugeborenen mit der Doppler- und bei größeren Kindern konventionell mit der Riva-Rocci-Methode oder, neuerdings automatisch, mit der oszillatorischen Methode.
3. Temperatursonde.
4. Blasenkatheter.
5. Arterieller Zugang zur blutigen, direkten Messung des Blutdrucks und Bestimmung der arteriellen Blutgase (bei großen Eingriffen).

Intraoperative Infusion

Die intraoperativ benötigte Infusionsmenge setzt sich zusammen aus dem präoperativ noch nicht ausgeglichenen Defizit, dem altersentsprechenden Erhaltungsbedarf und den perioperativen Verlusten (Operationsgebiet, Magen-Darm, Perspiratio). Die Hälfte des präoperativen Defizits soll intraoperativ in der ersten und jeweils 25 % in den beiden folgenden Stunden ausgeglichen werden, wenn der Eingriff nicht aufgeschoben werden kann. Unabhängig davon werden bei Bauchoperationen für die intraoperative Infusion

8–10 ml/kg KG/h als Richtwert empfohlen. Bei Thoraxeingriffen
sind es 6–7 ml/kg KG/h und bei Eingriffen an der Körperoberfläche nur 4 ml/kg KG/h (Steward 1985).

Literatur siehe S. 225.

Anästhesie bei Notfällen

G. KRAUS

Multitrauma, Verbrennung bzw. Verbrühung, schweres Schädel-
Hirn-Trauma (SHT) mit intrakranieller Drucksteigerung und dring-
liche Narkosen bei nichtnüchternen Kindern stellen häufige Not-
fälle dar, bei denen aus zeitlichen Gründen bestehende oder akut
auftretende Störungen präoperativ nicht oder nicht ausreichend
therapiert werden können. Um so wichtiger ist es, den Anästhesisten zum Notfall zum frühestmöglichen Zeitpunkt hinzuzuziehen,
um das Kind für den operativen Eingriff in einen narkosefähigen
Zustand zu bringen.

Präoperatives Management

Soforteinschätzung des Patienten bezüglich Bewußtseinsgrad,
Atmung und Kreislauf.
Sicherung des Zugangs zu den lebenswichtigen Organsystemen
Lunge, Herz und Kreislauf.
Stabilisierung der Vitalfunktionen einschließlich suffizienter
Analgesie und Schutz vor Hypothermie.
Sinnvolle Koordination von diagnostischen und therapeutischen
Maßnahmen und der Festlegung von Prioritäten in Zusammen-
arbeit mit den Chirurgen.

Soforteinschätzung des Patienten

Überprüfung des Bewußtseins
1. Glasgow Coma Scale (GCS)
Punktebewertung als Trendanzeige anhand von Augenöffnung,
motorischer Reaktion und verbaler Antwort (mod. nach Bruce et
al. 1979):

		Punkte
– Augenöffnung:	spontan	4
	auf Anruf	3
	auf Schmerz	2
	nicht	1
– Motorische Reaktion:	befolgt Aufforderung	6
	gezielte Abwehr	5
	Flexion	4
	Massenbewegungen	3
	Extension	2
	keine	1
– Verbale Antwort:	orientiert	5
	verwirrt	4
	Wortsalat	3
	unverständlich	2
	keine	1
– Kleinkinder unter 2–3 Jahren:	verständliche Worte	5
	nur Schreien	2

Intubation und Hyperventilation sind bei weniger als 7 Punkten
empfohlen, auch wenn die Atemfunktion nicht schwer gestört
erscheint!

2. Beurteilung der Pupillen:

– Größe
– Lichtreaktion
– Seitendifferenz

Cave bei Säuglingen: durch offene Nähte relativ größere Compliance des Hirnschädels; Mydriasis infolge intrakranieller Drucksteigerung tritt sehr spät auf → unmittelbare Einklemmungsgefahr des Hirnstamms!

206

3. Seitenzeichen.

4. Querschnittssymptomatik (bei Kindern unter 13 Jahren selten).

5. Computertomogramm des Schädels, evtl. Mittellinienecho.

Überprüfung der Atmung

1. Hautfarbe: Cave: Zyanose nur bei Vorliegen von 5 g% reduziertem Hb, nicht bei Anämie!

2. Atemfrequenz, Atemtiefe:
   physiologische AF beachten:
   Säuglinge: 40/min,
   Kleinkinder: 30/min,
   Schulkinder: 20/min.

3. Atemgeräusch, Stridor.

4. Auskultation und Perkussion: Kontrolle der seitengleichen Ventilation, Ausschluß von Hämato- oder Pneumothorax (*Cave:* Überleitung von Geräuschphänomenen möglich!).

5. Atemmechanik: Palpation von Rippenfrakturen, Hautemphysem.

6. Prellmarken: schwere Thoraxverletzung und Lungenkontusion auch ohne Rippenfrakturen durch große Elastizität des kindlichen Thorax möglich!

7. Thoraxröntgen.

8. Arterielle Blutgasanalyse.

Beurteilung des Kreislaufs

1. Hautfarbe.

2. Venenfüllung.

3. Blutungen (offene Gefäßverletzungen, sichtbare Hämatome).

4. Hauttemperatur, kapilläre Füllungszeit.

5. Puls   Altersgemäße Normwerte beachten!

6. Blutdruck   Schockindex bei unter 12jährigen nicht anwendbar!

Faustregel: Palpabler Radialispuls = RR 60–70 mm Hg systolisch

---

7. Herztonqualität: Lautstärke korreliert mit arteriellem Blutdruck.

8. Herztonmaximum: Verlagerung bei Spontanpneumothorax zur Gegenseite.

Ergibt die erste orientierende Untersuchung einen sofort behand-
lungsbedürftigen Patienten, so wird zunächst der Zugang zu den
lebenswichtigen Organsystemen Lunge und Kreislauf geschaffen:

1. Priorität hat hierbei die *Wiederherstellung einer einwandfreien
Ventilation,* unabhängig davon, ob insuffiziente Spontanatmung
zentral durch Hypoxie oder ein SHT oder pulmonal durch Aspiration, Lungenkontusion, Hämatopneumothorax, Zwerchfellruptur
oder ein Lungenödem ausgelöst wurde.

a) Ist eine störungsfreie Ventilation durch einfache Maßnahmen
wie *Freimachen der Atemwege* und *O_2-Gabe* nicht möglich, wird die
Indikation zur Intubation mit Beatmung großzügig gestellt, insbesondere wenn es sich um
- ein schweres SHT (GCS < 7),
- einen hypovolämischen Schock (RR < 70 mmHg),
- ein schweres Thoraxtrauma,
- schwere Gesichts- und Halsverletzungen handelt.

b) Intubation:
- Atropin 0,01–0,02 mg/kg KG i.v. (vor allem bei Hypoxie),
- Präoxygenisierung,
- primär orale Intubation (spätere nasale Intubation nach sicherer
  Magenentleerung möglich),
- fakultativ, bei SHT obligat (Vermeidung eines intrakraniellen
  Druckanstiegs durch Husten, Pressen, Hypertonie):
  Sedierung:
z. B. Thiopental	2–3 mg/kg KG i.v.
Diazepam	0,2 mg/kg KG i.v.
Etomidate	0,1–0,2 mg/kg KG i.v.
  Relaxation:
z. B. Succinylcholin	1–2 mg/kg KG i.v.
Pancuronium	0,08 mg/kg KG i.v.
Vecuronium	0,08 mg/kg KG i.v.

Aus diagnostischen Gründen sollte einmal endotracheal abgesaugt
werden (Blut, Sekret, Mageninhalt?).

c) Pleurapunktion:

Die Indikation ergibt sich erst nach der Intubation. (Notfallpunktion im 2.-3. ICR medioklavikulär mit einer i.v.-Plastikverweilkanüle, z. B. 0,5-gg.- 1,0-gg.-Braunüle, 18-gg.- oder 14-gg.-Abbocath) Die definitive Pleurasaugdrainage sollte mit möglichst dickem Drain in Lokalanästhesie oder in Narkose gelegt werden. Die Sogstärke wird initial auf -30 bis -40 cm H_2O ($\hat{=}$ -3 bis -4 kPa) eingestellt.

Jedes intubierte Kind muß beatmet werden, da die schock- oder schmerzbedingte Hyperventilation, der erhöhte tubusbedingte Atemwegswiderstand und die obligate PEEP-Anwendung rasch zu einer Erschöpfung und damit Hypoventilation des intubierten spontan atmenden Kindes führen würde.

d) Beatmung:

- Frequenz altersabhängig:
  Säugling   40/min,
  Kleinkind   30/min,
  Schulkind   20/min.
- AMV: 150 ml/kg KG. Im Schock ist das 1½-2fache des normalen AMV nötig!
- O_2-Konzentration: 50-100% bis zum Vorliegen einer arteriellen BGA.
- PEEP: $+4$ cm H_2O ($\hat{=}$ $+0,4$ kPa).
- Bei SHT: leichte Hyperventilation (pCO_2 25-30 mm Hg $\hat{=}$ 3,3-4 kPa) 30° Oberkörperhochlagerung wenn möglich.
- Magensonde legen (Entlastung des Magens zur verbesserten Ventilation).

2. Schnellstmöglich sollte für eine ausreichende Anzahl gut fixierter, großlumiger venöser Zugänge gesorgt werden: Bevorzugte Punktionsorte sind Handrücken, Handgelenksinnenseite, Unterarm, Ellenbeuge, Fußrücken und Innenknöchelregion oder die bei Kindern meist gut sichtbare V. jugularis externa oder V. femoralis (unterhalb der Leistenbeuge, medial der Arterie gelegen), evtl. bei entsprechender Erfahrung die V. jugularis interna oder die V. subclavia (hierbei ist die Seite einer eventuellen Thoraxverletzung zu bevorzugen). Punktiert wird mit der größtmöglichen Plastikver-

weilkanüle, ein Kavakatheter (geringes Durchflußvolumen) und eine arterielle Kanüle sind erst danach anzustreben.

Sind *Schockzeichen* mit den Symptomen
- Hypotonie,
- Tachykardie,
- kalte, blasse Extremitäten,
- Unruhe, getrübtes Sensorium

vorhanden, so kann als Ursache des insuffizienten Kreislaufs durch einen akuten Blutverlust auch ein schweres Schädel-Hirn-Trauma, Herzkontusion bzw. Herzbeuteltamponade, eine ausgeprägte Hypoxie oder ein Spannungspneumothorax vorliegen. Der Häufigkeit nach steht der hämorrhagische Schock an 1.Stelle, gefolgt von der protrahierten Hypoxie und dem Spannungspneumothorax mit ihren zusätzlichen, pulmonal bedingten Symptomen. Im jungen Säuglingsalter kann es bei isoliert auftretendem intrakraniellen Hämatom (z.B. Sturz vom Wickeltisch) ebenfalls zu einem Blutungsschock kommen, da durch die offenen Fontanellen und den dehnbaren Hirnschädel bis zur Hälfte des normal zirkulierenden Blutvolumens im Hämatom gespeichert sein kann: Hb-Werte von 5–6 g% sind dabei keine Seltenheit.

Stabilisierung der Vitalfunktionen

Neben der *Aufrechterhaltung des pulmonalen Gasaustausches* ist die *Therapie der Hypovolämie* vordringlichste Aufgabe zur Stabilisierung der Vitalfunktionen (Abb.7.3).

1. Für die *primäre Volumensubstitution* eignen sich Vollelektrolytlösungen wie Ringer-Laktat. Werden Kolloide wie HÄS, Dextran, Gelatine oder Humanalbumin eingesetzt, so kommen sie in einer Dosierung von 5–10 ml/kg KG als Bolus unter Beachtung der eventuellen Maximaldosis in Frage.
Ist nach Einsatz von 40 ml/kg KG Infusionslösung, d.h. der Hälfte des errechneten Blutvolumens, kein suffizienter Kreislauf zu erreichen, so muß als nächster Schritt Vollblut transfundiert werden, um eine ausreichende Zahl von Sauerstoffträgern zur Verfügung zu

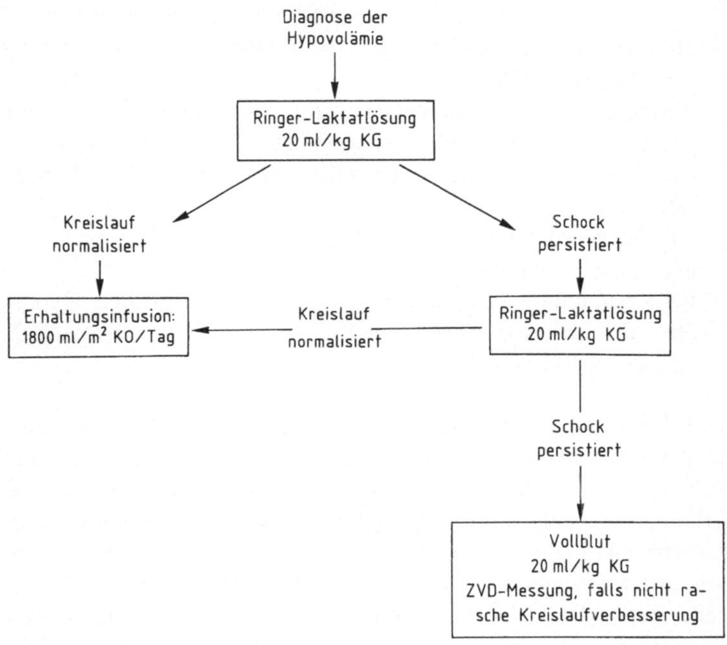

Abb. 7.3. Flüssigkeitstherapie bei Hypovolämie

stellen. Bei Kindern mit schwerem Schädel-Hirn-Trauma (SHT) wird zur Sicherstellung des Sauerstoffbedarfs im verletzten Nervengewebe ein minimaler Hämatokrit von 36% gefordert, so daß die Transfusion von Blut bereits zu einem früheren Zeitpunkt einsetzen muß.

Eine weitere wichtige Maßnahme stellt die *Lagerung* dar. Die früher übliche Kopftieflagerung hat nur eine allererste überbrückende Funktion: bei ausgeprägtem Schock mit maximaler peripherer Vasokonstriktion ist sie überflüssig, gefährlich beim Vorliegen eines SHT. Starke Blutverluste aus Extremitäten oder Kopfwunden sind dagegen durch eine einfache Hochlagerung der entsprechenden Region über Herzhöhe wesentlich zu vermindern, Gefäßverletzungen durch manuelle Kompression der Arteriendruckpunkte oder durch einen Kompressionsverband zu behandeln.

2. Die *primäre Therapie des schweren SHT* besteht zuallererst in:
- Herstellung einer einwandfreien Ventilation (Intubation, Relaxation, Hyperventilation),
- Vermeidung von Hypovolämie zur Aufrechterhaltung eines genügenden zerebralen Perfusionsdrucks (Infusion von Vollelektrolytlösungen obligat, keine Glukoselösung – Hirnödemgefahr!),
- 30° Oberkörperhochlagerung, Kopf mittelständig fixieren,
- evtl. 1 mg/kg KG Dexamethason i.v. initial,
- bei Krampfanfall (Ursache meist vasomotorisch bedingte Hyperämie des Gehirns): Thiopental 3–5 mg/kg KG i.v. oder Valium 0,5 mg/kg KG initial i.v.

3. *Schmerztherapie.* Abgesehen von den psychischen Folgen können starke Schmerzen, z.B. auch durch häufiges Umlagern, das klinische Bild negativ beeinflussen: Der O_2-Bedarf des Organismus wird erhöht, die Atmung beschleunigt und das sympathikoadrenerge System maximal stimuliert. Durch Schreien und Pressen kommt es zur unerwünschten Erhöhung des intrakraniellen Druckes. Nachteile einer Analgetikaanwendung bestehen in einer möglichen Atemdepression und Kreislaufdepression bei Hypovolämie. Der hohe Stellenwert der Veränderung von neurologischer und abdomineller Symptomatik durch Analgetika dagegen ist heute durch die routinemäßig durchgeführte Peritoneallavage oder Ultraschalldiagnostik intraabdomineller Blutungen und der Computertomographie des Schädels überholt. Die Schmerztherapie wird ausschließlich intravenös durchgeführt:

Morphin   0,05 mg/kg KG i.v. oder
Pethidin   0,5 mg/kg KG i.v. (evtl. kombiniert mit DHBP 0,25 mg/kg KG i.v.).

Bei Ausschluß eines SHT: Ketamin 0,25–0,5 mg/kg KG i.v.
Die Anwendung partieller Morphinantagonisten wie Pentazocin, Tramadol oder Buprenorphin ist weniger sinnvoll, da mit einer möglichen sofortigen Operation gerechnet werden muß. Diese wird normalerweise in Neuroleptanalgesie bzw. mit Einsatz von Fentanyl oder Morphin durchgeführt und kann damit nach vorheriger Gabe partieller Morphinantagonisten zusätzliche Probleme hervorrufen.

4. Bei Kindern ist darüber hinaus besonders bei allen diagnostischen und therapeutischen Maßnahmen auf den *Schutz vor Auskühlung* zu achten, die über eine weitere Steigerung des O_2-Verbrauchs zu einer zusätzlichen Belastung des Organismus führt.

Koordination des Vorgehens

1. Laboruntersuchungen:
- in allen Fällen: Hämatokrit, Blutgruppe, evtl. Blutkonserven austesten;
- Urinanalyse auf Zucker, Eiweiß, Sediment;
- bei Atemstörungen: arterielle BGA;
- bei Koma: Blutzucker;
- bei schwerem Schock, SHT oder Massivtransfusion Elektrolyte, evtl. Quick-Wert, PTT, Fibrinogen, Thrombozyten.

2. Bildgebende Diagnostik:

Indikation	Technik
Schweres SHT	Computertomographie evtl. Mittellinienecho Schädelsonographie (bei noch offener Fontanelle) evtl. Schädelröntgen
Atemprobleme, Polytrauma, intubierte Patienten	Thoraxröntgen
Verdacht auf Verletzung innerer Organe	Peritoneallavage: mit 20 ml/kg KG NaCl 0,9% Sonographie: freie Flüssigkeit Milz, Leber, Pankreas, retroperitoneale Organe Abdomenröntgen: freie Luft
In 2. Dringlichkeit	Röntgen von: Wirbelsäule, Becken, Extremitäten, i.v.-Pyelographie

3. Reihenfolge der Maßnahmen:
- Aufrechterhaltung der Atmung;
- Schockbehandlung;

- Bekämpfung intrakranieller Drucksteigerung;
- lebensrettende Eingriffe bei inneren Blutungen[1];
- Beseitigung intrakranieller Raumforderung[1];
- Operationen zur Wiederherstellung des Gastrointestinaltraktes, des Harnapparates, peripherer Gefäße, des Skeletts, der Muskulatur, der Haut.

Narkosetechnik

Prämedikation

Außer Atropin 0,01–0,02 mg/kg KG i. v. ist eine Prämedikation bei Notfällen in aller Regel nicht notwendig. Ist eine Analgesie oder Sedierung erforderlich, so wird sie wegen der unsicheren Resorptionsverhältnisse ausschließlich intravenös in stark reduzierter Dosis unter genauer Kontrolle des Kreislaufs gegeben.

Narkoseeinleitung

Jedes notfallmäßig eingelieferte Kind ist als potentiell nicht nüchtern einzustufen. Hierbei ist der zeitliche Abstand zwischen letzter Nahrungs- bzw. Flüssigkeitsaufnahme und dem Zeitpunkt des Unfalls entscheidender als der Abstand zwischen Unfall und Narkoseeinleitung: Schmerz, Angst und schockbedingte Sympathikusstimulation führen zu einer verzögerten Magenentleerung. Aus diesem Grunde ist in jedem Fall bei Notfallpatienten ein intravenöser Zugang vor Narkoseeinleitung zu fordern.

Zur Narkoseeinleitung eignen sich die angeführten Medikamente (Tabelle 7.3). Hierbei ist zwischen nichtnüchternen Kindern, Kindern im Schock oder Kindern mit schwerem SHT zu differenzieren. Bei nichtnüchternen Kindern wird in Oberkörperhochlagerung 3 min lang ohne manuelle Beatmung mittels aufgesetzter Maske mit

---

[1] Unter Umständen simultane Operation erforderlich!

Tabelle 7.3. Medikamentöse Narkoseeinleitung

Einleitungsnarkotikum		Bei nicht- nüchternen Patienten	Hypo- volämie	SHT
Etomidate:	0,1–0,2 mg/kg KG i. v.	+	+	+
Thiopental:	2–5 mg/kg KG i. v.	+	–	+
Methohexital:	0,5–2 mg/kg KG i. v.	+	–	+
Ketamin:	1–2 mg/kg KG i. v.	+	+	–

+ geeignetes Medikament, – ungeeignetes Medikament.

100% O_2 präoxygeniert, dann in schneller Folge das Narkotikum und das Muskelrelaxans appliziert, der Sellick-Handgriff durch eine Hilfsperson ausgeführt und schnellstmöglich intubiert.

Besonderheiten der Narkosedurchführung

Bei Kindern mit Hypovolämie müssen die üblichen Narkotikamengen verringert werden: durch die reduzierte Perfusion peripherer Gewebe kommt es an den gut durchbluteten Organen wie ZNS und Herz bei üblicher Dosierung zu deutlich erhöhten Spiegeln mit verstärkter Wirkung (Tabelle 7.4).
Der Blutverlust kann beträchtlich sein und sollte immer wieder zur Suche nach bisher unbekannt gebliebenen Verletzungen Anlaß geben. Oft ist die 2- bis 3fache Menge des gesamten Blutvolumens nötig, um den Kreislauf zu stabilisieren (besonders bei thorako-abdominellem Trauma). Gefahren der Massivtransfusion sind u. a. Gerinnungsstörungen, die ab 50% Blutverlust mit FFP, Thrombozytenkonzentrat oder Warmbluttransfusion behandelt werden sollten.
Beachtet werden muß auch die ausreichende Erwärmung der Infusions- und Transfusionsmengen, sowie Kalziumsubstitution mit 50–100 mg $CaCl_2$ pro 100 ml transfundiertem Blut.

Tabelle 7.4. Geeignete Narkosemedikamente bei Hypovolämie bzw. SHT

	Hypovolämie	SHT
Inhalationsnarkotika		
N_2O	+	?
Halothan	nur bedingt in	−
Enfluran	stark reduzierter	−
Isofluran	Dosis anwendbar!	−
Opiate		
Fentanyl 0,005–0,01 mg/kg KG	+	+
Alfentanil 0,02–0,05 mg/kg KG	+	+
Muskelrelaxanzien		
Succinylcholin 1–2 mg/kg KG	+	(−)
Alcuronium 0,1 mg/kg KG	(+)	+
Pancuronium 0,08 mg/kg KG	+	+
Vecuronium 0,08 mg/kg KG	+	+

+ geeignetes Medikament, − ungeeignetes Medikament.

Intraoperatives Monitoring

In jedem Fall: Präkordiales Stethoskop, RR-Messung, EKG, Temperatur, F_IO_2.

Bei Polytrauma mit Schock:
- arterielle Blutdruckmessung sobald wie möglich,
- ZVD-Messung,
- Urinausscheidung (mindestens 1 ml/kg KG/h),
- intermittierende Hämatokritbestimmung,
- intermittierende arterielle Blutgasanalyse,
- evtl. endexspiratorischer pCO_2,
- intermittierende NA^+-, K^+-, Ca^{++}-Bestimmung.

Bei Massivtransfusion: Gerinnung.
Bei SHT: evtl. intrakranielle Druckmessung.

Postoperative Maßnahmen

Postoperativ kommen schwerverletzte Kinder intubiert und beatmet auf die Intensivstation.

Narkoseausleitung

Sie ist nur erlaubt bei:
- stabilem Kreislauf,
- Normothermie,
- ausreichender Spontanatmung nach vollständiger Antagonisierung der Muskelrelaxation,
- Entleerung des Magens,
- Vorhandensein sicherer Schutzreflexe bei wachen Kindern.

Literatur siehe S. 225.

Anästhesie bei ambulanten Eingriffen

U. KLEINHEISTERKAMP

Der Begriff „ambulant" wird unterschiedlich verwendet. Er soll hier in seiner eigentlichen Bedeutung gebraucht werden: ein ambulanter Patient kommt am Tag des Eingriffs und geht am selben Tag wieder nach Hause.

Voraussetzungen

Von seiten des *operativen* Eingriffs und der Anästhesie gelten als Vorbedingungen:

- Limitierte Operationsdauer (bis ca. 90 min).
- Limitierte Ausdehnung des Eingriffs. Es soll keine Körperhöhle eröffnet werden.
- Der Eingriff und die postoperative Phase sollen in der Regel ohne Komplikationen verlaufen.
- Postoperativ sollen keine Medikamente (z. B. Schmerzmittel) und keine besondere Pflege erforderlich sein.
- Die kleinen Patienten sollen in der Regel der Risikogruppe I ASA angehören. Säuglinge sollten v. a. in den ersten 6 Lebensmo-

naten wegen der Gefahr des plötzlichen Kindstodes nicht ambulant anästhesiert werden.
- Ehemalige Frühgeborene sollten im 1. Lebensjahr wegen der erhöhten Inzidenz von postoperativen Atemstörungen nicht ambulant anästhesiert werden.
- Die häuslichen Verhältnisse müssen so sein, daß die Einhaltung prä- und postanästhetischer Anordnungen und der postoperativen Pflege gewährleistet ist.
- Die Entfernung zur Wohnung des Patienten sollte die Stadtgrenze nur dann wesentlich überschreiten dürfen, wenn das Kind postoperativ länger nachüberwacht werden kann.
- Die Heimfahrt darf nicht in einem öffentlichen Verkehrsmittel erfolgen.
- Zur Heimfahrt muß eine erwachsene Begleitperson zur Verfügung stehen, die sich um das Kind kümmern kann. Sie darf nicht der Fahrer des Autos sein.
- Der Anästhesist sollte die Möglichkeit haben, das Kind bereits einen oder mehrere Tage vor einem Wahleingriff zu untersuchen und das Aufklärungsgespräch mit den Eltern zu führen. Am besten wird der Patient, unmittelbar nachdem sich der Operateur zu einem ambulanten Eingriff entschlossen hat, dem Anästhesisten vorgestellt.

Voruntersuchung und Einwilligung

Die Voruntersuchung umfaßt:
- eingehende Anamnese (ggf. anhand eines Anamnesebogens),
- gründliche körperliche Untersuchung,
- als minimales Laborprogramm die Bestimmung des Hb und Hämatokrit.
- Weitere Untersuchungen sollten entsprechend dem klinischen Befund vorgenommen werden.

Nach eingehender Aufklärung der Eltern über das Vorgehen während der Anästhesie, in die auch das Kind je nach Alter und Verständnis mit einbezogen wird, müssen die Eltern über die besondere perioperative Verhaltensweise im häuslichen Bereich unterrichtet werden. Am besten gibt man den Eltern diese Verhaltensmaßregeln schriftlich mit. Insbesondere sollte man genau festlegen, wann das Kind zuletzt essen und trinken darf (einschließlich Bonbonlutschen und Kaugummikauen). Die Frage des Zähneputzens, bei dem Kleinkinder gern Wasser schlucken, ist individuell zu regeln. Man muß den Eltern eindringlich klarmachen, daß die Aspiration von Mageninhalt eine der schwerwiegendsten Komplikationen während der Anästhesie bedeutet.

Auch allgemeine Verhaltensmaßregeln für die Zeit nach der Anästhesie, z. B. Zeitpunkt und Art der Rückfahrt, Veränderungen von Atmung und Kreislauf, sollten zu diesem Zeitpunkt bereits besprochen werden. Von diesem Gespräch hängt es ab, ob der Anästhesist *die Eltern* für geeignet hält, ein ambulant anästhesiertes Kind zu versorgen.

Die Einwilligung der Eltern bzw. Sorgeberechtigten in die Anästhesie erfolgt am besten schriftlich. Sie sollte alle zusätzlich besprochenen Modalitäten hinsichtlich des Verhaltens vor der Anästhesie sowie auf dem Transport und im häuslichen Bereich nach der Anästhesie enthalten.

Die eingehende Untersuchung und Aufklärung einige Tage vor der ambulanten Anästhesie enthebt den Anästhesisten nicht der Pflicht, am Operationstag noch einmal zu überprüfen, ob sich am klinischen Befund etwas geändert hat, z. B. ob inzwischen ein Infekt der oberen Luftwege vorliegt, und ob die Anweisungen z. B. hinsichtlich Nahrungs- und Flüssigkeitskarenz eingehalten wurden. Ein Infekt der oberen Luftwege führt intra- und postoperativ vermehrt zu respiratorischen Komplikationen wie Hypersekretion, Laryngobronchospasmus, Pseudokrupp oder Pneumonie. Interessant sind neuere Untersuchungen, die zeigen, daß diese Komplikationen verstärkt auch noch 2 Wochen nach Abklingen des Infekts auftreten, so daß für ambulante Eingriffe ein Sicherheitsabstand von 4 Wochen nach Abklingen eines Infekts gefordert wird.

Prämedikation

Es empfiehlt sich, vor kurzen Eingriffen mit kurzer Nachüberwachungszeit keine Prämedikation zu verabreichen, da die meisten hierzu verwendeten Medikamente sehr lange wirken und die Nachwirkung aller Anästhetika deutlich verstärken. Insbesondere ist Chlorprothixen oral für ambulante Patienten nicht geeignet, da die Sedierung lange anhält. Atropin wird intravenös gegeben.

Anästhesie

Die *Regionalanästhesie* ist das am häufigsten verwendete Anästhesieverfahren für Eingriffe bei ambulanten Patienten. Sie wird in vielen Bereichen vom Operateur selbst durchgeführt (z. B. vom Zahnarzt).

Abgesehen von den rückenmarknahen Blockaden, die wir beim ambulanten Patienten für nicht angezeigt halten, ist die Regionalanästhesie das ideale Verfahren für ambulante Patienten, da Bewußtsein, Atmung und Kreislauf in der Regel nicht oder nur wenig beeinträchtigt werden.

Prinzipiell ist auch im Kindesalter eine Regionalanästhesie möglich. Sie setzt aber, als alleiniges Anästhesieverfahren angewendet, eine gute Kooperation der Eltern und des Kindes voraus (siehe S. 158 ff).

Für einige Operationen bietet sich die Kombination von Narkose und Regionalanästhesie an. Nach Narkoseeinleitung wird die Regionalanästhesie, z. B. ein Penisblock, gelegt. Die Narkose kann dann während des Eingriffs mit Lachgas und Sauerstoff unter Zugabe eines Inhalationsanästhetikums in niedriger Dosierung ganz oberflächlich gehalten werden. Die Patienten sind nach Beendigung der Narkosegaszufuhr sehr schnell wach und benötigen postoperativ kein Analgetikum. Diese Kombination von 2 Anästhesieverfahren kann in jedem Lebensalter durchgeführt werden.

Für die *Narkose* bei ambulanten Patienten eignen sich solche Anästhetika und Adjuvanzien, die eine kurze Wirkung haben. Dabei ist zu berücksichtigen, daß Anästhetika mit kurzer klinischer Wirkung, bzw. deren Abbauprodukte, noch Stunden bis Tage im Organismus nachweisbar sind, z. B. auch Halothan bzw. Trifluoressigsäure. Die Wirkung mehrerer in subklinischer Konzentration vorhandener Anästhetika kann sich addieren, wie Prämedikation und Narkosemittel, oder die Wirkung wird durch die postoperative Gabe eines Schmerzmittels wieder relevant.

Die *Narkoseeinleitung* sollte bevorzugt intravenös erfolgen, da die schnelle Verteilung des Anästhetikums in die Flüssigkeitsräume des Körpers eine schnellere Rückverteilung, d. h. eine kürzere Aufwach- und Erholungsphase bedingt. Für diese Applikationsart bieten sich die sog. kurzwirkenden Barbiturate Thiopental und Methohexital, das Etomidat sowie Ketamin an. Ketamin wirkt unabhängig von der Applikationsart in der postoperativen Phase noch analgetisch und antiemetisch; dies sind manchmal durchaus erwünschte Nebenwirkungen. Wegen der unerwünschten Nebenwirkungen Katalepsie und psychomotorische Agitation sollte Ketamin mit einem Benzodiazepin oder einem Inhalationsanästhetikum kombiniert werden. Aus der Benzodiazepinreihe eignet sich das potenteste Medikament, Flunitrazepam, jedoch nicht für ambulante Patienten, da seine Plasmahalbwertszeit 19–23 h beträgt. Midazolam wirkt zwar stärker hypnotisch als Diazepam, seine Halbwertszeit ist jedoch identisch mit der des Ketamins. Kleine Säuglinge können Benzodiazepine nur unzulänglich abbauen.

Von den Opioiden wird Fentanyl wegen seiner postoperativ atemdepressorischen Wirkung für ambulante Patienten nicht empfohlen. Dagegen soll Alfentanil dafür geeignet sein. Bei unruhigen Kindern mit schlechten Venen wird man andere Formen der Anästhesieeinleitung bevorzugen. Vor allem für die nichtprämedizierten kleinen Patienten bietet sich eine intramuskuläre oder auch rektale Applikation von Ketamin, Methohexital oder Midazolam an. Auch Diazepam in wasserlöslicher Form rektal verabreicht bewirkt in wenigen Minuten eine gute Sedierung. Die schlechte Steuerbarkeit besonders bei rektaler Applikation macht eine längere Nachüberwachung nötig. Sind bei ambulanten Kindern wiederholte Narkosen in kurzen Abständen notwendig, so läßt die Wirksamkeit des Anästhetikums für beide Applikationsarten sehr schnell nach. In diesen Fällen empfiehlt sich, das Medikament und die Methode zu wechseln.

Die Narkoseeinleitung kann auch per inhalationem erfolgen. Fluothan wird von den meisten Anästhesisten dafür bevorzugt, weil es bei Kindern weniger Nebenwirkungen hat als Enfluran und besser toleriert wird als Isofluran.

Zur *Fortführung* der Narkose eignen sich die Inhalationsanästhetika am besten, da sie relativ schnell abgeatmet werden. Die Dauer des Nachschlafs und der postanästhetischen Beeinträchtigung korreliert aber deutlich mit der Länge der Inhalationsnarkose, möglicherweise wegen der zunehmenden Aufsättigung der Verteilungsräume. Aus diesem Grund sollten Eingriffe, die länger als 60–90 min dauern, der stationären Behandlung vorbehalten bleiben.

In der Regel wird man für ambulante Patienten zu einem Wahleingriff eine *Maskennarkose* vorsehen. Es ist jedoch gegen eine *Intubation* prinzipiell nichts einzuwenden. Eine gute Intubationsnarkose ist jedenfalls einer schlechten Maskennarkose vorzuziehen. Die Dauer der Nachüberwachung verlängert sich allerdings nach einer Intubation.

Bei der Anwendung von *Relaxanzien* sollte man sich auf Succinylcholin beschränken. Kindern wird obligatorisch Atropin vorgegeben. Von den nichtdepolarisierenden Relaxanzien kommt allenfalls Vecuroniumbromid (Norcuron) in Frage, das eine Plasmahalbwertszeit und klinische Wirkungsdauer von etwa 30 min hat. Für dieses Medikament gilt ebenfalls, daß sich bei ambulanten Patienten eine Nachinjektion wegen des kumulativen Effekts verbietet.

Die *Infusionstherapie* sollte das perioperative Flüssigkeitsdefizit ersetzen. Man infundiert je nach Alter des Kindes 4–6 ml/kg KG einer Halb- oder Dreiviertelelektrolytlösung mit 5% Glukose.

Für die *Überwachung* während und nach der Anästhesie gilt grundsätzlich das gleiche wie für stationäre Kinder (präkordiales Stethoskop, unblutige Blutdruckmessung, Messung der Rektal- oder Hauttemperatur, ggf. EKG). Invasive Überwachungsverfahren schließen in der Regel ambulante Patienten aus und umgekehrt.

Nachsorge

Zwischen Narkose und Wachzustand gibt es:
- die Phase des Tiefschlafs,
- die Phase des Liege- und Schlafbedürfnisses,
- die Phase zunehmenden Interesses an der Umgebung.

Da das Erwachen aus der Narkose nicht linear verläuft wie die Narkoseeinleitung, sondern wellenförmig, kann der Patient immer wieder von einer oberflächlichen in eine tiefere Schlafphase gelangen. Vertieft werden die Schlafphasen noch durch die Gabe von Analgetika.

An postoperativ-postnarkotischen Komplikationen sind zu beachten:
- Nachblutung,
- Schmerzen,
- Störungen der Zirkulation,
- Störungen der Atmung,
- Muskelzittern,
- Störung der Blasenentleerung,
- Erbrechen.

Vor der Entlassung des Kindes sollte der Operateur die Wunde inspizieren, um eine *Nachblutung* auszuschließen.
Bei postoperativen *Schmerzen* gibt man am ehesten ein peripher angreifendes Analgetikum, z. B. Paracetamol oder Acetylsalicylsäure. Kombinationspräparate mit Sedativa sowie zentral wirksame Analgetika sollten für ambulante Patienten nicht angewendet werden. Eine andere Möglichkeit besteht – wie oben beschrieben – in der Kombination von Regional- und Allgemeinanästhesie. Ist ein Eingriff mit starken postoperativen Schmerzen verbunden, so sollte man die Indikation zur ambulanten Durchführung überprüfen.
Störungen der *Zirkulation* werden hauptsächlich durch Blutungen, aber auch durch Exsikkose verursacht. Der Anästhesist sollte daran denken, daß eine Minderung der Gewebeperfusion die Rückverteilung der Anästhetika verzögert.
Auch bei relativ wachen Patienten kann es durch Rückverteilung, verzögerte Resorption nicht intravenös verabreichter Anästhetika, Gabe von Analgetika bzw. der Kombination mehrerer Ursachen zu einem erneuten Tiefschlaf mit Störung der *Atmung* kommen. Inspiratorischer Stridor kann als Folge eines Infekts der oberen Luftwege auftreten, exspiratorischer Stridor gehäuft bei Kindern mit Asthma, aber auch nach Aspiration von saurem Magensaft. Atemstörungen im Sinne eines Stridors werden durch Aufregung und Schreien verschlimmert, so z. B. wenn das Kind Schmerzen hat.
Muskelzittern tritt gelegentlich nach Halothannarkosen auf. Sehr wichtig ist es, die Kinder perioperativ möglichst wenig aufzudek-

ken, da durch die große Körperoberfläche der kleinen Kinder auch in gut temperierten Räumen sehr schnell Wärme verlorengeht.

Eine postoperative Störung der *Blasenentleerung* ist bei Kindern selten und meist durch den Eingriff bedingt. Hier hilft oft die Gabe kleiner Mengen eines Analgetikums, ggf. in Kombination mit einem Spasmolytikum.

Eine der häufigsten postoperativen Komplikationen bei Kindern ist das Erbrechen. Es soll häufiger nach Maskennarkosen als nach Intubation und vor allem bei nicht prämedizierten Kindern auftreten.

Die *Dauer der erforderlichen Nachüberwachung* wird unterschiedlich angegeben: zwischen 1 und 6 h. Unserer Meinung nach sollte sie bei jedem Kind individuell gestaltet werden.

Sie ist abhängig von folgenden Faktoren:
- Alter des Kindes,
- Entfernung der Wohnung vom Krankenhaus,
- Erfahrung der Begleitperson bzw. Pflegeperson,
- Dauer der Narkose,
- Art der verwendeten Anästhetika,
- Menge der verwendeten Anästhetika,
- Applikationsart der Anästhetika,
- postoperativ verabreichte Analgetika,
- postanästhetische Komplikationen.

Die Voraussetzungen für die Entlassung des Kindes sind:
- Das Kind muß ohne äußere Reize wach sein und ggf. koordiniert antworten.
- Der Kreislauf muß stabil sein.
- Die Atmung muß frei sein, Atemfrequenz 20/min. Atemtiefe sollte ausreichend, Schlucken und Abhusten möglich sein.
- Es müssen koordinierte Bewegungen und die grobe Kraft vorhanden sein.
- Die Temperatur soll unter 38 °C sein.
- Das Kind darf nach Flüssigkeitsaufnahme nicht erbrechen. Am besten gibt man gesüßten Tee in kleinen Schlucken zu trinken. Nach hastigem Trinken besteht häufiger die Gefahr des Erbrechens.
- Trinken darf das Kind frühestens 1 h nach Beendigung einer

Maskennarkose, etwa 4 h nach Beendigung einer Intubationsnarkose.
- Der Transport muß liegend erfolgen. Die erwachsene Begleitperson soll am Kopf des Kindes sitzen.
- Die Begleitperson darf nicht der Fahrer des Pkw sein.

Die Eltern bzw. Pflegepersonen sollen mündlich und schriftlich Verhaltensweisen für den Transport und die häusliche Pflege mitbekommen:
- Verhalten bei Erbrechen,
- bei Auftreten von Schmerzen,
- wie häufig ist Fieber zu messen,
- bei welchen Symptomen ist der Arzt zu rufen,
- daß dem Kind regelmäßig kleine Mengen zu trinken anzubieten sind,
- wann das Kind wieder etwas essen darf und was es essen darf,
- wie lange das Kind Bettruhe einhalten muß,
- wie lange es sich im häuslichen Bereich aufhalten soll.

Schließlich sind den Eltern Name und Telefonnummer des Arztes aufzuschreiben, an den sie sich in den nächsten Stunden wenden können, wenn sie Probleme oder Fragen haben.

Literatur

Aldrete JA, Kroulik D (1970) A postanesthetic recovery score. Anesth Anal Curr Res 49: 924

Altemeyer KH, Breucking E, Rintelen G, Schmitz JE, Dick W (1982) Vergleichende Untersuchungen zum Einsatz verschiedener Narkosesysteme im Kindesalter. Anästhesist 31: 271-276

Anand KJS, Aynsley-Green A (1985) Metabolic and endocrine effects of surgical ligation of patent ductus arteriosus in the human preterm neonate: are there implications for further improvement of postoperative outcome? Mod Probl Paediatr 23: 143-157

Anand KJS, Aynsley-Green A (1986) Should neonatologists be more concerned over the anesthetic management of preterm neonates subjected to ligation of patent ductus arteriosus? Abstr Br Pediatr Assoc, 55th anual meeting York, p 46, April 1986

Arthur DS, McNicol LR (1986) Local anaesthetic techniques in pediatric surgery. Br J Anaesth 58: 760-778

Barnett HL (Ed) (1972) Pediatrics, 15th edn. Appleton, New York

Bartels H, Riegel K, Wenner J, Wulf H (1972) Perinatale Atmung. Springer, Berlin Heidelberg New York

Bruce DA, Raphaely RC, Goldberg AJ, Zimmermann RA, Bilassiuk LT, Schut I, Kuhl DE (1979) Pathophysiology, treatment and outcome following severe head injury in children. Childs Brain 5: 174–191

Bush GH (1971) Neonatal Anaesthesia. In: Gray TC, Nunn JF (eds) General Anaesthesia, Vol 2. Butterworth, London, p 410

Cameron CB, Robinson S, Gregory GA (1984) The minimum anesthetic concentration of isoflurane in children. Anesth Analg 63: 418–420

Convay CM (1985) Anaesthetic breathing systems. Br J Anaesth 57: 649–657

Dangel P (1986) Erstbehandlung in der Klinik. In: Ahnefeld FW, Seeling W (Hrsg) Der Risikopatient in der Anästhesie. Springer, Berlin Heidelberg New York Tokyo (Anaesthesiologie und Intensivmedizin, Bd 181, S 243–246)

Dick W, Kleinheisterkamp U (1986) Anästhesie zur ambulanten Operation. In: Hohenfellner R, Thüroff JW, Schulte-Wissermann H (Hrsg) Kinderurologie in Klinik und Praxis. Thieme, Stuttgart New York

Dick W, Kleinheisterkamp U (1987) Penisblock. In: Anästhesie-Merkbuch. Wiss Verlagsgesellschaft, Stuttgart (S 67)

Friesen RH, Henry DB (1986) Cardiovascular changes in preterm neonates receiving isoflurane, halothane, fentanyl and ketamine. Anesthesiology 64: 238–242

Friesen RH, Lichtor JL (1982) Cardiovascular depression during halothane anesthesia in infants: A study of three induction techniques. Anesth Analg 61: 42–45

Gaab MR (1986) Besonderheiten der Erstversorgung bei Schädel-Hirn-Traumen. In: Ahnefeld FW, Seeling W (Hrsg) Der Risikopatient in der Anästhesie. Springer, Berlin Heidelberg New York Tokyo (Anaesthesiologie und Intensivmedizin, Bd 181, S 263–275)

Gregory GA (1983) Pediatric Anesthesia. Churchill Livingstone, New York, p 598

Gregory GA, Steward DJ (1983) Life-threatening perioperative apnea in the ex-„premie". Anesthesiology 59: 495–498

Jackson Rees G (1950) Anaesthesia in the newborn. Br Med J 2: 1419–1423

Jackson Rees G (1960) Paediatric Anaesthesia. Br J Anaesth 32: 132–140

Jordan WS, Graves CL, Elwyn RA (1970) New therapy for postintubation laryngeal edema and tracheitis in children. J Am Med Assoc 212: 585–591

Koehntop DE, Rodman JH, Brundage DM, Hegland MG, Buckley JJ (1986) Pharmacokinetics of fentanyl in neonates. Anesth Analg 65: 227–232

Kraus G (1986) Die Erstversorgung am Unfallort. In: Ahnefeld FW, Seeling W (Hrsg) Der Risikopatient in der Anästhesie. Springer, Berlin Heidelberg New York Tokyo (Anaesthesiologie und Intensivmedizin, Bd 181, S 229–242)

Leighton KM, Sanders HD (1976) Anticholinergic premedication. Can Anaesth Soc J 23: 563

Liu LMP, Coté CJ, Goudsouzian NG et al. (1983) Life-threatening apnea in infants recovering from anesthesia. Anesthesiology 59: 506–510

Mantel K, Butenandt I (1986) Tracheobronchial foreign body aspiration in childhood – A report on 224 cases. Uro J Pediatr 27: 149–153

Mantel K, Butenandt I, Hohlfeld M (1979) Derzeitiger Stand der Laryngotracheoskopie und Bronchoskopie im Kindesalter. Z Kinderchir 27: 149–153

Mantel K (1975/76) Epiglottitis und Laryngotracheitis – Differentialdiagnose, Endoskopie und neue therapeutische Möglichkeiten. Pädiat Prax 16: 99–115

Mirakhur RK, Dundee JW, Connolly JWR (1979) Studies of drugs given before anaesthesia XVII: Anticholinergic premedicants. Br J Anaesth 51: 339–345

Merritt JC, Sprague DH (1981) RLF, a multifactorial disease. Anesth Analg 60: 109–111

Murat I, Delleur MM, Macgee K, Saint-Maurice C (1985) Changes in ventilatory patterns during halothane anesthesia in children. Br J Anaesth 57: 569–572

Paravicini D, Vietor G (1981) Erste Erfahrungen mit dem neuen Dräger-Narkosekreissystem für Säuglinge und Kleinkinder. Anästh Intensivther Notfallmed 16: 219–222

Pascucci RC, Kuracek SC, Kelly DH, Shannon DC, Terrill JM, Brzustowicz RM (1984) Evaluation of respiratory patterns of infants in the perioperative period. Anesthesiology 61: A 420

Quinn GE, Betts EK, Diamond GR, Schaeffer DB (1981) Neonatal age at retinal maturation. Anesthesiology V 55: A 326

Reinhold P, Zander J (1985) Pharmakologie und Pharmakokinetik im Hinblick auf die ambulante Narkose im Kindesalter. In: Büttner W (Hrsg) Klinisch-ambulantes Operieren von Kindern aus anästhesiologischer Sicht. Thieme, Stuttgart New York (Intensivmedizin, Notfallmedizin, Anästhesiologie Bd 51, S 52)

Rescorla FJ, Feld JL (1984) Inguinal hernia repair in the GROS-perinatal period and early infancy: Clinical considerations. J Pediatr Surg 19: 832–837

Steward DJ (1982) Preterm infants are more prone to complications following minor surgery than are term infants. Anesthesiology 56: 304–306

Steward DJ (1985) Manual of pediatric anesthesia. Churchill Livingstone, New York

Stoeckel S (1984) Kontinuierliche Überwachung der Blutgase in der Kinderbronchologie mit pO_2- und pCO_2-Hautelektroden. Med Dissertation, Universität München

Tait AR, Ketcham TR, Klein MJ, Knight PR (1983) Perioperative respiratory complications in patients with upper respiratory tract infections. Anesthesiology 59: A 433

Thal W (1972) Kinderbronchologie. Barth, Leipzig

Todres ID (1976) Endotracheal tube displacement in the newborn infant. J Pediatr 89: 126

Touloukian RJ (1978) Pediatric trauma. Wiley, New York Chichester Brisbane Toronto

Vivori E, Bush GH (1977) Modern aspects of the management of the newborn undergoin operation. Br J Anaesth 49: 51-57

Wagaman MJ, Shutack JG, Moomjian AS, Schwartz JG (1979) Improved oxygenation and lung compliance with prone position in neonates. J Pediatr 94: 787-791

Welborn LG, Ramirez N, Oh T et al. (1984) Evaluation of anesthetic risks in premature infants. Anesthesiology 61: A 417

Wilton TNP, Wilson F (1965) Neonatal Anesthesia. Blackwell, Oxford

Teil 8: Komplikationen in der Anästhesie – Prophylaxe und Therapie

R. LIESSEM-SACHSE, W. DICK

Präoperative Störungen mit Auswirkungen auf die Narkoseeinleitung

Werden Störungen lebenswichtiger Funktionen vor Narkosebeginn nicht oder ungenügend korrigiert, so ist bereits während der Narkoseeinleitung mit Komplikationen zu rechnen. Bei kleinen Kindern bewirken der hohe Anteil des Extrazellulärvolumens am Gesamtflüssigkeitsvolumen, die altersspezifische Nierenfunktion und der erhöhte Grundumsatz einen erhöhten Wasser- und Elektrolytumsatz, so daß Defizite rascher zur Dekompensation führen als beim Erwachsenen.

Wesentliche Störungen der Vitalfunktionen mit Bedeutung für die Anästhesie sind:

1. Störungen der Hämodynamik durch:
   Hypovolämie und/oder Exsikkose (bei Fieber, Ileus, chronischen oder akuten Blutverlusten, Mangelernährung, diabetischen Stoffwechselentgleisungen etc.); kompensierte bzw. dekompensierte Herzinsuffizienz (angeborenes Vitium, pulmonale Hypertonie, stumpfes Thoraxtrauma etc.).
2. Störungen des Elektrolytgleichgewichtes:
   aufgrund pathologischer Verluste (Erbrechen, Diarrhö, Verbrennung, Fisteln, Drainagen); aufgrund endokrinologischer Dysfunktionen (adrenogenitales Syndrom, Bartter-Syndrom, Fanconi-Syndrom etc.).
3. Störungen des Säure-Basen-Haushalts:
   metabolische Azidose (z. B. Ketoazidose, Laktazidose, Diarrhö, Schock, renale tubuläre Azidose); metabolische Alkalose (z. B.

Erbrechen, Pylorospasmus, Therapie mit Diuretika, Kaliumverluste); respiratorische Azidosen und Alkalosen (Hypo-/Hyperventilation, Gasaustauschstörungen, Aspiration bei Ösophagotrachealfistel, pulmonale Mißbildungen etc.).
4. Sonstige Störungen (familiäre Neigung zu maligner Hyperthermie, Diabetes, Asthma, hämatologische Erkrankungen, Fruktoseintoleranz etc.)

Vorher bestehende Störungen müssen bei elektiven Eingriffen so weit wie möglich behoben werden; das Anästhesieverfahren ist entsprechend zu planen. Die versäumte präoperative Korrektur korrigierbarer Störungen führt nahezu immer zum Schock bzw. Kreislaufzusammenbruch, indem

- eine präexistente Hypovolämie durch die kardiodepressive Wirkung der meisten Anästhetika und durch die Senkung des peripheren Widerstands (Anästhetika und Relaxanzien) verstärkt wird,
- schon präoperativ erhöhte Serumkaliumwerte durch die Succinylcholinapplikation, ggf. in tödliche Bereiche verschoben werden (hyperkaliämischer Herzstillstand),
- kompensatorische respiratorische Azidosen oder Alkalosen bei manifesten metabolischen Azidosen oder Alkalosen mit Beginn der Anästhesie und Wegnahme der respiratorischen Feinregulation durch assistierte oder kontrollierte Beatmung ausgeschaltet werden.

Nicht vermeidbar hingegen sind Komplikationen aufgrund eines Krankheitsbildes, das dringender operativer Intervention bedarf (Notfall wie Thoraxtrauma, Schädel-Hirn-Trauma, akute Blutung, ösophagotracheale Fistel, pulmonale Mißbildungen). In solchen Fällen ist eine grundlegende Verbesserung der Situation nur durch die Operation selbst zu erreichen. Die verbleibende Zeit bis zur Narkoseeinleitung soll allerdings dann dazu benutzt werden, das Kind in einen weitgehend kompensierten Zustand zu bringen.

Komplikationen der Narkoseeinleitung, die nicht aus präexistenten Störungen herrühren

Zu vermeidbaren Komplikationen zählen alle die Zwischenfälle, die durch *Fehlen eines venösen Zugangs* entstanden sind. Läßt sich ein venöser Zugang vor Anästhesiebeginn nicht anlegen (z. B. wegen Unruhe, Angst oder schlechten Venenverhältnissen), so kann die Narkoseeinleitung im Ausnahmefall auch intramuskulär oder rektal bzw. per inhalationem erfolgen. Jedoch muß der venöse Zugangsweg so bald als möglich nachgeholt werden.

Nicht immer vermeidbar sind eine Reihe typischer Komplikationen, die in unmittelbarem Zusammenhang mit der Narkoseeinleitung stehen, z. B.:

- die Kreislaufdepression durch Barbiturate und Inhalationsanästhetika,
- kardiale Rhythmusstörungen durch Anästhetika und depolarisierende Muskelrelaxanzien,
- Aspiration regurgitierten Mageninhalts,
- Folgen von Intubationshindernissen und -schwierigkeiten,
- Auswirkungen von Atmungs- bzw. Beatmungsproblemen.

In Abhängigkeit von Applikationsgeschwindigkeit und Dosierung kommt den meisten *Anästhetika* eine kardiodepressive Wirkung zu. Sie kann sich beim Kind, insbesondere beim Früh- und Neugeborenen, u. a. als Folge der kurzen Kreislaufzeit und des großen Herzzeitvolumens wesentlich ungünstiger auswirken als bei Erwachsenen. Der hohe Sauerstoffanteil im Narkosegasgemisch ist in der Einleitungsphase folglich besonders wichtig.

Langsame Anflutung des Inhalationsanästhetikums bzw. langsame Applikation der Injektionsanästhetika nach Wirkung und unter kontinuierlicher Kreislaufkontrolle (z. B. präkordiales Stethoskop, EKG, Blutdruckmessung) schützen weitgehend vor unerwarteten Zwischenfällen. Sofortige Elimination der Narkotika, Beatmung mit 100 % Sauerstoff, Volumensubstitution und eventuell Atropingabe beheben die Kreislaufdepression meist ebenso rasch wie sie entstanden ist.

Bei vorbestehender Hypovolämie (akute Blutung, schweres Trauma) und bei Früh- und Neugeborenen (Risikokindern) sollen

Anästhesieverfahren angewendet werden, die eine Kardiodepression und/oder periphere Vasodilatation in der Einleitungsphase weitgehend ausschließen.

In engem Zusammenhang mit der Herzkreislaufdepression stehen *kardiale Rhythmusstörungen.* Sie werden ausgelöst durch die Anästhetika selbst und/oder die Applikation depolarisierender Muskelrelaxanzien. Tachykardie, Bradykardie und Asystolie treten meist nach wiederholter Gabe, aber auch nach der Erstinjektion von Succinylcholin auf. Ausreichende Atropinprämedikation, Begrenzung der Succinylcholinapplikation auf *eine* Injektion und langsame intravenöse Gabe helfen, diese Komplikationen zu reduzieren. Bei Verbrennungen, neuromuskulären Erkrankungen, Hyperkaliämie und bei Disposition zu maligner Hyperthermie ist Succinylcholin kontraindiziert. In solchen Fällen und auch bei länger dauernden Eingriffen ist die Anwendung von nichtdepolarisierenden Relaxanzien zu empfehlen. Treten bei kleinen Kindern in schlechtem Zustand kardiale Rhythmusstörungen während der Narkoseeinleitung auf, so sollte eine latente Hypoxie ausgeschlossen werden.

Eine nicht seltene Komplikation während der Narkoseeinleitung ist die unbemerkt auftretende Regurgitation und *Aspiration von Mageninhalt* (stille Aspiration). Da Milch bzw. milchhaltige Nahrung lange im Magen verweilen, ist als letzte orale Zufuhr vor einer geplanten Operation Tee mit Traubenzucker bzw. Saft (kein Orangensaft) zu empfehlen.

Weitere Präventivmaßnahmen sind:

- Vermeidung von Luftinsufflation in den Magen bei Maskenbeatmung,
- geeignete Lagerung,
- Intubation bei allen Laparotomien.

Bei nicht nüchternen Kindern empfiehlt sich folgendes Vorgehen:

- Narkoseeinleitung intravenös,
- Entleerung des Mageninhalts durch Legen einer Magensonde vor Narkoseeinleitung (nicht unproblematisch),
- ausschließlich Intubationsnarkose,
- ausreichende Präoxygenierung,

- Vermeidung der Maskenbeatmung nach der Relaxierung,
- geeignete Lagerung (Oberkörper bis zu 45° erhöht),
- Anwendung des Sellick-Handgriffs,
- Intubation mit Führungsstab,
- Extubation beim wachen Kind nach vorherigem probatorischem Absaugen von restlichem Mageninhalt.

Kommt es trotz aller Vorsichtsmaßnahmen zu einer Aspiration, so muß sofort endobronchial abgesaugt werden, ggf. bronchoskopisch. Die weitere Behandlung muß von den röntgenologischen Kontrollen, dem klinischen Verlauf und den Blutgasanalysen abhängig gemacht werden. Im schlimmsten Falle kommt es zu einer beidseitigen Aspirationspneumonie.

Komplikationen im Gefolge der endotrachealen Intubation

- Kenntnis der anatomischen Besonderheiten (große Zunge, lange, steife Epiglottis, hoher Kehlkopfstand, engste Stelle in Höhe des Krikoids);
- Verwendung altersgemäßer Laryngoskope, sowie geeigneter Tuben (ohne Cuff bis ca. 10. Lebensjahr, graduiert, evtl. mit schwarzer Spitzenmarkierung);
- Unterlassen einer nasotrachealen Intubation bei Adenoiden, Verdacht auf Schädelbasisfraktur, sowie beim nichtnüchternen Kind;
- atraumatisches Vorgehen bei sachgemäßer Lagerung;
- exakte Tubusplazierung und -fixierung bei stabiler Kopfhaltung;
- möglichst frühzeitige Anfeuchtung der Beatmungsgase;
- ausreichende Übung und Erfahrung schützen weitgehend vor Verletzungen, Laryngospasmus, Postintubationssyndrom und Spätschäden.

Die *einseitige endobronchiale Intubation* verursacht eine Totalatelektase der kontralateralen Seite mit der Gefahr von Hypoxie und hämodynamischen Reaktionen. Diese Komplikation läßt sich durch sorgfältige Auskultation aller Lungenpartien a) sofort nach der Intubation, b) nach Tubusfixierung, c) nach endgültiger Lagerung zur Operation vermeiden. Regelmäßig kontrolliert werden muß insbesondere bei langdauernden Operationen und nach intraoperativen Lageveränderungen des Patienten.

Zu den vermeidbaren Komplikationen sind auch *Lageveränderungen des Tubus* zu zählen: Durch übermäßigen Zug am Tubus und/oder abrupte Abwehrbewegungen eines flach narkotisierten Säuglings oder Kleinkinds kann es gelegentlich zu einer Extubation kommen. Durch lockere Fixierung oder Druck auf den Tubus kann dieser bis auf die Carina gleiten und die Beatmung erschweren oder gar unmöglich machen. Exakte Fixierung des Tubus und stabile Lagerung des Kopfes (Sandsack, Ring), sowie Vermeidung von Zug bzw. Druck der Narkoseschläuche auf den Tubus helfen, diese Komplikation zu vermeiden.

Nicht vermeidbar ist eine akute *Tubusverlegung* durch Sekret, Blut oder feste Partikel. Je nach Verlauf kann man beim spontan atmenden Kind ein leichtes bis schweres Einziehen des Sternums beobachten. Die Beatmung ist erschwert bis unmöglich, ein Beatmungsgeräusch ist nicht zu hören. Läßt die Verlegung sich durch 1–2 Absaugversuche nicht beheben, ist die sofortige Extubation und Maskenbeatmung mit Reintubation erforderlich.

Eine häufig nicht vermeidbare Komplikation ist der *Laryngospasmus*. Erfolgte die Extubation während oder nach einer Exspiration, so ist die kindliche Lunge bis auf das Residualvolumen entleert. Die Sauerstoffreserven sind minimal; es kommt rasch zu einer Zyanose mit Bradykardie. Eine protektive Maßnahme ist die Extubation in tiefer Narkose. Die endobronchiale Absaugung in diesem Narkosestadium muß auskultatorisch indiziert sein. Keinesfalls darf der Tubus während des Absaugens entfernt werden. Beatmung mit 100% Sauerstoff sowie Extubation nach einer manuellen Inspiration verhindert meist die Ausbildung eines Laryngospasmus mit foudroyanter Hypoxie.

Tritt ein Laryngospasmus dennoch auf, so muß Sauerstoff mit kontinuierlich positivem Druck über die Maske zugeführt werden. Der Spasmus verschwindet gewöhnlich. Die vorsichtige Anwendung von Succinylcholin in dieser Situation sollte nur ohne Zeichen einer bedrohlichen Hypoxie erfolgen.

234

Das *Postintubationssyndrom* (Laryngitis) tritt gehäuft bei Kindern zwischen dem 1. und 4. Lebensjahr auf. Mechanische Traumen, chemische Reizungen und präexistente Infektionen tragen zur Entstehung bei. Einer äußerst schonenden Intubation unter vollständiger Relaxierung mit einem sterilen Tubus kommt daher entscheidende Bedeutung zu. Tritt trotzdem ein Postintubationssyndrom auf, wird durch ausreichende Befeuchtung der Atemluft, Sedierung, intravenöse Flüssigkeitszufuhr Kortisongabe (5 mg/kg KG Prednisolon), evtl. Inhalation mit racemischem Adrenalin (z. B. Micronephrin) häufig rasche Besserung erzielt. Eine intensive Überwachung ist notwendig, da mit erneuter Intubation gerechnet werden muß.

Alveolarrupturen als Folge künstlicher Beatmung sind meist vermeidbar. Derartige Komplikationen mit Entwicklung eines Pneumothorax kommen durch Einwirkung zu hoher Beatmungsdrucke auf das Lungengewebe zustande. Die Handhabung von Spülgassystemen mit hohem Gasfluß (Kuhn-System etc.) durch den Unerfahrenen birgt besondere Gefahrenmomente in sich. Bei Kindern aller Altersstufen sollte daher nur mit den zur Erzielung adäquater Hubvolumina eben ausreichenden Drucken beatmet werden. Alveolarrupturen sind allerdings bei der Beatmung funktionell und morphologisch gestörter Lungen nicht immer vermeidbar (Lungenhypoplasie, Lungenzysten, Bronchiektasen etc.).

Fehlintubation. Die katastrophalste Komplikation ist die unbemerkte ösophageale Intubation mit ihren hypoxischen Folgeschäden. Auch eine einseitige endobronchiale Intubation kann zu einer Hypoxie führen, bei längerer Dauer kann es auch zu einer Sekretretention und zur Atelektasenbildung kommen. Bei einer Hypoxie nach Intubation muß auf jeden Fall eine ösophageale oder endobronchiale Fehllage des Tubus abgeklärt werden.

Intubationsverletzungen. Neben banalen, aber subjektiv unangenehmen Biß- oder Druckschäden an der Lippe können auch durch unsachgemäße oder traumatische Intubationsversuche Zahnschäden, größere Blutungen an den Mund-, Nasen- oder Rachenweichteilen entstehen. Bei nichtrelaxierten Patienten ist auch eine Schädigung der Stimmbänder möglich.

Störungen des Wärmehaushalts und der Temperaturregulation

Solche Störungen treten im Kindesalter in 2 Extremen auf:
- als Hypothermie,
- als maligne Hyperthermie.

Unter Narkose- und Operationsbedingungen entfallen einige Möglichkeiten der Gegenregulation bei *Hypothermie:* Kältezittern, Vasokonstriktion der Hautgefäße, Flexion der Arme und Beine. Feuchte Tücher und eröffnete Körperhöhlen tragen zur Erniedrigung der Temperatur bei. Ein Temperaturabfall unter 36°C muß aber bei kleinen Kindern vermieden werden, da Hypoglykämie, erhöhter Sauerstoffbedarf, Hypoxie und Azidose zu Problemen während der Narkose und unmittelbar danach führen (z.B. zu einer verlängerten Aufwachphase bei erhöhtem Sauerstoffbedarf, zu verzögerter Rückkehr der Schutzreflexe etc.).

Die *maligne Hyperthermie* ist eine sehr seltene schwere Störung des Kalziumstoffwechsels, die zu einer Dauerkontraktion und somit zu einer massiven Stoffwechselsteigerung führt. Sie wird ausgelöst durch bei der Anästhesie verwendete Triggersubstanzen, v.a. durch die Inhalationsanästhetika Halothan, Enfluran und Isofluran und durch depolarisierende Muskelrelaxanzien. Als „sicher" gelten u.a. Opiate, Diazepam, Etomidat, Barbiturate, Pancuroniumbromid, Vecuronium, Lokalanästhetika vom Estertyp.

Prädispositionsfaktoren sind:
- schwere unerklärliche Narkosezwischenfälle in der Familie,
- Kleinkind bis jugendliches Erwachsenenalter,
- bekannte Myopathie (Strabismus),
- Skelettdeformierungen (orthopädische Korrektur),
- bekannte CK-Erhöhung.

Zu den Frühsymptomen, z.B. nach Applikation von Succinylcholin gehören:
- Masseterspasmus in 80% der Fälle (besonders bei Kindern),
- infolgedessen erschwerte Intubation,
- Tachykardie,

- Arrhythmie,
- Hyperventilation,
- Hyperkapnie,
- Hypoxie,
- Temperaturanstieg (1 °C/30 min).

Die Prognose eines Anfalls von maligner Hyperthermie ist abhängig vom Zeitpunkt der Diagnosestellung. Mit sehr großer Sicherheit kann sie durch Messung der endexspiratorischen CO_2-Konzentration gestellt werden.

Die Sofortmaßnahmen bestehen in:
- sofortigem Auswechseln des Narkosegeräts,
- Hyperventilation mit 100%igem Sauerstoff, mindestens 4mal AMV, bzw. endexspiratorische CO_2-Konzentration 5 Vol.-%,
- Pufferung nach BGA. Sonst 2 mval $NaHCO_3$/kg KG initial,
- Dantrolene: 2,5 mg/kg KG initial, weiter nach Verlauf bis 10 mg/kg KG/die,
- physikalische Kühlung,
- Flüssigkeitssubstitution: 30 ml/kg KG einer Halbelektrolytlösung,
- Furosemid: initial 0,5 mg/kg KG i.v.,
- Laborkontrollen: Elektrolyte, Gerinnung, arterielle Blutgasanalyse,
- evtl. Dexamethason 1–2 mg/kg KG als Hirnödemprophylaxe.

Der Therapieerfolg kann mit der endexspiratorischen CO_2-Messung objektiviert werden. Nach Behandlung der akuten Phase ist die Übernahme auf eine Intensivstation obligatorisch. Bei bereits bekannter maligner Hyperthermie ist, nach sorgfältig gestellter Operationsindikation, folgendes Vorgehen zu empfehlen:
- Prämedikation, z.B. mit Diazepam.
- Narkoseeinleitung:
  Dantrolene 2,5 mg/kg KG i.v. als Kurzinfusion über 15 min,
  Methohexital 25 mg/kg KG rektal oder Flunitrazepam 0,3 mg/kg KG i.v.,
  Fentanyl 0,006 mg/kg KG i.v.,
  Vecuronium 0,1 mg/kg KG i.v.

Kontraindiziert sind Kalziumpräparate, Herzglykoside, Katecholamine, Vagolytika und laktathaltige Infusionen.

- Monitoring: EKG, RR, Temperatur, Relaxometrie, endexspiratorische CO_2-Konzentration.
- Narkoseausleitung: Streßfrei, keine Antagonisten von Opiaten und Relaxanzien (ggf. nachbeatmen), Extubation im Aufwachraum, evtl. Pulsoxymetrie.

In Anbetracht der beschriebenen Störungen der Temperaturregulation ist eine intra- und perioperativ kontinuierliche Kontrolle der Ösophagus- oder Rektaltemperatur dringend zu empfehlen.

Herz-Kreislauf-Stillstand

Ein Herz-Kreislauf-Stillstand bzw. eine schwere Kreislaufdepression ist ein oft nicht mehr sicher rekonstruierbares Ereignis im Verlauf des chirurgischen oder anästhesiologischen Vorgehens. Dieses Ereignis steht meist im Zusammenhang mit pathophysiologischen Veränderungen, die bereits präoperativ existierten oder sich intraoperativ entwickelten. Rechtzeitiges Erkennen und Behandeln der sich anbahnenden Kreislaufdepression ist von entscheidender Bedeutung für die Prognose.

Folgendes Behandlungsschema ist beim Herz-Kreislauf-Stillstand zu empfehlen:

1. Sofortige Beseitigung aller potentiell schädlichen Faktoren, einschließlich aller Narkotika (soweit eliminierbar);
2. Beatmung mit 100% Sauerstoff;
3. orale Intubation (wenn nicht bereits erfolgt);
4. externe Herzmassage mit einer Frequenz von 80–100/min (Wechsel zwischen Beatmung und Herzmassage im Verhältnis von 1:3 bis 1:5), Herzmassage mit Zeige- und Mittelfingern in Sternummitte auf fester Unterlage im Rücken;
5. Volumenersatz (gegebenenfalls Humanalbumin oder Blut);

6. zusätzliche Medikation:
- Natriumbikarbonat 8,4%ig, verdünnt im Verhältnis 1:1, gezielt nach Säure-Basen-Status;
- Adrenalin 0,01 mg/kg KG (1 ml + 9 ml 5%ige Glukose);
- ggf. Dopamin bzw. Dobutamin in Dosierungen zwischen 5 und 10 µg/kg KG/min (für Dopamin als Nierendosierung 2 bis 5 µg/kg KG/min).

Kammerflattern und Kammerflimmern sind im frühen Kindesalter relativ selten. Eine ggf. indizierte Defibrillation sollte nur gezielt unter EKG-Kontrolle erfolgen, entsprechend ist auch der Einsatz von Xylocain (1 mg/kg KG i.v.) begrenzt.

Literatur

Altemeyer KH, Fösel T, Breucking E, Ahnefeld FW (1984) Narkosen im Kindesalter, 21. Kernen, Stuttgart
Brown TCK, Fisk GC (1979) Anaesthesia for children. Blackwell, Oxford, London, Edinburgh, Boston, Melbourne, S 339
Jantzen JP (1985) Prophylaxe, Therapie und Nachsorge des Maligne-Hyperthermie-Patienten. (Vortrag in: 25 Jahre maligne Hyperthermie, Symposium in Mainz, 30.11. 1985)
Kleemann PP (1985) Klinik der MH. (Vortrag in: 25 Jahre maligne Hyperthermie, Symposium in Mainz, 30.11. 1985)
Levin RM (1980) Pediatric anesthesia handbook. Huber, Bern Stuttgart Wien, S 219 und 229
Mayer BW (1981) Pediatric anesthesia. Lippincott, Philadelphia, S 59
Schuh FT (1983) Muskelrelaxanzien in der Kinderanästhesie. In: Brückner J (Hrsg) Kinderanästhesie. Springer, Berlin Heidelberg New York Tokyo (Anästhesiologie und Intensivmedizin, Bd 157, S 34)
Steward DJ (1979) Manual of pediatric anesthesia. Churchill Livingstone, New York Edinburgh London, S 221
Steward DJ (1982) Some aspects of pediatric anaesthesia monographs in anaesthesiology, vol 10. Excerpta Medica, Amsterdam Oxford Princeton

Sachverzeichnis